2025 国家执业药师职业资格考试

中药学专业知识（二）

主　编　渠艳芳　王金平

副主编　李晓丽　高　俊

编　委　（以姓氏笔画排序）

马　晶　孙超楠　李宣辰

张高敏　郝浩森

中国健康传媒集团
中国医药科技出版社 ·北京

内容提要

本书由从事执业药师职业资格考试考前培训的专家根据新版国家执业药师职业资格考试大纲及考试指南的内容要求精心编写而成。书中内容精炼、重点突出，便于考生在有限的时间内抓住考试重点及难点，进行高效复习，掌握考试的主要内容。随书附赠配套数字化资源，包括历年真题、考生手册、思维导图、高频考点、飞升上岸修炼计划等，使考生复习更加高效、便捷；赠2套线上模拟试卷，方便考生系统复习后自查备考。本书是参加2025年国家执业药师职业资格考试考生的辅导用书。

图书在版编目（CIP）数据

中药学专业知识（二）/ 渠艳芳，王金平主编.

北京：中国医药科技出版社，2025.4（2025.6重印）. -- (2025国家执业药师职业资格考试教材精讲). -- ISBN 978-7-5214

-5026-2

Ⅰ. R28

中国国家版本馆CIP数据核字第202523CA88号

美术编辑 陈君杞
责任编辑 樊 莹
版式设计 友全图文

出版 **中国健康传媒集团** │ 中国医药科技出版社
地址 北京市海淀区文慧园北路甲22号
邮编 100082
电话 发行：010-62227427 邮购：010-62236938
网址 www.cmstp.com
规格 787×1092mm $\frac{1}{16}$
印张 $21\frac{3}{4}$
字数 512千字
版次 2025年4月第1版
印次 2025年6月第3次印刷
印刷 北京盛通印刷股份有限公司
经销 全国各地新华书店
书号 ISBN 978-7-5214-5026-2
定价 **69.00元**

获取新书信息、投稿、为图书纠错，请扫码联系我们。

出版说明

执业药师职业资格作为药学技术人员的一种职业资格，需要通过职业资格考试才能获得。执业药师职业资格考试实行全国统一大纲、统一命题、统一组织的考试制度，一般每年10月举办一次。

为帮助考生在有限的时间里抓住重点、高效复习，我们组织工作在教学一线、有着丰富考前培训经验的专家教授依据新版考试大纲编写了本套《国家执业药师职业资格考试教材精讲》丛书。

本丛书特点如下：

1.全面覆盖新版大纲的要点内容，用一颗至三颗星标注考点分级，重要考点用双色突出标示。

2.用精准而简洁的文字高度凝练考试指南内容，通过对比记忆、联想记忆和分类记忆为考生理出清晰的记忆思路，在有限的片段时间里掌握考试重点。

3.为使考前复习更加高效、便捷，随书附赠配套数字化资源，包括历年真题、考生手册、思维导图、高频考点、飞升上岸修炼计划等，并赠2套线上模拟试卷，便于考生熟悉题型，模拟考场，自查备考。获取步骤详见图书封底。

国家执业药师职业资格考试从执业药师岗位职责和实践内容出发，以培养具备在药品质量管理和药学服务方面的综合性职业能力、自主学习和终身学习的态度和意识、较好地服务于公众健康素质的人才为目标。希望考生通过对本丛书的学习领会考试重点难点，顺利通过考试。

为不断提升本套考试用书的品质，欢迎广大读者在使用过程中多提宝贵意见和建议，我们将在今后的工作中不断修订完善。

在此，祝愿各位考生复习顺利，考试成功！

中国医药科技出版社
2025年4月

目录

第一部分

常用单味中药

第一章 解表药

凡以发散表邪、解除表证为主要功效的药物，称为解表药。

性味	多具辛味	
归经	主入肺经、膀胱经	
功效	主要功效	发散表邪、解除表证
	次要功效	止咳平喘、利水消肿、透疹、祛风湿、消疮
分类	发散风寒药（辛温解表药）	①性味多辛温 ②主能发散风寒 ③发汗力强 ④主治外感风寒表证 ⑤兼治风寒湿痹、咳喘、水肿兼表证
	发散风热药（辛凉解表药）	①性味多辛凉 ②主能疏散风热 ③发汗力较缓和 ④长于透解表热 ⑤主治外感风热感冒以及温病初起邪在卫分 ⑥兼治目赤多泪、咽喉肿痛、风热咳嗽、麻疹不透、风疹瘙痒
配伍	表证兼虚	①阳虚：适当配伍助阳之品 ②气虚：适当配伍益气之品 ③阴虚：适当配伍养阴之品
	温病初起，邪在卫分	适当配伍清热解毒之品
使用注意	①掌握用量，中病即止，不可过汗（以免损伤阳气和津液） ②体虚多汗及热病后期津液亏耗者忌服 ③久患疮痈、淋病及失血者，虽有外感表证，也要慎重使用 ④入汤剂不宜久煎（以免有效成分挥发过多而降低疗效） ⑤因时、因地而异	

第一节 发散风寒药

考点1 麻黄 ★★★

【性味归经】辛、微苦，温。归肺、膀胱经。

【性能特点】发散力强，平喘力好，治风寒表实无汗，兼咳喘者最宜。治肺气不宣之喘咳，风热、痰热者当配伍辛凉发散或清泄化痰之品。善治风水水肿，以及痹痛与阴疽。

【功效】发汗解表，宣肺平喘，利水消肿。

【主治病证】

（1）风寒感冒，尤宜于风寒表实无汗证。

（2）肺气不宣之胸闷喘咳证。

（3）风水浮肿。

（4）风寒湿痹，阴疽痰核。

【配伍】

药物	配伍药物	意义
麻黄	桂枝	发汗解表力强，善治风寒表实无汗
	苦杏仁	宣肺降气而平喘止咳，治喘咳气逆，属风寒束肺者
	石膏	清肺平喘，兼透表热，治肺热咳喘

【用法】发汗解表宜生用；蜜麻黄润肺止咳，多用于表证已解，气喘咳嗽。小儿、年老体弱者宜用麻黄绒。

【使用注意】表虚自汗、阴虚盗汗、肺肾虚喘者忌服。对中枢神经系统有兴奋作用，并可使血压升高，故失眠及高血压患者慎用，运动员禁用。

考点2 桂枝★★★

【性味归经】辛、甘，温。归心、肺、膀胱经。

【性能特点】温通流畅，温助一身之阳气，流畅一身之血脉。发汗不及麻黄，长于助阳与流畅血脉。既走表，又走里，凡风寒表证无论虚、实皆宜，凡寒证无论虚、实或外寒直中或阳虚内生皆可。既可温扶脾阳以助运水，又可温肾阳、逐寒邪以助膀胱气化，而行水湿痰饮之邪，阳虚水停用之为宜；又能助心阳，通血脉，止悸动，平冲降逆，而用于心动悸、脉结代、奔豚。

【功效】发汗解肌，温通经脉，助阳化气，平冲降逆。

【主治病证】

（1）风寒感冒，不论表虚有汗、表实无汗。

（2）脘腹冷痛，经闭、痛经，关节痹痛等寒凝血滞诸痛证。

（3）痰饮，水肿。

（4）心悸，奔豚。

【配伍】

药物	配伍药物	意义
桂枝	白芍	调和营卫、散风敛营、解肌发表，治风寒表虚有汗

【使用注意】孕妇慎用。辛温助热，易伤阴动血，故温热病、阴虚阳盛及血热妄行等证忌用。月经过多者慎用。

知识拓展

药物名称	麻黄	桂枝
相同点	①性温 ②发散风寒，治风寒表证、风寒湿痹证	

续表

药物名称	麻黄	桂枝
不同点	①发汗力强 ②宜用于风寒表实无汗 ③宣肺平喘，治肺气不宣之喘咳 ④利水退肿，治水肿兼表证	①发汗力弱，又能助阳 ②宜用于风寒表实无汗及表虚有汗 ③温通经脉，助阳化气，治寒血滞之月经不调、痛经、经闭，胸痹作痛，阳虚心悸、虚寒腹痛、阳虚水肿、痰饮证 ④平冲降逆，治奔豚

考点3 紫苏叶★★★

【性味归经】辛，温。归肺、脾经。

【性能特点】发汗不如麻黄、桂枝，长于理气。风寒感冒兼气滞，以及脾胃气滞、妊娠呕吐者用之尤宜。

【功效】解表散寒，行气和胃，解鱼蟹毒。

【主治病证】

（1）风寒感冒，咳嗽，胸脘满闷，呕恶。

（2）脾胃气滞证，妊娠呕吐。

（3）食鱼蟹中毒。

【用法】不宜久煎。

考点4 生姜★★★

【性味归经】辛，微温。归肺、脾、胃经。

【性能特点】药食兼用，走而不守，既散表寒，又散里寒。善温中止呕，素有"呕家圣药"之美誉，胃寒呕吐者用之最宜。

【功效】解表散寒，温中止呕，化痰止咳，解鱼蟹毒。

【主治病证】

（1）风寒感冒。

（2）脾胃寒证。

（3）胃寒呕吐。

（4）寒痰咳嗽。

（5）鱼蟹中毒等食物毒；生半夏及生天南星等药物毒。

【用法】煎汤或捣汁冲服。

【使用注意】阴虚内热及热盛者忌服。

知识拓展

药物	紫苏叶	生姜
相同点	①发汗解表，治风寒感冒 ②解鱼蟹毒，治食鱼蟹中毒之腹痛吐泻	

续表

药物	紫苏叶	生姜
不同点	①性温，发汗力强，兼理气，风寒感冒无汗或兼气滞者宜用 ②理气和胃，治脾胃气滞、胸闷不舒，以及妊娠呕吐	①微温，发汗力弱，风寒感冒轻症多用 ②温中止呕、化痰止咳，治胃寒呕吐、风寒咳嗽 ③解生半夏、生天南星之毒

考点5 荆芥★★★

【性味归经】辛，微温。归肺、肝经。

【性能特点】善散肌表与血分风邪而解表、透疹、止痒、疗疮。散风发表通用，风寒、风热皆宜。炒炭收涩止血，治疗衄血、吐血、便血、崩漏。

【功效】解表散风，透疹止痒，消疮。

【主治病证】

（1）感冒，头痛，无论风寒表证、风热表证。

（2）麻疹透发不畅，风疹瘙痒。

（3）疮疡初起有表证者。

【用法】不宜久煎。荆芥穗长于发表祛风。发表、透疹、消疮宜生用；止血须炒炭用。

【使用注意】体虚多汗、阴虚头痛者忌服。

考点6 防风★★★

【性味归经】辛、甘，微温。归膀胱、肝、脾经。

【性能特点】生用、炒炭性能有别。治风通用药，散外风、息内风皆宜，治风寒、风热及表证夹湿皆可，风寒湿三邪客体用之最宜。

【功效】祛风解表，胜湿止痛，止痉。

【主治病证】

（1）感冒，头痛，不论风寒表证、风热表证、表证夹湿。

（2）风寒湿痹痛。

（3）风疹瘙痒。

（4）破伤风，小儿惊风。

知识拓展

药物	荆芥	防风
相同点	①性微温 ②祛风解表，药力较麻黄、桂枝平和 ③善治风寒表证、风热表证	
不同点	①发表散风通用药 ②发汗力较强 ③透疹止痒、消疮，治麻疹不透、风疹瘙痒及疮疡初起兼表证 ④生用辛散，长于散风 ⑤炒炭涩敛止血，治吐衄下血及崩漏	①治风通用药 ②发汗力较弱 ③胜湿止痛，治表证夹湿、风寒湿痹、头风头痛 ④止痉，治破伤风、小儿惊风

考点7 羌活★★★

【性味归经】辛、苦,温。归膀胱、肾经。

【性能特点】善治太阳经头痛(后脑疼痛)及颈项痛,特别是肩背肢节疼痛。

【功效】解表散寒,祛风除湿,止痛。

【主治病证】

(1)风寒感冒,表证夹湿,头痛项强。

(2)风寒湿痹,肩背酸痛。

【使用注意】气味浓烈,用量过多易致呕吐,故脾胃虚弱者不宜服;辛温燥烈,伤阴耗血,故血虚痹痛、阴虚头痛者慎服。

考点8 细辛★★★

【性味归经】辛,温。归心、肺、肾经。

【性能特点】通彻表里上下,力较强。治风寒、风湿所致诸痛及鼻渊、鼻塞、头痛之良药;治寒饮伏肺之要药。最宜少阴头痛、鼻渊头痛及牙痛。

【功效】解表散寒,祛风止痛,通窍,温肺化饮。

【主治病证】

(1)风寒感冒,尤宜鼻塞、头痛、肢体疼痛较甚者,阳虚外感。

(2)头痛,牙痛,风湿痹痛。

(3)鼻鼽,鼻渊,鼻塞流涕。

(4)寒痰停饮,气逆咳喘。

【配伍】

药物	配伍药物	意义
细辛	干姜、五味子	①主温燥兼敛润,善温肺化饮 ②不耗气伤阴,治寒饮喘咳日久

【用法用量】煎汤,1~3g;散剂,每次0.5~1g。外用:适量。

【使用注意】气虚多汗、阴虚阳亢头痛、阴虚或肺热咳嗽者忌服。用量不宜过大,尤其是散剂更须谨慎。不宜与藜芦同用。

考点9 白芷★★★

【性味归经】辛,温。归肺、胃、大肠经。

【性能特点】芳香宣通鼻窍。药力较强,风寒、风寒夹湿、寒湿所致诸证皆宜,尤善治眉棱骨痛、阳明头痛、风寒鼻塞或鼻渊头痛。治疮肿,中期脓未成可消,脓成未溃可溃,已溃脓多促排。

【功效】解表散寒,祛风止痛,宣通鼻窍,燥湿止带,消肿排脓。

【主治病证】

(1)外感风寒,或表证夹湿兼头痛鼻塞。

(2)阳明头痛,眉棱骨痛,鼻渊头痛,牙痛,风湿痹痛。

(3)鼻鼽,鼻渊,鼻塞流涕。

（4）寒湿带下。

（5）疮疡肿痛。

【使用注意】阴虚血热者忌服。

考点10 藁本★★★

【性味归经】辛，温。归膀胱经。

【性能特点】气雄而烈，直上巅顶。善发散太阳经风寒湿邪、通利关节而止痛。

【功效】祛风散寒，除湿止痛。

【主治病证】

（1）风寒感冒，表证夹湿，巅顶头痛。

（2）风寒湿痹。

【使用注意】辛温香燥，故血虚头痛、肝阳上亢及热证忌服。

知识拓展

药物	羌活	藁本
相同点	①辛温发散 ②发散风寒，胜湿止痛 ③治风寒感冒、表证夹湿、风寒湿痹、头风头痛	
不同点	①主散太阳经风寒湿 ②善治太阳头项强痛、上半身风寒湿痹，尤其肩背肢节痛	①主散太阳经风寒湿 ②善治巅顶头痛（性味具升而善达巅顶）

考点11 香薷★★★

【性味归经】辛，微温。归肺、胃、脾经。

【性能特点】发汗不伤阳，化湿不伤阴。外能发汗解表，内能化湿和中，夏日多用，称"夏月麻黄"。

【功效】发汗解表，化湿和中，利水消肿。

【主治病证】

（1）外感风寒，内伤暑湿，恶寒发热，头痛无汗，腹痛吐泻。

（2）水肿，小便不利，脚气浮肿。

【用法】发汗解暑宜水煎凉服，利水退肿须浓煎服。

【使用注意】表虚有汗者忌服。

知识拓展

药物	香薷	麻黄
相同点	①发汗解表、利水退肿 ②治表证无汗、水肿及小便不利	
不同点	①微温，兼化湿和中 ②"夏月麻黄" ③治暑天感寒饮冷、阳气被遏之暑湿感冒，恶寒发热、头痛无汗、腹痛吐泻	①温，发汗力强 ②治风寒表实无汗 ③宣肺平喘，治肺气壅遏之咳喘

考点12 苍耳子★★

【性味归经】辛、苦，温。有毒。归肺经。

【性能特点】上通脑顶，下行足膝，外达皮肤，内走脏腑。善治外感或鼻渊流涕、湿痹拘挛、风疹瘙痒。

【功效】散风寒，通鼻窍，祛风湿，止痛。

【主治病证】

（1）风寒感冒，头痛鼻塞，表证夹湿。

（2）鼻渊，鼻衄，鼻塞流涕。

（3）湿痹拘挛。

（4）风疹瘙痒。

【用法用量】煎汤，3～10g。

【使用注意】辛温有毒，过量服用易致中毒，不宜大量服用。血虚头痛者不宜服用。

考点13 辛夷★

【性味归经】辛，温。归肺、胃经。

【性能特点】通窍力强，解表力弱，风寒感冒兼头痛鼻塞者最宜。

【功效】散风寒，通鼻窍。

【主治病证】

（1）风寒头痛。

（2）鼻渊，鼻衄，鼻塞流涕。

【用法】有毛，易刺激咽喉，内服宜包煎。

【使用注意】阴虚火旺者忌服。

知识拓展

药物	细辛	白芷	辛夷	苍耳子
相同点	①辛温发散、宣通鼻窍 ②散风寒、通鼻窍、止疼痛 ③治风寒感冒或鼻渊之鼻塞、头痛（要药）			
不同点	①芳香气烈 ②散寒止痛力强 ③治鼻塞头痛重症 ④治阳虚外感、风寒湿痹痛、头风头痛、牙痛 ⑤温肺化饮，治寒饮咳喘	①芳香味浓 ②药力较强 ③治眉棱骨痛、牙痛 ④燥湿止带、消肿排脓，治风寒湿痹痛、寒湿带下、疮疡肿痛及风湿疹痒	①芳香 ②力稍弱 ③治风寒头痛鼻塞	①有毒 ②祛风湿、止痒，治表证夹湿、风寒湿痹、风疹瘙痒

考点14 西河柳★

【性味归经】甘、辛，平。归肺、胃、心经。

【性能特点】药性升散，麻疹初起、透发不畅用之最宜。

【功效】发表透疹，祛风除湿。

【主治病证】

（1）麻疹透发不畅，风疹瘙痒。

（2）风湿痹痛。

【用法】外用煎汤擦洗。

【使用注意】用量过大能令人心烦，故内服不宜过量。麻疹已透及体虚汗多者忌服。

考点15　紫苏梗★★

【性味归经】辛，温。归肺、脾、胃经。

【性能特点】胸膈痞闷，脾胃气滞之胃脘疼痛、嗳气呕吐，以及气滞胎动不安者用之最宜。

【功效】理气宽中，止痛，安胎。

【主治病证】

（1）胸膈痞闷，胃脘疼痛。

（2）嗳气呕吐。

（3）胎动不安。

知识拓展

药物	紫苏叶	紫苏梗
入药部位	紫苏的叶	紫苏的茎
性能特点	偏于解表散寒	偏于理气宽中、止痛、安胎
主治病证	风寒表证	气滞胸膈痞闷、胃脘疼痛、嗳气呕吐、胎动不安

第二节　发散风热药

考点1　薄荷★★★

【性味归经】辛，凉。归肺、肝经。

【性能特点】发汗力较强，尤善清利头目。治风热袭表或上攻者最宜。

【功效】疏散风热，清利头目，利咽，透疹，疏肝行气。

【主治病证】

（1）风热感冒，温病初起。

（2）风热上攻，头痛眩晕，目赤多泪，喉痹，咽喉肿痛，口舌生疮。

（3）麻疹不透，风疹瘙痒。

（4）肝郁气滞，胸胁胀闷。

【用法用量】煎汤，3～6g，宜后下。薄荷叶长于发汗解表，薄荷梗偏于理气。

【使用注意】发汗耗气，故表虚自汗者不宜服。

考点2　牛蒡子★★★

【性味归经】辛、苦，寒。归肺、胃经。

【性能特点】发汗不如薄荷，长于清解热毒与滑利二便，凡风热、热毒、肺热、痰热所致病证皆宜，兼二便不利者尤佳。

【功效】疏散风热，宣肺祛痰，利咽透疹，解毒消肿。

【主治病证】

(1)风热感冒，温病初起，咳嗽痰多。

(2)麻疹不透，风疹瘙痒。

(3)痈肿疮毒，丹毒，痄腮，咽喉肿痛。

【用法】入煎剂宜捣碎，炒用寒性略减。

【使用注意】滑肠，脾虚便溏者忌服。

考点3 蝉蜕★★★

【性味归经】甘，寒。归肺、肝经。

【性能特点】发汗不及薄荷，清热不及牛蒡子，长于息风止痉，且味不苦易服。

【功效】疏散风热，利咽开音，透疹，明目退翳，息风止痉。

【主治病证】

(1)风热感冒，温病初起，咽痛音哑。

(2)麻疹不透，风疹瘙痒。

(3)风热或肝热之目赤翳障。

(4)小儿惊哭夜啼，惊风抽搐，破伤风。

【配伍】

药物	配伍药物	意义
蝉蜕	胖大海	清宣肺气、利咽开音力强，善治风热或肺热之咽痛音哑

【用量】3～6g。

【使用注意】《名医别录》有"主妇人生子不下"的记载，故孕妇慎服。

知识拓展

药物	薄荷	牛蒡子	蝉蜕
相同点	①疏散风热、利咽、透疹止痒 ②治风热感冒、温病初起、咽喉肿痛、麻疹不透、风疹瘙痒		
不同点	①辛凉，芳香轻清 ②主散上焦风热 ③发汗力较强，无汗者宜用 ④清利头目，治风热上攻之头痛、目赤 ⑤疏肝行气，治肝郁气滞之胸胁胀闷	①辛苦性寒，宣透清降 ②长于清泄热邪，兼利二便 ③发汗力较薄荷弱 ④善治热毒较重或兼二便不利 ⑤宣肺祛痰，治风热咳嗽，咳痰不畅 ⑥解毒消肿，治热毒疮肿、痄腮	①甘寒质轻 ②长于祛风、息风止痉、止痒 ③发汗不如薄荷，清热不如牛蒡子 ④善治感冒、麻疹高热抽搐、风疹瘙痒 ⑤开音，治音哑 ⑥明目退翳，治风热上攻之目赤、翳障 ⑦息风止痉，治小儿惊风抽搐及破伤风

考点4 桑叶 ★★★

【性味归经】甘、苦，寒。归肺、肝经。

【性能特点】生用质轻，苦多甘少而疏散清泄力较强；秋末经霜后肃杀清泄之性可增；蜜制后苦甘相当而清润力较好。

【功效】疏散风热，清肺润燥，清肝明目，凉血止血。

【主治病证】

（1）风热感冒，温病初起。

（2）肺热咳嗽，燥热咳嗽。

（3）肝阳上亢，头晕头痛。

（4）目赤肿痛，视物昏花。

（5）血热妄行之咳血、吐血、衄血。

【配伍】

药物	配伍药物	意义
桑叶	菊花	①疏散风热、平肝明目力更强 ②善治风热感冒、温病初起、风热或肝热目赤、肝阳眩晕及肝肾亏虚之目暗不明
	黑芝麻	①补肝肾、益阴血而明目力强 ②治肝肾亏虚之视物昏花效佳，兼肠燥便秘者尤宜
	苦杏仁	①疏散风热，润肺止咳 ②善治温燥伤肺之咳嗽无痰或痰少而黏，色白或微黄

【用法】润肺止咳宜蜜炙用。

【使用注意】脾胃虚寒者慎服。

考点5 菊花 ★★★

【性味归经】甘、苦，微寒。归肺、肝经。

【性能特点】既清散风热而解表，又益阴平肝而明目，还清泄热邪而解毒。

【功效】疏散风热，平抑肝阳，清肝明目，清热解毒。

【主治病证】

（1）风热感冒，温病初起。

（2）肝阳上亢，头痛眩晕。

（3）风热或肝火上攻所致的目赤肿痛。

（4）肝阴虚之眼目昏花。

（5）疮痈肿毒。

【配伍】

药物	配伍药物	意义
菊花	枸杞子	①补肝肾明目力强 ②善治肝肾亏虚之视物昏花，兼风热或肝热者尤宜

【用法】疏散风热多用黄菊花，平肝、清肝明目多用白菊花。

【使用注意】脾胃虚寒者慎服。

知识拓展

药物	桑叶	菊花
相同点	①疏散风热、平抑肝阳、清肝明目 ②治风热感冒或温病初起 ③治肝阳上亢之头痛眩晕 ④治肝经风热或肝火之目赤肿痛 ⑤治肝阴不足之视物昏花	
不同点	①性寒，作用偏于肺 ②疏散力较菊花强 ③润肺止咳，治肺燥咳嗽 ④凉血止血，治血热之吐血、衄血、咯血	①性微寒，作用偏于肝 ②平肝明目力较桑叶强 ③疏散风热，平抑肝阳，治肝风头痛 ④清热解毒，治疮痈肿毒

考点6 葛根★★★

【性味归经】甘、辛，凉。归脾、胃、肺经。

【性能特点】治项背强痛与阳明头痛最宜。生用升散清透并生津，煨用长于升举而少清透。

【功效】解肌退热，生津止渴，透疹，升阳止泻，通经活络，解酒毒。

【主治病证】

（1）外感发热头痛，项背强痛。

（2）热病口渴，消渴。

（3）麻疹初起，透发不畅。

（4）热泻、热痢初起，脾虚泄泻。

（5）中风偏瘫，胸痹心痛。

（6）酒毒伤中。

【配伍】

药物	配伍药物	意义
葛根	黄芩、黄连	①清热燥湿解毒 ②透热升阳止泻 ③治湿热泻痢初起

【用法】解肌退热、生津止渴、透疹、通经活络、解酒毒宜生用；升阳止泻宜煨用。

考点7 柴胡★★★

【性味归经】辛、苦，微寒。归肝、胆、肺经。

【性能特点】既疏散胆经邪气而和解退热，又疏散肝胆经郁结之气而疏肝解郁，还升举肝胆清阳之气而举陷，为肝胆经之主药。生用既升散又清泄，醋制升散清泄力减而疏肝力增。

【功效】疏散退热，疏肝解郁，升举阳气。

【主治病证】

（1）感冒发热，寒热往来。

（2）肝郁气滞，胸胁胀痛，月经不调。

（3）气虚下陷之子宫脱垂、脱肛。

【配伍】

药物	配伍药物	意义
柴胡	黄芩	①清解半表半里之邪热 ②治少阳寒热往来

【用法】疏散退热宜生用，疏肝解郁宜醋炙用，升举阳气宜生用。

【使用注意】真阴亏损、肝风内动、肝阳上亢及气机上逆者忌服。

考点8　升麻★★★

【性味归经】辛、微甘，微寒。归肺、脾、胃、大肠经。

【性能特点】生用既散肌表与阳明经邪气而发表，又清泄热毒而解毒、透疹，最善治阳明头痛、疹痘斑透发不畅及热毒上攻诸证。炙用升举脾胃清阳之气，治中气下陷。

【功效】发表透疹，清热解毒，升举阳气。

【主治病证】

（1）风热头痛。

（2）麻疹透发不畅。

（3）齿痛，口疮，咽喉肿痛，阳毒发斑。

（4）气虚下陷之胃下垂、久泻脱肛、子宫脱垂。

【用法】发表透疹、清热解毒宜生用，升阳举陷宜蜜炙用。

【使用注意】阴虚阳浮、气逆不降及麻疹已透者均忌服。

知识拓展

药物	柴胡	升麻	葛根
相同点	解表升阳		
	升清阳而举陷，多与黄芪、人参配伍，治气虚下陷、脏器脱垂诸证	－	
	－	透疹，治麻疹不透	
不同点	①辛苦微寒 ②散少阳半表半里之邪，疏散退热，治少阳寒热往来、感冒发热 ③疏肝解郁，治肝郁气滞、胸胁疼痛、月经不调	①辛微甘微寒 ②清散解表，治风热头痛 ③清热解毒，治咽喉肿痛、齿痛、口疮、阳毒发斑、热毒疮肿	①甘辛性凉 ②发表解肌退热，治外感表证项背强痛 ③鼓舞脾胃清阳上升而止泻痢，治热泻、热痢、脾虚泄泻 ④生津止渴，治热病伤津、内热消渴 ⑤通经活络，治中风偏瘫、胸痹心痛 ⑥解酒毒，治酒毒伤中

考点9 蔓荆子★★

【性味归经】辛、苦，微寒。归膀胱、肝、胃经。

【性能特点】上行头面，善散头面部风邪，且清利头目，凡风在头面之疾皆可选用，兼热者尤宜；兼祛风止痛，疗风湿痹痛。

【功效】疏散风热，清利头目。

【主治病证】

（1）风热感冒头痛。

（2）目赤多泪，目暗不明，齿龈肿痛。

（3）头晕目眩。

（4）风湿痹痛。

【使用注意】血虚有热之头痛、目眩，以及胃虚者慎服。

考点10 淡豆豉★★

【性味归经】苦、辛，凉。归肺、胃经。

【性能特点】既疏散风热，又宣散郁热，主治风热表证及郁热烦闷。

【功效】解表，除烦，宣发郁热。

【主治病证】

（1）感冒，寒热头痛。

（2）热病烦躁胸闷，虚烦不眠。

考点11 浮萍★

【性味归经】辛，寒。归肺、膀胱经。

【性能特点】功似麻黄，但性寒而发汗利水力缓。长于透疹止痒，尤善治风疹瘙痒与风水水肿。

【功效】宣散风热，透疹止痒，利水消肿。

【主治病证】

（1）风热感冒。

（2）麻疹不透，风疹瘙痒。

（3）水肿尿少。

考点12 木贼★

【性味归经】甘、苦，平。归肺、肝经。

【性能特点】入肺经，疏散风热而解表；入肝经，疏散肝经风热而明目、退翳；入血分，凉散血分热而止血。

【功效】疏散风热，明目退翳。

【主治病证】

（1）风热目赤，迎风流泪，目生云翳。

（2）出血证。

考点 13 谷精草 ★

【性味归经】辛、甘，平。归肝、肺经。

【性能特点】善疏散肝经风热或风火而明目、止痛，治疗风热或肝火所致目赤翳障。

【功效】疏散风热，明目退翳。

【主治病证】

（1）风热目赤，肿痛羞明，目生翳膜。

（2）风热头痛。

【用法】5~10g。

知识拓展

药物	相同点
木贼	①性平而偏凉 ②疏散风热，明目退翳
谷精草	③治风热目赤、迎风流泪、目生云翳

第二章　清热药

凡药性寒凉，以清解里热为主要功效的药物，称为清热药。

性味		大多寒凉，少数平而偏凉，味多苦，或甘，或辛，或咸
功效	主要功效	清热，泻火，凉血，解热毒，退虚热
	次要功效	燥湿，利湿，养阴，发表
分类	清热泻火药	①性味多甘寒或苦寒 ②清泄实热郁火 ③治外感热病气分高热证 ④治肺热、胃火、肝火、心火等脏腑火热证
	清热燥湿药	①性味多苦寒 ②清热燥湿，兼以清热泻火 ③治外感或内伤之湿热火毒诸证，如湿温、暑湿、湿热中阻、湿热泻痢、黄疸、带下、淋痛、湿疮、湿疹 ④治诸脏腑火热证
	清热凉血药	①性味多苦甘寒或咸寒 ②清热凉血，兼以滋润、活血 ③治外感热病热入营血之高热神昏谵语 ④治火热内生之血热妄行诸证
	清热解毒药	①性味多苦寒，或有辛寒、甘寒 ②清解热毒 ③治外感或内生实热火毒诸证，如痈疮肿毒、丹毒、温毒发斑、痄腮、咽喉肿痛、肺痈、肠痈、热毒泻痢、水火烫伤、蛇虫咬伤
	清虚热药	①性味苦咸甘寒 ②退虚热、除疳热，兼凉血 ③治热病后期之阴伤发热、久病伤阴之骨蒸潮热，以及小儿疳热
临床应用	里热兼有表证	先解表或表里同治
	气分热兼血分热	气血两清
	里热兼阴伤津亏	祛邪而不忘扶正，辅以养阴生津药
	里热积滞	适当配合泻下药
	脾胃虚弱	适当辅以健脾胃药
使用注意		①药性寒凉，易伤脾胃，脾胃虚弱、食少便溏者慎服 ②热病易伤津液，清热燥湿药易化燥伤阴津，阴虚津伤者慎用 ③阴盛格阳、真寒假热之证，必须明辨，不可妄投 ④中病即止，避免克伐太过，损伤正气

第一节　清热泻火药

考点 1 石膏 ★★★

【性味归经】甘、辛，大寒。归肺、胃经。

【性能特点】治气分高热和肺胃实火之要药。煅后性涩寒，外用能收敛生肌，兼清热，为治溃疡不敛、湿疹瘙痒及水火烫伤所常用。

【功效】生用：清热泻火，除烦止渴。煅用：收湿敛疮，生肌止血。

【主治病证】

（1）外感热病，高热烦渴。

（2）肺热喘咳。

（3）胃火亢盛，头痛、牙痛。

（4）疮疡不敛，湿疹瘙痒，水火烫伤，外伤出血。

【配伍】

药物	配伍药物	意义
石膏	知母	①清热泻火、滋阴生津力更强 ②治热病气分高热证、肺胃火热伤津证

【用法用量】生石膏内服：煎汤，15～60g，宜打碎先煎。煅石膏外用：适量，研细末撒敷患处。

【使用注意】矿物药，大寒伤胃，故脾胃虚寒及阴虚内热者忌服。

考点2 知母★★★

【性味归经】苦、甘，寒。归肺、胃、肾经。

【性能特点】上清肺热而泻火，中清胃热而除烦渴，下滋肾阴而润燥滑肠、退虚热。清热泻火虽不及石膏，但长于滋阴润燥，祛邪扶正两相兼。实火、虚热皆宜，高热或燥热津伤及阴虚发热者用之尤佳。

【功效】清热泻火，滋阴润燥。

【主治病证】

（1）外感热病，高热烦渴。

（2）肺热咳嗽，阴虚燥咳劳嗽。

（3）阴虚火旺，骨蒸潮热。

（4）内热消渴。

（5）阴虚肠燥便秘。

【配伍】

药物	配伍药物	意义
知母	黄柏	清热降火坚阴，善治阴虚火旺
	川贝母	滋阴润肺，清热化痰，善治阴虚劳嗽、燥热咳嗽

【用法】清泻实火宜生用，滋阴降火宜盐水炒用。

【使用注意】性寒质滑，故脾胃虚寒、大便溏泻者慎服。

知识拓展

药物	石膏	知母
相同点	①归肺、胃经 ②清热泻火、除烦止渴 ③治热病高热烦渴及肺热咳嗽	
不同点	①矿物药 ②生用降火力强，并兼解肌，重在清解，治肺热咳喘、胃火头痛、牙痛、口舌生疮 ③煅用收湿敛疮、生肌止血，治溃疡不敛、湿疹瘙痒、水火烫伤	①植物药 ②重在清滋，且滋阴润燥通肠，治燥热咳嗽、阴虚劳嗽、骨蒸潮热、内热消渴、阴虚肠燥便秘

考点 3 天花粉 ★★★

【性味归经】甘、微苦，微寒。归肺、胃经。

【性能特点】既清热生津止渴，又润肺燥、清肺热而止咳，还消散肿块、溃疮、促进脓液排出。清热不如石膏，生津不如知母，长于消肿溃脓。

【功效】清热泻火，生津止渴，消肿排脓。

【主治病证】

（1）热病伤津烦渴。

（2）肺热咳嗽，燥咳痰黏，咳痰带血。

（3）内热消渴。

（4）疮疡肿毒。

【使用注意】孕妇慎用。反乌头，不宜与川乌、制川乌、草乌、制草乌、附子同用。性寒而润，故脾胃虚寒、大便滑泄者忌服。

考点 4 栀子 ★★★

【性味归经】苦，寒。归心、肺、三焦经。

【性能特点】药力较缓，虽味苦而不甚燥。既走气分，能清泻气分热；又走血分，能清泄血分热。捣烂外敷能散瘀血而消肿止痛。

【功效】内服：泻火除烦，清热利湿，凉血解毒。外用：消肿止痛。

【主治病证】

（1）热病心烦、郁闷、躁扰不宁。

（2）湿热黄疸。

（3）淋证涩痛。

（4）血热之吐血、衄血、尿血。

（5）目赤肿痛。

（6）热毒疮疡。

（7）扭挫伤痛。

【配伍】

药物	配伍药物	意义
栀子	淡豆豉	①清散郁热、除烦力强 ②治温病初起胸中烦闷及虚烦不眠
	黄柏	①清热泻火、除湿退黄力强 ②治湿热黄疸、心烦尿赤
	茵陈	①清热利湿退黄力强 ②治湿热黄疸

【用法】内服；外用，生品适量，研末调敷。生用走气分而泻火，炒黑或炒炭入血分而凉血止血，姜汁炒又除烦止呕。

【使用注意】苦寒滑肠，故脾虚便溏者慎服。

考点5 夏枯草★★★

【性味归经】辛、苦，寒。归肝、胆经。

【性能特点】清肝明目之要药，尤善治肝阴不足之目珠夜痛。

【功效】清肝泻火，明目，散结消肿。

【主治病证】

（1）肝阳或肝火上升之头痛眩晕。

（2）目赤肿痛，目珠夜痛。

（3）痰火郁结之瘰疬、瘿瘤。

（4）乳痈，乳癖，乳房胀痛。

【使用注意】性寒清泄，故脾胃虚寒者慎服。

考点6 竹叶★★★

【性味归经】甘、辛、淡，寒。归心、胃、小肠经。

【性能特点】与淡竹叶相比，清心除烦力强，兼生津，热病心烦多用。凉散上焦风热，治风热表证及温病初期常用。

【功效】清热泻火，除烦，生津，利尿。

【主治病证】

（1）热病烦渴。

（2）心火上炎之口舌生疮。

（3）热淋，小便短赤涩痛。

（4）热入心包之神昏谵语。

【使用注意】甘寒清利，故脾胃虚寒及阴虚火旺者不宜服。

考点7 芦根★★

【性味归经】甘，寒。归肺、胃经。

【性能特点】最宜治小儿肺热咳喘、风热感冒。清热不如石膏，生津不如知母，长于透散利水。

【功效】清热泻火，生津止渴，除烦，止呕，利尿。

【主治病证】

（1）热病烦渴。

（2）肺热或外感风热咳嗽，肺痈吐脓。

（3）胃热呕哕。

（4）热淋涩痛，小便短赤。

【用法】鲜品用量加倍，或捣汁用。

【使用注意】脾胃虚寒者慎服。

知识拓展

药物	芦根	天花粉
相同点	①归肺、胃经 ②清热生津止渴 ③治热病津伤烦渴	
不同点	①甘寒质轻，作用较缓 ②清肺胃之热，兼透散，治外感热病初期兼表证、中期高热烦渴、后期热退阴伤烦渴 ③清胃止呕、清肺利尿，兼祛痰排脓，治胃热呕吐、肺热咳嗽、肺痈吐脓、热淋涩痛	①甘微苦，性微寒，生津之力较强 ②清肺润燥，治肺热燥咳 ③消肿排脓，治痈疮疮毒、跌打损伤 ④疮肿未脓可消，已脓可溃，脓多促排，脓尽不用

考点8　淡竹叶★

【性味归经】甘、淡，寒。归心、胃、小肠经。

【性能特点】清心降火，利尿通淋力较强；入小肠经，治心火移热于小肠；疗热病烦渴。

【功效】清热泻火，除烦止渴，利尿通淋。

【主治病证】

（1）热病烦渴。

（2）心火上炎之口舌生疮，心火下移小肠之小便短赤涩痛。

【使用注意】性寒清利，故脾胃虚寒及阴虚火旺者不宜服。

知识拓展

药物	栀子	竹叶	淡竹叶
相同点	①性寒，归心经 ②清热除烦利尿 ③治热病心烦、热淋涩痛		
	–	①归胃、小肠经 ②治心火上炎、下移小肠之口舌生疮、小便短赤涩痛	
不同点	①清热力强 ②凉血解毒，治热病心烦、湿热黄疸、血热吐血、衄血、尿血、血淋、热毒疮疡 ③外用消肿止痛，治扭挫伤痛	①禾本科植物淡竹的叶 ②清心除烦力强，治热病心烦 ③生津，治热病烦渴 ④凉散上焦风热，治风热表证或温病初起	①禾本科植物淡竹叶的茎叶 ②通利小便力强

考点 9 决明子★★

【性味归经】甘、苦、咸，微寒。归肝、大肠经。

【性能特点】治目赤肿痛及目暗不明之要药；治热结肠燥便秘之佳品。

【功效】清热明目，润肠通便。

【主治病证】

（1）肝火或风热上攻之目赤肿痛、羞明多泪，目暗不明。

（2）肝火或肝阳上亢之头痛眩晕。

（3）肠燥便秘。

【用法】生用清肝明目、润肠通便力较强。炒用药力略减。

【使用注意】清润缓泻，故脾虚便溏者慎服。

知识拓展

药物	夏枯草	决明子
相同点	①味苦寒，归肝经 ②清肝火，明目 ③治肝火上炎之目赤肿痛、羞明多泪	
不同点	①性寒兼辛味 ②清泄力较强，略益肝阴，散郁结而消肿 ③治目珠夜痛 ④治肝火或肝阳上升之头痛眩晕 ⑤治痰火郁结之瘰疬、瘿瘤	①微寒兼甘味 ②清泄力较弱，略益肾阴，润肠通便 ③治热结肠燥便秘

考点 10 密蒙花★

【性味归经】甘，微寒。归肝经。

【性能特点】治目疾之要药，尤宜肝火上炎或肝血虚有热者。

【功效】清热泻火，养肝明目，退翳。

【主治病证】

（1）肝火上炎或风热上攻之肝热目赤，羞明多泪，目生翳膜。

（2）肝虚目暗，视物昏花。

考点 11 青葙子★

【性味归经】苦，微寒。归肝经。

【性能特点】治目疾之要药，最宜肝火上炎者。

【功效】清肝泻火，明目退翳。

【主治病证】

（1）肝热目赤，目生翳膜，视物昏花。

（2）肝火眩晕。

【使用注意】有扩散瞳孔作用，故青光眼患者禁用。

药物	密蒙花	青葙子
相同点	①入肝经 ②清肝明目退翳 ③治肝热或肝经风热之目赤肿痛、羞明流泪及目生翳障	
不同点	①甘而微寒 ②清热养肝 ③治肝虚有热之目暗不明、视物昏花，以及目生翳膜	①苦而微寒 ②清泄肝火 ③治肝火上炎之目赤肿痛、目生翳膜、视物昏花

第二节　清热燥湿药

考点1　黄芩★★★

【性味归经】苦，寒。归肺、胆、脾、大肠、小肠经。

【性能特点】治湿热火毒之要药。清热燥湿力较黄连弱，作用偏于上焦肺及大肠，善清上焦湿热，除肺与大肠之火。

【功效】清热燥湿，泻火解毒，止血，安胎。

【主治病证】

（1）湿温，暑湿，湿热痞满、泻痢、黄疸。

（2）肺热咳嗽，热病烦渴，少阳寒热。

（3）痈肿疮毒。

（4）血热之吐血、咳血、衄血、便血、崩漏。

（5）胎热之胎动不安。

【用法用量】3～10g。生用清热燥湿、泻火解毒作用较强，湿热、热毒诸证宜用。炒黄芩苦寒之性略减，胎热胎动不安宜用。酒炒黄芩能上行，清上焦热宜用。炒炭凉血止血力较强，血热出血宜用。

【使用注意】苦寒燥泄，能伐生发之气，故脾胃虚寒、食少便溏者忌服。

药物	条芩（子芩）	片芩（枯芩）
来源	生长年少的子根	生长年久的宿根
性能特点	①体实而坚，质重主降 ②善清大肠之火、泄下焦湿热	①中空而枯，体轻主浮 ②善清上焦肺火，治肺热咳嗽痰黄

考点2　黄连★★★

【性味归经】苦，寒。归心、脾、胃、肝、胆、大肠经。

【性能特点】治湿热火毒之要药。清热燥湿力较黄芩强，作用偏于心及中焦胃脾，最善清心胃之火，除中焦湿热。

【功效】清热燥湿，泻火解毒。

【主治病证】

（1）湿热痞满、呕吐、泻痢、黄疸。

（2）高热神昏，心火亢盛，心烦不寐，心悸不宁。

（3）血热吐衄。

（4）胃热呕吐吞酸、消渴，胃火牙痛。

（5）痈肿疔疮，目赤肿痛，口舌生疮。

（6）湿疹，湿疮，耳道流脓。

【配伍】

药物	配伍药物	意义
黄连	木香	①清热燥湿解毒，理气止痛 ②治湿热泻痢腹痛、里急后重
	吴茱萸	①清泻肝火燥湿，疏肝和胃制酸 ②治肝火犯胃、湿热中阻之胁痛口苦、呕吐泛酸
	半夏、瓜蒌	①泻火化痰，消痞散结 ②治痰火互结之结胸证

【用法用量】内服：煎汤，2～5g。外用：适量。生用长于清热燥湿、泻火解毒，清心与大肠火。

药物	炮制方法	功效特点	主治病症
酒黄连	酒炒	引药上行，并可缓和苦寒之性，善清上焦火热	目赤、口疮
姜黄连	姜汁炒	善清胃和胃止呕	寒热互结，湿热中阻，痞满呕吐
萸黄连	吴茱萸炒	善疏肝和胃止呕	肝胃不和，呕吐吞酸

【使用注意】苦寒，过量或久服易伤脾胃，故内服用量不宜过大，也不宜常量久服，胃寒呕吐、脾虚泄泻及脾胃虚寒者忌服。苦燥易伤阴津，阴虚津伤者慎服。

考点3 黄柏★★★

【性味归经】苦，寒。归肾、膀胱经。

【性能特点】治湿热火毒之要药。清热燥湿力较黄连弱，作用偏于肾及下焦膀胱，最善清相火，除骨蒸，除下焦湿热。集清实火、湿热、退虚热于一体。

【功效】清热燥湿，泻火解毒，除骨蒸。

【主治病证】

（1）湿热泻痢，黄疸尿赤，带下阴痒，热淋涩痛，脚气痿躄。

（2）疮疡肿毒，湿疹湿疮。

（3）阴虚火旺之骨蒸劳热，盗汗，遗精。

【配伍】

药物	配伍药物	意义
黄柏	苍术	①清热又燥湿 ②走下焦 ③治湿热诸证，特别是下焦湿热证

【用法】3～12g。清热燥湿、泻火解毒宜生用；滋阴降火、除骨蒸宜盐炙用。

【使用注意】苦寒，易伤胃气，故脾胃虚寒者忌服。

知识拓展

药物	黄芩	黄连	黄柏
相同点	①味苦 ②清热燥湿、泻火解毒 ③治湿热、火毒诸证，如湿热泻痢、湿热黄疸、湿热疮疹、热毒痈肿、目赤肿痛、血热吐衄及其他脏腑火热证（常相须为用）		
不同点	①作用偏于上焦及大肠，善清肺与大肠之火 ②药力最强，止血力较强 ③治温病热入气营血分证、肺热咳嗽、湿温、暑湿及痔漏便血 ④清热安胎，治胎热胎动不安 ⑤与柴胡相伍，治少阳寒热往来	①作用偏于心及中焦，善清心胃之火、除中焦湿热 ②治温病热入营血之神昏谵语、内热心烦不寐 ③肝火犯胃之呕吐吞酸、湿热痞满 ④治胃火牙痛、口舌生疮、胃火炽盛之消谷善饥	①作用偏于下焦，善清相（肾）火、除骨蒸、清下焦湿热 ②药力弱于黄连 ③治阴虚火旺、骨蒸潮热 ④治下焦湿热之尿赤、淋浊、带下、阴痒、足膝肿痛及脚气痿躄

考点 4 龙胆 ★★★

【性味归经】苦，寒。归肝、胆经。

【性能特点】治肝经湿热、实火之要药。

【功效】清热燥湿，泻肝胆火。

【主治病证】

（1）湿热黄疸，湿热下注之阴肿阴痒，带下，湿疹瘙痒。

（2）肝火上炎之头痛，目赤肿痛，耳鸣耳聋，胁痛口苦，强中。

（3）高热抽搐，小儿急惊。

【用量】3～6g。

【使用注意】苦寒，易伤脾胃，故用量不宜过大，脾胃虚寒者忌服。苦燥易伤阴津，阴虚津伤者慎服。

考点 5 苦参 ★★

【性味归经】苦，寒。归心、肝、胃、大肠、膀胱经。

【功效】清热燥湿，杀虫止痒，利尿。

【主治病证】

（1）湿热泻痢，便血，黄疸，赤白带下，阴肿阴痒。

（2）湿疹湿疮，皮肤瘙痒，疥癣，麻风，滴虫阴道炎。

（3）湿热淋痛，尿闭不通。

【用法】外用，煎汤洗患处。

【使用注意】苦寒，故脾胃虚寒者忌服。反藜芦，故不宜与藜芦同用。

知识拓展

药物	夏枯草	龙胆	苦参
相同点	苦、寒；归肝经		
	归胆经。清泄肝胆之火，治肝火头痛、眩晕、目赤肿痛		–
	–	清热燥湿，治湿热疮疹、阴痒、阴肿、带下及黄疸	
不同点	①清肝火力不及龙胆，兼益肝阴 ②治肝火上炎轻症，肝阴不足之目珠夜痛 ③善散郁结，治肝郁化火、痰火凝聚之瘰疬、瘿瘤	①性主沉降，清泄力强 ②长于泻肝火，治肝火上炎之头痛、目赤肿痛、耳鸣耳聋、胁痛口苦、强中、惊风抽搐 ③善入下焦，清热燥湿，治湿热下注之阴肿阴痒、带下、湿疹、黄疸尿赤及淋痛	杀虫止痒、利尿，治疥癣、麻风、湿热泻痢、便血及湿热淋痛、尿闭不通

考点6 白鲜皮★★

【性味归经】苦，寒。归脾、胃、膀胱经。

【性能特点】善清热解毒、燥湿、利湿、祛风而退黄、止痒、蠲痹，为"诸黄风痹之要药"。

【功效】清热燥湿，祛风解毒。

【主治病证】

（1）湿热疮毒，黄水淋漓，湿疹，风疹，疥癣疮癞。

（2）湿热黄疸，尿赤，风湿热痹。

【用法】外用，煎汤洗或研粉敷。

【使用注意】苦寒，故脾胃虚寒者慎服。

知识拓展

药物	苦参	白鲜皮
相同点	①苦、寒，归膀胱经 ②清热燥湿、止痒 ③治湿热黄疸、湿疹湿疮、疥癣、皮肤瘙痒	
不同点	①治湿热下注证，如湿热泻痢、便血、赤白带下、阴肿阴痒等 ②治疥癣麻风 ③杀虫，治滴虫阴道炎 ④清热燥湿利尿，治湿热淋痛、尿闭不通	①治湿热疮毒、黄水淋漓 ②祛风通痹，治风湿热痹

第三节 清热凉血药

考点 1 生地黄 ★★★

【性味归经】

鲜地黄：甘、苦，寒。归心、肝、肾经。

生地黄：甘，寒。归心、肝、肾经。

【性能特点】祛邪扶正兼顾，血热、阴虚有热、阴血亏虚、津枯肠燥皆可，热盛阴伤者最宜。

【功效】清热凉血，养阴生津。

【主治病证】

（1）温病热入营血证，温毒发斑。

（2）血热之吐血、衄血、尿血、崩漏下血。

（3）热病后期伤阴，舌绛烦渴，内热消渴。

（4）阴虚发热，骨蒸劳热。

（5）肠燥津伤便秘。

【用法】鲜地黄长于清热生津、凉血、止血；干地黄长于清热凉血、养阴生津。

【使用注意】寒滑腻滞，故脾虚食少便溏及湿滞中满者忌服。

知识拓展

药物	鲜地黄	干地黄
相同点	①源于玄参科，味苦甘，性寒质润 ②清热凉血、生津 ③治热病邪入营血之高热神昏、温毒发斑、血热出血 ④治久病伤阴之骨蒸潮热、内热消渴 ⑤治阴虚肠燥便秘	
不同点	①苦重于甘 ②长于清热生津、凉血 ③热盛伤津及血热出血多用	①甘重于苦 ②长于滋阴凉血 ③阴虚血热、骨蒸劳热多用

考点 2 玄参 ★★★

【性味归经】苦、甘、咸，微寒。归肺、胃、肾经。

【性能特点】功似生地黄，生津力较生地黄弱，降火力较生地黄强，长于解毒散结。

【功效】清热凉血，滋阴降火，解毒散结。

【主治病证】

（1）温病热入营血，温毒发斑。

（2）热病伤阴，舌绛烦渴，津伤便秘，骨蒸劳嗽。

（3）目赤肿痛，咽喉肿痛，白喉，瘰疬，痈肿疮毒。

（4）阴虚肠燥便秘。

【使用注意】反藜芦，故不宜与藜芦同用。寒滑腻滞，故脾胃虚寒、胸闷食少便溏者忌服。

知识拓展

药物	生地黄	玄参
相同点	①源于玄参科植物，味甘，性寒质润 ②清热凉血、养阴生津、滋润肠燥 ③治热病邪入营血之舌绛口干、温毒发斑、血热咳血 ④治热病伤阴之舌绛烦渴 ⑤治久病伤阴之骨蒸潮热、内热消渴 ⑥治阴虚肠燥便秘	
不同点	①甘重于苦 ②长于养阴凉血 ③阴血不足兼血热者多用 ④治血热妄行之吐血、衄血、尿血、便血、崩漏	①苦重于甘 ②长于清降火热 ③热毒炽盛兼阴虚者多用 ④解毒散结，治目赤肿痛、咽喉肿痛、白喉、痈疮肿毒及瘰疬痰核

考点3 牡丹皮★★★

【性味归经】苦、辛，微寒。归心、肝、肾经。

【性能特点】入心、肝经，善清热凉血、活血化瘀；入肾经，能透阴分伏热。集清血热、退虚热、散瘀血于一体，尤宜血热有瘀、血瘀有热、虚热夹瘀、无汗骨蒸者。

【功效】清热凉血，活血散瘀。

【主治病证】

（1）温病热入营血，温毒发斑，血热之吐血、衄血。

（2）温邪伤阴，阴虚发热，夜热早凉，久病伤阴之无汗骨蒸。

（3）血滞之闭经、痛经，跌扑伤痛。

（4）痈肿疮毒，肠痈腹痛。

【用法】清热凉血宜生用，活血化瘀宜酒炙用，止血宜炒炭用。

【使用注意】清泄行散，故血虚有寒及月经过多者不宜服。孕妇慎用。

考点4 赤芍★★★

【性味归经】苦，微寒。归肝经。

【性能特点】集凉血热、清肝火、散瘀血于一体，尤宜血热有瘀、血瘀有热、肝火夹瘀之疼痛者。

【功效】清热凉血，散瘀止痛。

【主治病证】

（1）温病热入营血，温毒发斑，血热之吐血、衄血。

（2）目赤肿痛，痈肿疮疡。

（3）血滞之经闭、痛经，癥瘕腹痛，跌扑损伤。

（4）肝郁化火之胁痛。

【使用注意】反藜芦，故不宜与藜芦同用。苦而微寒，故闭经、痛经证属虚寒者忌服。

知识拓展

药物	牡丹皮	赤芍
相同点	①源于毛茛科植物，味苦，性微寒，归肝经 ②清热凉血、活血化瘀 ③治热入营血，温毒发斑、血热吐衄、血滞经闭、痛经、癥瘕、肠痈腹痛、痈疮肿毒及跌打损伤	
不同点	①善透阴分伏热而退虚热 ②治热病后期之阴虚发热、夜热早凉、久病阴伤之无汗骨蒸	①善清泄肝火与止疼痛 ②治肝郁化火之胸胁疼痛及肝火目赤肿痛

考点5 紫草★★

【性味归经】甘、咸，寒。归心、肝经。

【性能特点】尤宜斑疹紫黑兼大便秘涩者。

【功效】清热凉血，活血解毒，透疹消疮。

【主治病证】

（1）温病血热毒盛，斑疹紫黑，麻疹不透。

（2）疮疡，湿疹，水火烫伤。

【用法】外用，熬膏或用植物油浸泡涂擦。

【使用注意】性寒滑利，故脾虚便溏者忌服。

知识拓展

药物	紫草	牛蒡子
相同点	性寒，解毒透疹兼通便，治麻疹、热毒疮肿	
不同点	①凉血活血，解散血分热毒，麻疹属血热毒盛难出或疹色紫暗者多用 ②治温毒发斑之斑色紫黑、湿疹、阴痒及水火烫伤	①疏散风热、清泄热毒，利咽散肿，宣肺祛痰，麻疹初起疹出不畅多用 ②治风热感冒、温病初起、咽喉肿痛、肺热咳嗽、风疹瘙痒及痄腮

考点6 水牛角★

【性味归经】苦，寒。归心、肝经。

【性能特点】药力较犀角为缓，常代犀角入药。

【功效】清热凉血，泻火解毒，定惊。

【主治病证】

（1）温病高热，神昏谵语，惊风，癫狂。

（2）血热毒盛，发斑发疹，吐血衄血。

（3）痈肿疮疡，咽喉肿痛。

【用法】宜锉碎先煎3小时以上。水牛角浓缩粉，冲服。

【使用注意】脾胃虚寒者忌服。

知识拓展

药物	水牛角	生地黄
相同点	①性寒，归心、肝经 ②清热凉血，治热入营血之神昏谵语及血热妄行之斑疹吐衄	
不同点	①专入血分而长于清热凉血 ②兼解毒、定惊 ③治血热毒盛及惊风、癫狂	①养阴生津润肠 ②治血热津伤及阴虚兼热，阴虚发热、骨蒸潮热、内热消渴、津伤口渴及阴虚肠燥便秘

第四节　清热解毒药

考点1 金银花★★★

【性味归经】甘，寒。归肺、心、胃经。

【性能特点】解散热毒之良药。温病各个阶段皆宜，常配连翘，在卫分能透表，气分能清解，营分能透营转气，血分能清解血分热毒。

【功效】清热解毒，疏散风热。

【主治病证】

（1）痈疮疔疖，喉痹，丹毒。

（2）风热感冒，温病发热。

（3）热毒血痢。

【配伍】

药物	配伍药物	意义
金银花	连翘	①清热解毒，疏散风热，兼散结利尿 ②治外感风热 ③治咽喉红肿、热毒痈肿及内痈（无论兼表与否）

【用法】疏散风热、清泄里热以生品为佳；治血痢及便血多炒炭用；暑热烦渴多用露剂。

【使用注意】脾胃虚寒及气虚疮疡脓清者不宜服。

考点2 连翘★★★

【性味归经】苦，微寒。归肺、心、小肠经。

【性能特点】药力较强，以清为主，清中兼透，并能散结利尿，凡热毒、风热、湿热、肿结皆宜。素有"疮家圣药"之称。

【功效】清热解毒，消肿散结，疏散风热，利尿。

【主治病证】

（1）痈疽，瘰疬，乳痈，丹毒。

（2）风热感冒，温病初起，热入营血，高热烦渴，神昏发斑。

（3）热淋涩痛。

【用法】6~15g。连翘心长于清心泻火，治热入心包之高热烦躁、神昏谵语。

【使用注意】脾胃虚寒及气虚脓清者不宜服。

知识拓展

药物	金银花	连翘
相同点	①归肺、心经 ②清热解毒、疏散风热 ③治痈肿疔疮（初起兼表或热毒炽盛）、风热感冒 ④治温病发热（邪在卫、气、营、血）	
不同点	①甘寒香散 ②清透解毒力强，疮肿热毒重者尤宜 ③治热毒血痢	①苦泄微寒 ②长于散血结气聚而消肿散结，疮痈有肿核者尤宜，治瘰疬痰核 ③利尿，治热淋涩痛

考点3　蒲公英★★★

【性味归经】苦、甘，寒。归肝、胃经。

【性能特点】既善清热解毒，散结消痈、通乳，还能利尿、缓通大便，导湿热、热毒从二便而出。治疮肿之良药，内痈、外痈皆宜，但以外痈为主，乳痈尤佳，内服、外用皆效。

【功效】清热解毒，消肿散结，利湿通淋。

【主治病证】

（1）痈肿疔疮，乳痈，肺痈，肠痈，瘰疬。

（2）湿热黄疸，热淋涩痛。

（3）咽喉肿痛，目赤肿痛，毒蛇咬伤。

【用法】外用，鲜品适量，捣敷，或煎汤熏洗患处。

【使用注意】用量过大可致缓泻，故脾虚便溏者慎服。

考点4　大青叶★★★

【性味归经】苦，寒。归心、胃经。

【性能特点】主清解心、胃热毒，长于凉血消斑，为治温病高热斑疹之要药；兼清热消肿利咽，治咽喉痛、口疮常用。

【功效】清热解毒，凉血消斑。

【主治病证】

（1）温病高热，神昏，发斑发疹。

（2）痄腮，丹毒，喉痹，口疮，痈肿。

【使用注意】脾胃虚寒者忌服。

考点5　板蓝根★★★

【性味归经】苦，寒。归心、胃经。

【性能特点】善清心、胃热毒，长于凉血利咽，为治温病斑疹、吐衄及热毒咽痛、丹毒、痄腮之要药，尤善治咽喉肿痛与颜面丹毒、大头瘟疫。

【功效】清热解毒，凉血利咽。

【主治病证】

（1）温疫时毒，发热咽痛。

（2）温毒发斑，痄腮，烂喉丹痧，大头瘟疫，丹毒，痈肿。

【使用注意】脾胃虚寒者慎服。

考点6 牛黄★★★

【性味归经】甘，凉。归心、肝经。

【性能特点】集清热解毒、化痰开窍、息风定惊于一体，力强效佳，凡热毒、痰热、肝热、肝风、风痰所致疾患皆宜，亦为凉开之要药。人工牛黄功似天然牛黄而力缓。

【功效】清心，豁痰，开窍，凉肝，息风，解毒。

【主治病证】

（1）温病热入心包神昏，中风痰热神昏。

（2）温病高热动风，小儿急惊抽搐，痰热癫痫。

（3）咽喉肿痛，口舌生疮，痈肿疔疮。

【配伍】

药物	配伍药物	意义
牛黄	珍珠	①清热解毒、生肌，治咽喉肿烂、口舌生疮 ②清心凉肝、化痰开窍，治痰热神昏、中风痰迷

【用法】入丸散，0.15～0.35g。外用，研末敷患处。

【使用注意】孕妇慎用。性凉，故非实热证不宜用。

考点7 鱼腥草★★★

【性味归经】辛，微寒。归肺经。

【性能特点】集清解、排脓、利尿、透表于一体。凡痈肿疮毒无论内外均治，最善治肺痈、咽肿、热咳、热淋，兼表邪者尤佳。

【功效】清热解毒，消痈排脓，利尿通淋。

【主治病证】

（1）肺痈咳吐脓血，痰热喘咳。

（2）痈肿疮毒。

（3）热淋涩痛，热痢。

【配伍】

药物	配伍药物	意义
鱼腥草	桔梗	①清热宣肺、祛痰止咳、利咽排脓 ②治肺痈咳吐脓血、肺热咳嗽痰稠

【用法】15～25g，不宜久煎；鲜品用量加倍，水煎或捣汁服。外用：适量，捣敷或煎

汤熏洗患处。

知识拓展

药物	鱼腥草	芦根
相同点	①归肺经，有清透并具的特点 ②清热利尿排脓，治肺痈咳吐脓血、肺热或风热咳嗽及热淋涩痛	
不同点	①味辛微寒 ②解毒消痈，治热毒疮肿及湿热泻痢	①甘寒质轻 ②生津除烦止呕，治热病烦渴及胃热呕哕

考点 8 射干 ★★★

【性味归经】苦，寒。归肺经。

【性能特点】善治痰火郁结之咽喉肿痛、痰涎壅盛、咳嗽气喘等。

【功效】清热解毒，消痰，利咽。

【主治病证】

（1）热毒痰火郁结，咽喉肿痛（证属热结痰瘀者尤宜）。

（2）痰涎壅盛，咳嗽气喘。

【配伍】

药物	配伍药物	意义
射干	麻黄	①宣肺祛痰，利咽散结 ②治寒痰郁肺之痰饮咳喘、喉中辘辘如水鸡声

【使用注意】苦寒缓泻，故脾虚便溏者忌服。

考点 9 白头翁 ★★★

【性味归经】苦，寒。归胃、大肠经。

【性能特点】善除肠胃热毒蕴结，兼凉血、燥湿，善治热毒血痢和湿热痢疾。

【功效】清热解毒，凉血止痢。

【主治病证】

（1）热毒血痢。

（2）阴痒带下。

【使用注意】虚寒泻痢者忌服。

考点 10 败酱草 ★★★

【性味归经】辛、苦，微寒。归胃、大肠、肝经。

【性能特点】内外痈均治，长于治内痈。

【功效】清热解毒，消痈排脓，祛瘀止痛。

【主治病证】

（1）肠痈，肺痈，痈肿疮毒。

（2）产后瘀阻腹痛。

【配伍】

药物	配伍药物	意义
败酱草	生薏苡仁	①清解热毒，消痈排脓，祛瘀止痛，兼健脾 ②治肠痈腹痛 ③兼治肺痈，兼脾虚者尤宜

【使用注意】易伤脾胃，故脾虚食少便溏者不宜服。

考点 11 青黛 ★★★

【性味归经】咸，寒。归肝、肺经。

【性能特点】治温毒发斑、血热吐衄、肝热惊痫、肝火扰肺之要药。治痄腮、喉痹、疮肿常用药。

【功效】清热解毒，凉血消斑，泻火定惊。

【主治病证】

（1）温毒发斑，血热之吐衄。

（2）口疮，喉痹，痄腮肿痛，火毒疮疡。

（3）肝火犯肺之咳嗽胸痛，咳血。

（4）小儿惊痫。

【配伍】

药物	配伍药物	意义
青黛	海蛤壳	①清肝火而化痰，凉血止血 ②治肝火犯肺之咳痰黏稠、色黄带血

【用法用量】内服：入丸散，1~3g。外用：适量。

【使用注意】性寒易伤胃，故胃寒者慎服。

知识拓展

药物	大青叶	板蓝根	青黛
相同点	①来源相近，性寒 ②清热解毒，凉血 ③治温病高热、温毒发斑、丹毒、痄腮、喉痹		
不同点	①苦寒 ②善凉血而消斑，温毒发斑最宜 ③治口舌生疮	①苦泄性寒 ②善解毒散结利咽，大头瘟及痄腮最宜	①咸寒 ②善凉血而消斑，温毒发斑最宜 ③善治血热吐血、衄血 ④凉肝定惊，治肝火犯肺之咳痰带血、小儿惊风

考点 12 重楼 ★★★

【性味归经】苦，微寒。有小毒。归肝经。

【性能特点】内痈、外痈皆治，以外痈为主。善解蛇毒，为治毒蛇咬伤之要药，症轻者单用，症重者入复方使用。

【功效】清热解毒，消肿止痛，凉肝定惊。

【主治病证】

（1）疔疮痈肿，咽喉肿痛，蛇虫咬伤。

（2）跌扑伤痛，外伤出血。

（3）惊风抽搐。

【用法用量】内服：煎汤，3～9g。外用：适量，研末调敷。

【使用注意】苦寒，有小毒，故孕妇、体虚者、无实火热毒者及阴疽患者均不宜服用。

考点13　贯众★★★

【性味归经】苦，微寒。有小毒。归肝、胃经。

【性能特点】生用治时疫感冒及温毒发斑及多种肠道寄生虫病。炒炭清泄与收敛并举，能收敛止血，尤善治崩漏下血。

【功效】清热解毒，驱虫，止血。

【主治病证】

（1）时疫感冒，风热头痛，温毒发斑。

（2）痄腮，疮疡肿毒。

（3）虫积腹痛。

（4）崩漏下血。

【用法】清热解毒、驱虫宜生用；止血宜炒炭用。

【使用注意】苦微寒有小毒，用量不宜过大。服用本品时忌油腻。孕妇及脾胃虚寒者慎服。

考点14　穿心莲★★

【性味归经】苦，寒。归心、肺、大肠、膀胱经。

【性能特点】凡热毒或湿热毒所致病证，无论在上在下、在里在表均可选用。可解蛇毒。

【功效】清热解毒，凉血，消肿，燥湿。

【主治病证】

（1）温病初起，感冒发热，

（2）咽喉肿痛，口舌生疮。

（3）顿咳劳嗽，肺痈吐脓。

（4）痈肿疮疡，蛇虫咬伤。

（5）湿热泻痢，热淋涩痛，湿疹瘙痒。

【使用注意】苦寒，易伤胃气，故不宜多服、久服，脾胃虚寒者不宜服。

知识拓展

药物	穿心莲	白鲜皮
相同点	均味苦性寒，善清热解毒燥湿，治湿热疮毒及湿疹	
不同点	①清热解毒力强，并兼透散 ②治火毒疮疖 ③治温病初起、感冒发热、肺热咳嗽、肺痈、咽喉肿痛、湿热泻痢、热淋 ④治毒蛇咬伤	①燥湿力强，并兼祛风止痒 ②治湿疮湿疹 ③治疥癣瘙痒、 ④治湿热黄疸 ⑤治风湿热痹

考点15 半边莲★★

【性味归经】辛，平。归心、小肠、肺经。

【性能特点】热毒、蛇毒、水肿皆宜。"家有半边莲，可以伴蛇眠"，治蛇伤尤佳。

【功效】清热解毒，利水消肿。

【主治病证】

（1）痈肿疔疮，蛇虫咬伤。

（2）鼓胀水肿，湿热黄疸。

【用法】9~15g。

【使用注意】水肿兼虚者慎服。

考点16 土茯苓★★

【性味归经】甘、淡，平。归肝、胃经。

【性能特点】利湿有余而清热力甚弱，兼利关节，善治疮疹湿痒、湿痹。解梅疮之毒与汞毒，为治梅毒之专药，凡湿毒、梅毒、汞毒所致病证皆宜。力缓，用量宜大。

【功效】解毒，除湿，通利关节。

【主治病证】

（1）梅毒，或因患梅毒服汞剂而致肢体拘挛、筋骨疼痛。

（2）湿热淋浊，带下，疥癣，湿疹，湿疮。

（3）痈肿，瘰疬。

【使用注意】肝肾阴虚者慎服。服药时忌饮茶。

考点17 山豆根★

【性味归经】苦，寒。有毒。归肺、胃经。

【性能特点】治咽喉肿痛属火毒炽盛者最宜，治胃火牙龈肿痛亦佳。实火壅塞者多用。

【功效】清热解毒，消肿利咽。

【主治病证】

（1）火毒蕴结之乳蛾喉痹，咽喉肿痛。

（2）齿龈肿痛，口舌生疮。

（3）湿热黄疸，肺热咳嗽，痈肿疮毒。

【用法用量】内服：煎汤，3～6g。

【使用注意】苦寒有毒，故内服不宜过量。脾胃虚寒、食少便溏者忌服。

考点18 马齿苋★★

【性味归经】酸，寒。归大肠、肝经。

【性能特点】善治热痢与血痢，兼治血热出血与淋痛。

【功效】清热解毒，凉血止血，止痢。

【主治病证】

（1）热毒血痢。

（2）痈肿疔疮，丹毒，蛇虫咬伤，湿疹。

（3）血热之便血、痔血、崩漏下血。

（4）湿热淋证，带下。

【用法】外用，捣敷患处。

【使用注意】寒滑，故脾虚便溏或泄泻者不宜服。

考点19 大血藤★

【性味归经】苦，平。归大肠、肝经。

【性能特点】善治肠痈，各期均宜，热毒兼瘀痛重者尤佳。

【功效】清热解毒，活血止痛，祛风通络。

【主治病证】

（1）肠痈腹痛，热毒疮疡。

（2）血滞经闭痛经，跌扑肿痛。

（3）风湿痹痛。

【使用注意】苦泄行血，故孕妇慎服。

知识拓展

药物	大血藤	败酱草
相同点	①苦泄，入大肠、肝经 ②清热解毒、活血祛瘀，治肠痈腹痛、热毒痈疮、瘀血疼痛	
不同点	①性平偏凉，活血止痛力强 ②善治肠痈 ③治跌扑肿痛、风湿痹痛、闭经、痛经	①辛苦微寒，消痈排脓 ②善治肠痈、肺痈、血滞胸腹痛、产后瘀阻腹痛

考点20 白花蛇舌草★

【性味归经】微苦、甘，寒。归胃、大肠、小肠经。

【功效】清热解毒，利湿通淋。

【主治病证】

（1）痈肿疮毒，咽喉肿痛，肠痈，毒蛇咬伤。

（2）热淋涩痛，小便不利。

（3）湿热黄疸。

（4）胃癌、食管癌、直肠癌等癌肿。

【使用注意】阴疽及脾胃虚寒者忌服。

知识拓展

药物	白花蛇舌草	土茯苓
相同点	清热解毒利湿，治热毒、湿热或水湿所致诸疾	
不同点	①味微苦、甘，性寒 ②清热解毒、利湿通淋，治痈肿疮毒、咽喉肿痛、毒蛇咬伤及热淋涩痛 ③可抗癌，治胃癌、食管癌、直肠癌等	①味甘淡，性平偏凉 ②长于解毒而除湿，短于清热 ③解毒除湿、通利关节，治湿疹、湿疮、淋浊、带下及湿痹 ④解汞毒，治杨梅毒疮，以及因患梅毒服汞剂中毒所致肢体拘挛

考点21 野菊花★

【性味归经】苦、辛，微寒。归肝、心经。

【功效】清热解毒，泻火平肝。

【主治病证】

（1）疔疮痈肿。

（2）风热感冒，咽喉肿痛。

（3）目赤肿痛，头痛眩晕。

【用法】外用，煎汤外洗或制膏外涂。

【使用注意】脾胃虚寒者慎服。

考点22 地锦草★

【性味归经】辛，平。归肝、大肠经。

【性能特点】止血而不留瘀，活血而不动血。解蛇毒，治毒蛇咬伤。

【功效】清热解毒，凉血止血，利湿退黄。

【主治病证】

（1）痢疾，泄泻。

（2）血热之咯血、尿血、便血、崩漏。

（3）疮疖痈肿，蛇虫咬伤。

（4）湿热黄疸。

考点23 紫花地丁★★

【性味归经】苦、辛，寒。归心、肝经。

【性能特点】善清解血分热毒而凉血消肿，治火毒炽盛之痈肿疔毒，尤宜疔毒走黄。内痈、外痈皆可，但以外痈为主。

【功效】清热解毒，凉血消肿。

【主治病证】

（1）疔疮肿毒，痈疽发背，丹毒，乳痈，肠痈。

（2）毒蛇咬伤。

（3）目赤肿痛，外感热病。

【使用注意】阴疽疮疡慎用。

【附注】本品来源复杂，异物同名品甚多。

药物	来源
甜地丁	豆科植物米口袋和小米口袋的全草
苦地丁	罂粟科植物地丁紫堇

知识拓展

药物	蒲公英	紫花地丁	重楼	野菊花
相同点	清热解毒，治痈肿疮毒			
不同点	①性寒 ②消痈散结通乳，治乳痈、各种内痈、咽喉肿痛、目赤肿痛 ③利湿通淋，治热淋涩痛、湿热黄疸	①性寒 ②凉血消痈散结，药力较强，治疔疮肿毒	①微寒有小毒 ②消肿止痛，治蛇虫咬伤、跌扑伤痛、外伤出血 ③凉肝定惊，治肝热生风、惊风抽搐	①微寒 ②清热解毒，平肝，治目赤肿痛、咽喉肿痛、头痛眩晕

考点24 金荞麦★

【性味归经】微辛、涩。凉。归肺经。

【性能特点】善排脓，治肺痈、肺热咳痰之要药。

【功效】清热解毒，排脓祛瘀。

【主治病证】

（1）肺痈吐脓，肺热喘咳。

（2）瘰疬，痈肿疮毒，乳蛾肿痛。

（3）疳积。

（4）跌打损伤，风湿痹痛，痛经。

【用法】用水或黄酒隔水密闭炖服。

知识拓展

药物	鱼腥草	金荞麦
相同点	入肺经，清热解毒消痈，治肺痈吐脓、肺热咳嗽、疮肿	
不同点	①味辛，性微寒 ②肺痈吐脓之要药，能排脓，促进脓痰的排出或消散 ③利尿通淋、清热止痢，治热淋涩痛、湿热泻痢	①辛行散，性平偏凉，消痈肿力强 ②化痰利咽、祛瘀、健脾消食，治乳蛾肿痛、瘰疬、跌打损伤、痛经、风湿痹痛

考点 25 鸦胆子 ★★★

【性味归经】苦，寒。有小毒。归大肠、肝经。

【性能特点】既杀阿米巴原虫，又杀多种肠道寄生虫、血吸虫、阴道滴虫等。善腐蚀，外用蚀赘疣、鸡眼、瘢痕。内服要注意保护消化道黏膜。

【功效】清热解毒，截疟，止痢；外用腐蚀赘疣。

【主治病证】

（1）热毒血痢，休息痢（阿米巴痢疾）。

（2）疟疾。

（3）赘疣，鸡眼（外用）。

【用法用量】内服：0.5～2g，用龙眼肉包裹或装入胶囊吞服，不宜入煎剂。外用：适量。

【使用注意】有小毒，能刺激胃肠道、损伤肝肾，故宜中病即止，不可多用、久服。孕妇、婴幼儿慎用。脾胃虚弱者、胃肠出血者、肝肾疾病患者忌服。

考点 26 秦皮 ★

【性味归经】苦、涩，寒。归肝、胆、大肠经。

【性能特点】治热毒泻痢、里急后重之要药；治湿热带下之佳品。

【功效】清热解毒，收涩止痢，止带，明目。

【主治病证】

（1）湿热泻痢。

（2）赤白带下。

（3）肝热目赤肿痛，目生翳膜。

【用法】外用，适量，水煎洗患处。

【使用注意】脾胃虚寒者忌服。

知识拓展

药物	白头翁	马齿苋	鸦胆子	秦皮
相同点	归大肠经，清热解毒、止痢，治痢疾			
不同点	①苦寒 ②清肠胃湿热和血分热毒 ③治热毒血痢之良药 ④治湿热痢疾 ⑤治阴痒（滴虫阴道炎）、带下	①酸寒 ②凉血止痢，治热毒血痢 ③凉血止血，通淋，治疮肿、丹毒、蛇虫咬伤、崩漏、便血、热淋、血淋	①苦寒有小毒 ②清大肠湿热，治热毒血痢、冷积久痢 ③截疟、蚀疣，治疟疾、鸡眼、赘疣及癌肿 ④内服宜去壳取仁装胶囊	①苦涩性寒 ②燥湿收涩，治湿热泻痢、里急后重 ③止带，治湿热带下 ④清肝明目，治肝热目赤肿痛

考点 27 马勃 ★

【性味归经】辛，平。归肺经。

【性能特点】善消肿、利咽，凡咽喉肿痛、咳嗽失音无论肺热还是风热所致者均宜。兼止血，凡出血无论内热还是外伤所致者皆宜。

【功效】清肺，解毒，利咽，止血。

【主治病证】

（1）风热或肺热之咽喉肿痛、喑哑，咳嗽。

（2）血热吐衄，外伤出血。

【用法用量】内服：煎汤，2～6g。外用：适量，敷患处。

知识拓展

药物	射干	山豆根	马勃
相同点	归肺经，清热解毒、消肿利咽，治咽喉肿痛		
不同点	①苦寒 ②降火散结祛痰，治热毒痰火郁结之咽喉肿痛 ③长于消痰行水，治痰饮喘咳喉中辘辘如水鸡声	①苦寒 ②清火力强，适用于实热闭塞火毒壅盛者 ③清胃火，治胃火牙龈肿痛、疮肿、湿热黄疸、肺热咳嗽 ④有毒，用时宜慎	①辛散性平，质轻上浮 ②善散风热，治风热袭肺或肺有郁热 ③止血，内服治血热之吐血、衄血，外用治外伤出血 ④治肺热咳嗽音哑

考点 28 木蝴蝶 ★

【性味归经】苦、甘，凉。归肺、肝、胃经。

【性能特点】治肺热咽痛、声音嘶哑者最佳。

【功效】清热利咽，疏肝和胃。

【主治病证】

（1）肺热咳嗽，喉痹，音哑。

（2）肝胃气痛。

【用法用量】内服：煎汤，1～3g。

考点 29 半枝莲 ★★

【性味归经】辛、苦，寒。归肺、肝、肾经。

【功效】清热解毒，化瘀利尿。

【主治病证】

（1）疔疮肿毒，咽喉肿痛，蛇虫咬伤。

（2）跌扑伤痛。

（3）水肿，黄疸。

【使用注意】性寒而散瘀血，故孕妇及脾胃虚寒者慎服。

知识拓展

药物	半枝莲	半边莲
相同点	长于清热解毒，可利尿消肿，治水肿、黄疸、蛇虫咬伤	
不同点	①辛苦性寒 ②善治疔疮肿毒、咽喉肿痛 ③化瘀，治跌扑伤痛	①辛平 ②治痈肿疔疮、乳痈肿痛、鼓胀水肿、湿疹湿疮

考点30 山慈菇 ★

【性味归经】甘、微辛，凉。归肝、脾经。

【功效】清热解毒，化痰散结。

【主治病证】

（1）痈肿疔毒，瘰疬瘿瘤，蛇虫咬伤。

（2）癥瘕痞块。

【使用注意】性寒而散结，故脾胃虚寒者慎服。

第五节　清虚热药

考点1 青蒿 ★★★

【性味归经】苦、辛，寒。归肝、胆经。

【性能特点】苦寒清泄，辛香透散。清透并具，以清为主，清中有透。虚热、实热两清。

【功效】清虚热，除骨蒸，解暑热，截疟，退黄。

【主治病证】

（1）温邪伤阴，夜热早凉或低热不退。

（2）阴虚发热，骨蒸劳热。

（3）外感暑热，发热烦渴。

（4）疟疾寒热。

（5）湿热黄疸。

【配伍】

药物	配伍药物	意义
青蒿	白薇	①退虚热、凉血热，兼透散 ②治阴虚发热、小儿疳热（兼表邪尤宜） ③治营血分有热及阴分伏热
	黄芩	清肝胆火毒湿热力强，治肝胆火毒湿热
	鳖甲	清退虚热，滋阴凉血，治阴虚发热

【用法】后下，或鲜用绞汁。

【使用注意】脾虚肠滑者不宜服。

考点2 地骨皮 ★★★

【性味归经】甘，寒。归肺、肝、肾经。

【性能特点】凡虚热、血热、肺火、津伤皆宜，治有汗骨蒸最佳。

【功效】凉血除蒸，清肺降火。

考点3 白薇★★★

【性味归经】苦、咸，寒。归肝、胃、肺经。

【性能特点】清透并具，以清为主。清泄透利而不伤阴，凡虚热、血热、热毒皆宜。

【功效】清热凉血，利尿通淋，解毒疗疮。

【主治病证】

（1）阴虚发热，骨蒸潮热，产后血虚发热，温邪伤营发热。

（2）热淋，血淋。

（3）痈疽肿毒，咽喉肿痛，蛇虫咬伤。

（4）阴虚外感。

【配伍】

药物	配伍药物	意义
白薇	玉竹	益阴透表，治阴虚外感

【使用注意】脾虚食少便溏者不宜服。

· 42 ·

药物	青蒿	白薇
相同点	①性寒，入肝经，清虚热、凉血，兼透散 ②治阴虚发热、骨蒸潮热、热病后期阴伤发热 ③治虚热又感风邪而兼表证 ④治血热疹痒	
不同点	①味苦芳香 ②解暑热，治暑热表证或暑热烦渴 ③截疟，治疟疾寒热	①味苦咸 ②凉血力强，治热病邪入营血、产后发热 ③利尿通淋，治热淋、血淋 ④解毒疗疮，治痈疽肿毒、咽喉肿痛、蛇虫咬伤

考点 4 胡黄连 ★★

【性味归经】苦，寒。归肝、胃、大肠经。

【性能特点】虚热、实热两清之品。功似黄连而力缓，长于退虚热；兼能走下，善治中下焦湿热。

【功效】退虚热，除疳热，清湿热。

【主治病证】

（1）阴虚发热，骨蒸潮热。

（2）小儿疳热。

（3）湿热泻痢，黄疸尿赤。

（4）痔疮肿痛。

【使用注意】脾虚中寒者慎服。

药物	胡黄连	黄连
相同点	苦寒，清热燥湿解毒，治湿热火毒诸证	
不同点	①源于玄参科植物 ②沉降走下 ③善退虚热、除疳热，治中、下二焦湿热火毒诸证及阴虚发热、骨蒸潮热、小儿疳热	①源于毛茛科植物 ②药力颇强，作用偏于心及中焦 ③善清热燥湿，泻火解毒，清心胃火，除中焦湿热，治湿热火毒重症

考点 5 银柴胡 ★

【性味归经】甘，微寒。归肝、胃经。

【性能特点】退热而不苦泄，理阴而不升腾，虚热骨蒸最宜。

【功效】清虚热，除疳热。

【主治病证】

（1）阴虚发热，骨蒸劳热。

（2）小儿疳热。

【使用注意】外感风寒及血虚无热者不宜服用。

知识拓展

药物	银柴胡	柴胡
相同点	性微寒,退热	
不同点	①源于石竹科植物 ②善清虚热、除疳热,略兼益阴,治阴虚发热、骨蒸潮热、小儿疳热	①源于伞形科植物 ②疏散退热,治少阳寒热往来、感冒发热、疟疾寒热 ③疏肝解郁,治肝郁胁痛、月经不调 ④升举阳气,治气虚下陷之胃下垂、肾下垂、久泻脱肛、子宫脱垂

第三章 泻下药

凡能引起腹泻或滑润大肠、促进排便的药物，称为泻下药。

功效		泻下通便、清热泻火、逐水退肿（部分药物兼能逐瘀、消癥、杀虫）
分类	攻下药	①味苦性寒 ②既能通便，又能泻火，且通便力较强 ③治实热积滞、大便秘结或燥屎坚结 ④治外感热病所致的高热神昏、谵语发狂 ⑤治火热上炎之头痛、目赤、咽痛、牙龈肿痛、吐血、衄血（上病下治，"釜底抽薪"之法）
	润下药	①大多为植物的种子或种仁，富含油脂 ②润燥滑肠，使大便软化，易于排出 ③药力最缓，多用于年老、体弱、久病、妇女胎前产后，以及月经期便秘
	峻下逐水药	①味多苦，性寒（或温）有毒 ②泻下作用峻猛，能引起剧烈腹泻，使体内潴留的水液从大便排出 ③部分药物兼能利尿 ④治水肿、鼓胀、胸胁停饮、痰饮喘满 ⑤部分药物兼治风痰癫痫、疮毒、虫积
配伍	里实兼表邪	先解表后攻里，必要时攻下药与解表药同用，表里双解，以免表邪内陷
	里实而正虚	攻补兼施，与补虚药同用，使攻下而不伤正
使用注意		①泻下作用峻猛的药物，易伤正气及脾胃，故久病体弱、脾胃虚弱者慎用；②妇女胎前产后及月经期慎用或忌用 ③应用作用较强的泻下药时，当中病即止，慎勿过剂，以免损伤胃气

第一节 攻下药

考点1 大黄★★★

【性味归经】苦，寒。归脾、胃、大肠、肝、心包经。

【性能特点】泻热通便力强，素有"将军"之号。便秘属实证可用，热结便秘兼瘀者尤宜。血瘀有热之肿痛或出血者亦可用，兼便秘或排便不爽者尤佳。生用泄下力猛，熟用药力较缓，炒炭清散兼收敛。

【功效】泻下攻积，清热泻火，凉血解毒，逐瘀通经，利湿退黄。

【主治病证】

（1）大便秘结，胃肠积滞，湿热泻痢初起。

（2）火热上攻之目赤、咽喉肿痛、口舌生疮、牙龈肿痛。

（3）热毒疮肿，水火烫伤。

（4）血热之吐血、衄血、咯血、便血。

（5）瘀血闭经，产后瘀阻腹痛，癥瘕积聚，跌打损伤。

（6）湿热黄疸，淋证涩痛。

【配伍】

药物	配伍药物	意义
大黄	芒硝	泻下攻积，润软燥屎，清热泻火，治实热积滞、大便燥结、坚硬难下
	巴豆、干姜	①巴豆得大黄，其泻下之力变缓和而持久 ②大黄得巴豆，其寒性可去 ③干姜温中散寒，助散寒之力 ④治寒积便秘

【用法】外用，研末敷于患处。

药物	性能特点
生大黄	①泻下作用强，欲攻下者宜生用，入汤剂应后下 ②久煎泻下力减弱 ③亦可用开水泡服，或研末吞服
酒大黄	取酒上行之性，多用于上部火热之证
熟大黄	泻下力减弱，活血作用较好，多用于瘀血证或不宜峻下者
大黄炭	凉血化瘀止血

【使用注意】苦寒，善攻下泻热、活血逐瘀，故孕妇，以及妇女月经期、哺乳期均应慎用。易伤胃气与气血，故脾胃虚寒、气血亏虚者不可妄用。

考点2 芒硝★★★

【性味归经】咸、苦，寒。归胃、大肠经。

【性能特点】内服泻热通便，润软燥屎，加速排便，为治实热内结、燥屎坚硬难下之要药；外用能软散坚硬肿块、回乳、清火，为治疮肿、痔疮肿痛所常用。泻热通便力甚强，善治里热燥结之便秘。

【功效】泻下通便，润燥软坚，清火消肿。

【主治病证】

（1）实热积滞，大便燥结。

（2）咽喉肿痛，口舌生疮，目赤肿痛，疮疡，乳痈，肠痈，痔疮肿痛。

【用法】一般不入煎剂，待汤药煎得后，冲入汤液中服用。

【使用注意】咸寒攻下，故孕妇及脾胃虚寒者慎用。不宜与硫黄、三棱同用。

知识拓展

药物	大黄	芒硝
相同点	①味苦性寒 ②攻下通便泻热，治实热积滞大便燥结常相须为用 ③清热泻火，治目赤肿痛、口疮、牙龈肿痛、咽喉肿痛、疮痈肿毒、肠痈及痔疮肿痛	

续表

药物	大黄	芒硝
不同点	①大苦大寒 ②泻热攻积力强，治湿热积滞泻痢初起或见里急后重 ③解毒，善清血分之热而止血，治血热妄行之吐血、衄血、咯血、便血及水火烫伤 ④清利湿热，治湿热黄疸、淋证涩痛 ⑤活血逐瘀，治瘀血闭经、产后瘀阻腹痛及跌打损伤	①兼咸味 ②润软坚硬燥屎，治燥屎坚结难下或热结旁流 ③外用可回乳

考点3 芦荟★★

【性味归经】苦，寒。归肝、胃、大肠经。

【性能特点】治热秘、肝火及小儿热惊、热疳之良药。

【功效】泻下通便，清肝泻火，杀虫疗疳。

【主治病证】

（1）热结便秘，肝经实火，肝热惊风。

（2）小儿疳积，虫积腹痛。

（3）癣疮（外用）。

【用法用量】内服：2～5g，入丸散，不入汤剂。外用：研末敷患处。

【使用注意】苦寒通泻，故孕妇及脾胃虚寒、食少便溏者慎用。

考点4 番泻叶★

【性味归经】甘、苦，寒。归大肠经。

【性能特点】功似大黄，泻热通肠力亦强，长于滑润大肠。

【功效】泻热行滞，通便，利水。

【主治病证】

（1）热结便秘。

（2）食积胀满。

（3）水肿胀满。

【用法用量】内服：煎汤或开水泡服，2～6g。入汤剂后下。

【使用注意】攻下力猛，故孕妇慎用。

知识拓展

药物	番泻叶	芦荟
相同点	性寒，泻下通便，治热结便秘	
不同点	①行水消胀，治腹水水肿 ②助消化，治食积腹胀（少量用） ③泡水服即效，入煎剂当后下	①清肝，治肝经实火诸证 ②疗疳，治小儿疳积 ③杀虫，治癣疮、虫积腹痛 ④只入丸散

第二节 润下药

考点1 火麻仁★★★

【性味归经】甘，平。归脾、胃、大肠经。

【性能特点】善润燥滑肠兼补虚，体虚肠燥者最宜。

【功效】润肠通便。

【主治病证】老人、产妇及体虚之血虚津亏肠燥便秘。

考点2 郁李仁★

【性味归经】辛、苦、甘，平。归脾、大肠、小肠经。

【性能特点】治肠燥便秘，兼气滞者尤佳。治水肿胀满及脚气浮肿，兼二便不利者最宜。

【功效】润肠通便，下气利水。

【主治病证】

（1）肠燥便秘。

（2）水肿腹满，脚气浮肿。

【使用注意】滑肠，故孕妇慎用。

知识拓展

药物	火麻仁	郁李仁
相同点	润肠通便，治年老、体虚、久病者及产妇因津血不足所致的肠燥便秘	
不同点	①甘平油润 ②兼补虚	①苦降散润 ②兼行气、利水消肿，治肠燥兼气滞 ③治水肿、脚气，兼便秘者尤佳

第三节 峻下逐水药

考点1 甘遂★★★

【性味归经】苦，寒。有毒。归肺、肾、大肠经。

【性能特点】毒大力强。治水肿、风痰癫痫及疮毒之猛药。"能行经隧之水湿"，服后常引起峻泻，使体内水饮得以排出。生用力峻猛而毒大，醋制泻下力与毒性均减。

【功效】泻水逐饮，消肿散结。

【主治病证】

（1）身面浮肿，大腹水肿，胸胁停饮。

（2）风痰癫痫。

（3）痈肿疮毒。

【用法用量】内服：宜入丸散，每次0.5～1.5g。其泻下有效成分不溶于水，醋制可减低毒性。外用：生品适量。

【使用注意】峻泻有毒，故孕妇禁用，体弱者慎用。不宜与甘草同用。

考点2 巴豆霜★★★

【性味归经】辛，热。有大毒。归胃、大肠经。

【性能特点】大毒峻猛。善祛痰利咽治喉痹痰阻，有斩关夺门之功。外用腐蚀力强，善蚀肉腐疮，敷于恶疮而能溃脓、去腐肉。

【功效】峻下冷积，逐水退肿，豁痰利咽；外用蚀疮。

【主治病证】

（1）寒积便秘，腹满胀痛，小儿乳食积滞。

（2）大腹水肿。

（3）寒实结胸，喉痹痰阻。

（4）痈肿脓成未溃，恶疮烂肉，疥癣。

【用法用量】内服：入丸散或装胶囊，0.1~0.3g，不入汤剂。外用：适量。

【使用注意】辛热峻下有大毒，故孕妇禁用，以免堕胎。服巴豆霜时，不宜食热粥、饮开水等热物，以免加剧泻下。畏牵牛子，不宜与之同用。

考点3 牵牛子★★★

【性味归经】苦，寒。有毒。归肺、肾、大肠经。

【性能特点】有毒力猛。治水肿、痰饮、便秘之猛药；治食积、虫积之良药。少则动大便，多则下水饮，尤宜水肿、痰饮兼二便不利或积滞内停者。功似甘遂、大戟、芫花，虽泻下逐水，使水邪从二便出，但药力与毒性均稍缓。

【功效】泻水通便，消痰涤饮，杀虫攻积。

【主治病证】

（1）水肿，鼓胀，痰饮喘满。

（2）大便秘结，食积停滞。

（3）虫积腹痛。

【用法用量】内服：汤剂，3~6g；入丸散，每次1.5~3g。

【使用注意】峻泻有毒，故孕妇禁用。不宜与巴豆、巴豆霜同用。

知识拓展

药物	牵牛子	巴豆霜
相同点	①有毒 ②泻下逐水，治水肿、鼓胀 ③去积，治食积便秘	
不同点	①性寒毒小力缓 ②大量用泻水，少量用去积 ③杀虫，治虫积腹痛 ④兼治痰饮咳喘	①性热毒大力猛 ②攻下冷积，治寒积便秘、腹满胀痛 ③祛痰利咽，治寒实结胸、痰阻喉痹 ④蚀疮祛腐（外用），治痈肿脓成未溃、恶疮烂肉及疥癣

考点 4 京大戟★★

【来源】大戟科植物大戟的干燥根。

【性味归经】苦，寒。有毒。归肺、脾、肾经。

【性能特点】"能泄脏腑之水湿"，功似甘遂而力稍弱，服后亦常引起峻泻，使体内水饮得以排出。生用力峻猛而毒大，醋制则泻下力与毒性均减。

【功效】泻水逐饮，消肿散结。

【主治病证】

（1）身面浮肿，大腹水肿，胸胁停饮。

（2）痈肿疮毒，瘰疬痰核。

【用法用量】内服：汤剂，1.5～3g；入丸散，每次1g。内服宜醋制用，可减低毒性。外用：适量，生用。

【使用注意】峻泻有毒，故孕妇禁用，体弱者慎服。不宜与甘草同用。

考点 5 红大戟★★

【来源】茜草科植物红大戟的干燥块根。

【性味归经】苦，寒。有小毒。归肺、脾、肾经。

【性能特点】功似京大戟，毒较小而力缓。服后常引起较强腹泻，使体内水饮得以排出。

【功效】泻水逐饮，消肿散结。

【主治病证】

（1）身面浮肿，大腹水肿，胸胁停饮。

（2）痈肿疮毒，瘰疬痰核。

【用法用量】内服：煎汤，1.5～3g；入丸散，每次1g。内服宜醋制用，醋制可减低毒性。外用：适量，生用。

【使用注意】峻泻有毒，故孕妇禁用。

知识拓展

药物	京大戟	红大戟
相同点	①性寒，有毒 ②泻水逐饮，治身面浮肿、大腹水肿、胸胁停饮 ③消肿散结，治痈肿未溃及瘰疬痰核	
不同点	①源于大戟科 ②毒大而泻下逐水力强	①源于茜草科 ②毒小而散结消肿力佳

考点 6 芫花★

【性味归经】苦、辛，温。有毒。归肺、脾、肾经。

【性能特点】功似甘遂而力稍弱，"能直达水饮窠囊"，善除胸胁水饮。生用力猛而毒较大，醋制则泻下力与毒性均减，为治胸胁停饮、寒痰喘咳及顽癣秃疮之要药。

【功效】泻水逐饮；外用杀虫疗疮。

【主治病证】

（1）身面浮肿，大腹水肿，胸胁停饮。

（2）寒痰咳喘。

（3）头疮，白秃，顽癣，冻疮。

【用法用量】内服：汤剂，1.5～3g；入丸散剂，每次0.6～0.9g，一日1次。醋制能减低毒性。外用：适量，研末调敷。

【使用注意】峻泻有毒，故孕妇禁用，体虚者慎用。反甘草，不宜与甘草同用。

知识拓展

药物	甘遂	京大戟	芫花
相同点	有毒，泻水逐饮，治身面浮肿、大腹水肿及胸胁停饮（常相须为用）		
	源于大戟科，性寒，消肿散结，治疮痈肿毒		－
不同点	①兼治风痰癫痫 ②峻下逐水力最强	兼治瘰疬痰核	①源于瑞香科，辛温燥烈 ②杀虫疗疮，外用治头疮、白秃、顽癣、冻疮 ③善治胸胁停饮 ④兼治寒痰咳喘

考点7 千金子★

【性味归经】辛，温。有毒。归肝、肾、大肠经。

【性能特点】毒大峻下。既峻下而逐水退肿，又破血而通经消癥，为治水肿、闭经、癥瘕之猛药。

【功效】泻水逐饮，破血消癥；外用疗癣蚀疣。

【主治病证】

（1）水肿，鼓胀。

（2）癥瘕，闭经。

（3）顽癣，赘疣，毒蛇咬伤。

【用法】内服：1～2g，去壳，去油用；多制霜后入丸散，0.5～1g。外用：适量。

【使用注意】本品辛温毒大，泻下力猛，故孕妇禁用，体弱便溏者忌服。

知识拓展

药物	巴豆霜	千金子
相同点	①有毒，归大肠经 ②峻下逐水，治水肿、鼓胀 ③毒性峻猛而去油制霜	
不同点	①性热，毒大，药力峻猛，兼归肺、胃经 ②祛痰利咽，治寒实结胸及喉痹痰阻 ③蚀疮去腐，治痈肿脓成未溃、恶疮、疥癣（外用）	①性温，毒稍缓，力亦峻猛，兼归肝、肾经 ②破血消癥，治癥瘕、闭经 ③攻毒杀虫，治顽癣、恶疮肿毒、赘疣及毒蛇咬伤

第四章　祛风湿药

凡以祛除风湿、解除痹痛为主要功效的药物，称为祛风湿药。

性味	辛散苦燥	
功效	主要功效	祛除肌表、经络风湿
	次要功效	①散寒或清热、舒筋、通络、止痛、解表 ②补肝肾、强筋骨
分类	祛风寒湿药	治风湿痹痛、筋脉拘挛、麻木不仁、腰膝酸痛、下肢痿弱
	祛风湿热药	治热痹关节红肿
	祛风湿强筋骨药	治肝肾不足之筋骨痿软、外感表证夹湿、头风头痛
配伍	病邪在表，疼痛偏于上部	配祛风解表药
	病邪入络，血凝气滞	配活血通络药
	寒湿偏盛	配温经药
	郁久化热	配清热药
	病久气血不足	配益气养血药
	肝肾亏损，腰痛脚弱	配补养肝肾药
使用注意	部分药物辛温香燥，易耗伤阴血，故阴亏血虚者慎用	
其他	痹证多属慢性疾患，需较长时间的治疗，为服用方便，本类药可制成酒剂或丸散剂常服	

第一节　祛风寒湿药

考点1 独活 ★★★

【性味归经】辛、苦，微温。归肾、膀胱经。

【性能特点】药力较羌活缓。作用偏里、偏下，主散在里伏风及寒湿而通利关节止痛，尤善治少阴伏风头痛及下半身风寒湿痹。

【功效】祛风除湿，通痹止痛。

【主治病证】

（1）风寒湿痹，腰膝酸痛。

（2）表证夹湿。

（3）少阴头痛。

【配伍】

知识拓展

药物	配伍药物	意义
独活	羌活	①走里达表，散风寒湿、通痹止痛力强 ②治风湿痹痛无论在上、在下、在里、在表均可

【使用注意】辛温苦燥，易伤气耗血，故素体阴虚血燥者慎服。

知识拓展

药物	独活	羌活
相同点	①辛散苦燥温通 ②祛风散寒，胜湿止痛，发表 ③治风寒湿痹、风寒表证、表证夹湿、头风头痛	
不同点	①微温，药力较缓 ②主散在里之伏风及寒湿而通利关节止痛 ③治腰以下风寒湿痹及少阴伏风头痛	①性温，作用较强 ②主散肌表游风及寒湿而通利关节止痛 ③治上半身风寒湿痹、太阳经头痛及项背强痛

考点 2 威灵仙 ★★★

【性味归经】辛、咸，温。归膀胱经。

【性能特点】"宣通十二脉络"，善走窜，力强效快。最宜风湿痹痛、拘挛麻木、屈伸不利兼寒者，并治痰饮积聚。

【功效】祛风湿，通络止痛。

【主治病证】风寒湿痹，肢体拘挛，瘫痪麻木。

此外，还能消骨鲠，善治骨鲠咽喉，配糖、醋等同煎服。

【使用注意】性走窜，久服易伤正气，故气血虚弱者慎服。

考点 3 徐长卿 ★★★

【性味归经】辛，温。归肝、胃经。

【性能特点】善祛筋骨间风寒湿邪而止痛，治风痹窜痛或兼筋脉拘挛，兼寒者尤佳；又能祛肌肤中风邪而止痒，治风疹瘙痒；止痛力强，还治胃痛、牙痛、痛经、跌打伤痛等。

【功效】祛风，化湿，止痛，止痒。

【主治病证】

（1）风湿痹痛，脘腹痛，牙痛。

（2）跌打肿痛。

（3）风疹，湿疹，顽癣。

【用法】后下。

考点 4 木瓜 ★★★

【性味归经】酸，温。归肝、脾经。

【性能特点】味酸但不敛湿邪，性温但不燥烈伤阴。治湿痹与脚气浮肿最宜。

【功效】舒筋活络，和胃化湿。

【主治病证】

（1）风湿痹痛，筋脉拘挛，脚气肿痛。

（2）湿浊中阻所致的吐泻转筋。

此外，本品可开胃，亦用于津亏食少（消化不良）证。

【使用注意】酸温，内有郁热、小便短赤者，以及胃酸过多者慎服。

考点 5 蕲蛇 ★★★

【性味归经】甘、咸，温。有毒。归肝经。

【性能特点】内走脏腑，外达皮肤。既祛外风而通络止痒，又息内风而止痉定惊，重症、顽症每用。

【功效】祛风，通络，止痉。

【主治病证】

（1）风湿痹痛，筋脉拘挛。

（2）中风半身不遂，口眼㖞斜，肢体麻木。

（3）破伤风，急惊风，慢惊风。

（4）麻风，顽癣，皮肤瘙痒。

【用法用量】内服：煎汤，3～9g；研末吞服，一次1～1.5g，一日2～3次。

【使用注意】阴虚内热者慎服。

考点 6 海风藤 ★

【性味归经】辛、苦，微温。归肝经。

【性能特点】走散力不及威灵仙，治风寒湿痹最宜，疗伤肿瘀痛亦佳。

【功效】祛风湿，通经络，止痹痛。

【主治病证】

（1）风湿痹痛，筋脉拘挛。

（2）跌打损伤，瘀血肿痛。

考点 7 川乌 ★★

【性味归经】辛、苦，热。生川乌有大毒，制川乌有毒。归心、肝、肾、脾经。

【性能特点】制川乌治寒痹、顽痹痛重者尤佳；生川乌麻醉止痛，用于局麻。

【功效】祛风除湿，温经止痛。

【主治病证】

（1）风寒湿痹，寒湿头痛。

（2）心腹冷痛，寒疝腹痛。

（3）局部麻醉（外用）。

【用法用量】内服：宜炮制后用，煎汤，1.5～3g。入汤剂应先煎、久煎，以减低毒性。外用：生品，适量。

【使用注意】生品性热有大毒，内服宜慎，孕妇禁用。一般炮制后用，制川乌孕妇慎用。反半夏、瓜蒌、瓜蒌子、瓜蒌皮、天花粉、川贝母、浙贝母、平贝母、伊贝母、湖北贝母、白蔹、白及，均不宜同用。酒浸毒性强，故不宜浸酒饮用。

考点 8 青风藤 ★

【性味归经】苦、辛，平。归肝、脾经。

【性能特点】祛风湿、通经络之力虽较威灵仙弱，长于利尿，治痹痛拘挛或脚气浮肿无论寒热皆宜。

【功效】祛风湿，通经络，利小便。

【主治病证】

（1）风湿痹痛，关节肿胀，拘挛麻木。

（2）脚气浮肿。

知识拓展

药物	威灵仙	海风藤	青风藤
相同点	味辛，善祛风湿、通经络，治风湿痹痛、拘挛麻木		
不同点	①性温善走窜 ②力强效快 ③消痰水，治痰饮积聚	①性微温 ②力稍缓 ③活血，治跌打肿痛	①性平力缓 ②痹证无论寒热咸宜 ③利小便，治水肿、脚气浮肿

考点9 伸筋草 ★

【性味归经】微苦、辛，温。归肝、脾、肾经。

【功效】祛风除湿，舒筋活络。

【主治病证】

（1）风湿痹痛，关节酸痛，屈伸不利。

（2）跌打损伤。

知识拓展

药物	木瓜	伸筋草
相同点	①性温，归肝经 ②祛湿、舒筋活络 ③治风湿痹痛、筋脉拘挛	
不同点	①味酸，归脾经 ②除湿而舒筋活络 ③治痹痛拘挛属湿盛或兼血虚津伤 ④化湿和中、生津开胃 ⑤治脚气浮肿、吐泻转筋、消化不良	①微苦而辛 ②祛风除湿而舒筋活络 ③治痹痛拘挛属风湿俱盛

考点10 乌梢蛇 ★

【性味归经】甘，平。归肝经。

【性能特点】内走脏腑，外达皮肤。既祛外风而通络止痒，又息内风而止痉定惊，凡患风疾，无论内风、外风，还是外风诱发内风所致的病证均可选用。

【功效】祛风，通络，止痉。

【主治病证】

（1）风湿痹痛，筋脉拘挛。

（2）中风半身不遂，口眼㖞斜，肢体麻木。

（3）破伤风，急、慢惊风。

（4）麻风，顽癣，皮肤瘙痒。

 知识拓展

药物	蕲蛇	乌梢蛇
相同点	①归肝经，搜剔走窜 ②祛风通络，治风湿痹痛、麻木拘挛、中风口喝、半身不遂、麻风疥癣 ③定惊止痉，治小儿急慢惊风、破伤风	
不同点	①有毒力强 ②顽痹、顽癣、麻风多用	①无毒力缓 ②风痹癣痒多用

考点 11 路路通★

【性味归经】苦，平。归肝、肾经。

【性能特点】治痹证无论寒热均宜，兼筋脉拘挛者尤佳。

【功效】祛风活络，利水，通经。

【主治病证】

（1）风湿痹痛，肢麻拘挛，跌打损伤。

（2）水肿，小便不利。

（3）闭经，乳房胀痛，乳汁不下。

此外，本品还能祛风止痒，用于风疹瘙痒。

【使用注意】能通经，故孕妇及月经过多者慎服。

第二节　祛风湿热药

考点 1 防己★★★

【性味归经】苦，寒。归膀胱、肺经。

【性能特点】祛风湿止痛力强，并能清热，治湿热痹痛尤佳。

【功效】祛风止痛，利水消肿。

【主治病证】

（1）风湿痹痛，尤以热痹为佳。

（2）水肿，腹水，脚气浮肿，小便不利。

（3）湿疹疮毒。

【使用注意】苦寒伤胃，脾胃虚寒者慎服。

考点 2 秦艽★★★

【性味归经】苦、辛，平。归胃、肝、胆经。

【性能特点】治痹证通用，无论寒热新久虚实兼表与否皆可。药力平和。

【功效】祛风湿，止痹痛，清湿热，退虚热。

【主治病证】

（1）风湿热痹，风寒湿痹。

（2）骨蒸潮热。

（3）湿热黄疸。

知识拓展

药物	秦艽	防己
相同点	①行散清利 ②祛风湿、止痹痛，治风湿痹痛	
不同点	①性平偏寒，清热力小，药力平和，兼舒筋络 ②治痹证通用，但以热痹最佳 ③退虚热、清利湿热，治骨蒸劳热、湿热黄疸	①性寒，清热力强 ②尤宜热痹 ③善清利下焦湿热而利水消肿，治水肿、小便不利、痰饮及脚气浮肿

考点3 豨莶草 ★★★

【性味归经】辛、苦，寒。归肝、肾经。

【性能特点】生用性寒而清解力强，制用寒性减而清解力缓。善祛筋骨间风湿而通络，治痹痛肢麻、中风不遂或脚弱无力，无论寒热皆宜，兼热或血压高者最佳。

【功效】祛风湿，利关节，解毒。

【主治病证】

（1）风湿痹痛，肢体麻木。

（2）中风手足不遂。

（3）痈肿疮毒，湿疹瘙痒。

此外，有一定的降血压作用，治高血压兼肢体麻木者也可酌投。

【配伍】

知识拓展

药物	配伍药物	意义
豨莶草	臭梧桐	①祛风湿、通经络，治风湿痹痛、筋脉拘麻 ②降血压，治高血压病，风湿痹痛肢体麻木兼高血压者最宜

【使用注意】阴血不足者慎用。

考点4 络石藤 ★

【性味归经】苦，微寒。归心、肝、肾经。

【性能特点】善治热痹红肿或风寒湿痹有化热倾向者。

【功效】祛风通络，凉血消肿。

【主治病证】

（1）风湿痹痛，筋脉拘挛。

（2）喉痹，痈肿。

（3）跌扑损伤。

【知识拓展】

药物	徐长卿	络石藤
相同点	归肝经，祛风通络止痛，治风湿痹痛	
不同点	①辛散温通 ②止痛力强，善治风寒湿痹疼痛较重者，兼治脘腹痛、牙痛 ③活血、止痒，治跌打肿痛、风疹、湿疹、顽癣	①苦泄寒清 ②凉血消肿，善治热痹红肿，兼治喉痹、痈肿

考点5　桑枝★

【性味归经】微苦，平。归肝经。

【性能特点】专入肝经，擅横走肢臂。治痹证无论寒、热皆宜，肩臂痛者尤佳。

【功效】祛风湿，利关节。

【主治病证】风湿痹病，肩臂、关节酸痛麻木。

考点6　雷公藤★★

【性味归经】苦、辛，寒。有大毒。归肝、肾经。

【性能特点】多用于风湿顽痹、疮肿、麻风及顽癣等沉疴痼疾，内服宜慎。

【功效】祛风除湿，活血通络，消肿定痛，杀虫解毒。

【主治病证】

（1）风湿顽痹，拘挛疼痛。

（2）疔疮肿毒，腰带疮，湿疹，麻风，疥癣。

【用法用量】内服：煎汤，1~3g。外用：适量，研粉或鲜品捣敷；或制成酊剂及软膏用。

【使用注意】本品毒性大，故内服宜慎，孕妇禁用，患有心、肝、肾器质性病变或白细胞减少症者慎服。

【知识拓展】

药物	川乌	雷公藤
相同点	①味辛苦，有大毒 ②祛风除湿止痛，治风湿顽痹、拘挛疼痛、日久不愈	
不同点	①性温 ②散寒、麻醉止痛 ③治风寒湿痹疼痛难忍 ④治寒湿头痛、心腹冷痛及寒疝腹痛	①性寒 ②活血通络、消肿 ③治痹痛拘挛 ④治疗疮肿毒、皮肤瘙痒

考点7　臭梧桐★

【性味归经】辛、苦、甘，平。归肝经。

【功效】祛风除湿，平肝止痛。

【主治病证】

（1）风湿痹痛。

（2）肢体麻木，半身不遂。

（3）湿疹瘙痒。

本品有一定的降血压作用，治高血压兼肢体麻木者可投。

知识拓展

药物	豨莶草	臭梧桐
相同点	①祛风湿，通经络，降血压 ②治风湿痹痛、拘挛麻木、湿疹瘙痒、中风手足不遂 ③治高血压	
不同点	①性寒 ②祛筋骨间的风湿而除骨节疼痛 ③清热解毒，治疮疡肿毒 ④治热痹宜生用，治寒痹应制用	①性凉 ②清热力不及豨莶草 ③痹证无论寒热均可

考点 8 丝瓜络 ★

【性味归经】甘，平。归肺、胃、肝经。

【性能特点】治痹证不论寒热皆宜，治胸胁痛无论风湿还是肝郁或痰浊所致者皆可，兼热而不盛者尤佳。药力平和，用量宜大，多做辅助品用。

【功效】祛风，通络，活血，下乳。

【主治病证】

（1）风湿痹痛，拘挛麻木。

（2）肝郁胸胁胀痛，胸痹疼痛。

（3）乳汁不通，乳痈肿痛，疮肿。

知识拓展

药物	桑枝	丝瓜络
相同点	性平，祛风通络，治风湿痹痛无论寒热新久均可	
不同点	①味苦 ②利水，治水肿、脚气浮肿	①味甘 ②活血下乳，治乳痈肿痛、乳汁不通

考点 9 穿山龙 ★

【性味归经】甘、苦，温。归肝、肾、肺经。

【性能特点】善舒筋，力较强，顽痹、久痹多用，兼伤肿或咳嗽痰多者尤宜。

【功效】祛风除湿，舒筋通络，活血止痛，止咳平喘。

【主治病证】

（1）风湿痹痛，跌打伤肿。

（2）咳喘痰多。

此外，本品还可用治闭经、疮肿。

【用法】可制成酒剂用。

考点10 老鹳草★

【性味归经】辛、苦，平。归肝、肾、脾经。

【功效】祛风湿，通经络，止泻痢。

【主治病证】

（1）风湿痹痛，麻木拘挛，筋骨酸痛。

（2）泄泻痢疾。

知识拓展

药物	路路通	穿山龙	老鹳草
相同点	①苦辛平，归肝经，善走窜 ②祛风活络，治风湿痹痛、拘挛麻木、跌打损伤		
不同点	①长于祛风 ②通经下乳，治乳房胀痛、乳汁不下 ③利水，治水肿及小便不利	①除湿、活血，治久痹、顽痹 ②止咳平喘，治咳嗽气喘 ③治疮肿	止泻痢，治泄泻痢疾

第三节　祛风湿强筋骨药

考点1 桑寄生★★★

【性味归经】苦、甘，平。归肝、肾经。

【性能特点】长于养血而补肝肾、强筋骨、安胎元。善治血虚或肝肾亏虚兼风湿痹痛，肝肾亏虚、冲任不固之胎漏、胎动不安。

【功效】祛风湿，补肝肾，强筋骨，安胎元。

【主治病证】

（1）风湿痹证，腰膝酸痛。

（2）肝肾虚损、冲任不固所致的胎漏、胎动不安。

【配伍】

药物	配伍药物	意义
桑寄生	独活	祛风寒湿，强腰膝，治风湿痹痛、腰膝酸软

考点2 五加皮★★★

【性味归经】辛、苦，温。归肝、肾经。

【性能特点】扶正与祛邪兼顾，既补肝肾、强筋骨而扶正，又祛风除湿、利水而祛邪。

【功效】祛风除湿，补益肝肾，强筋壮骨，利水消肿。

【主治病证】

（1）风湿痹痛，四肢拘挛。

（2）肝肾不足所致的腰膝软弱、小儿行迟。

（3）水肿，脚气浮肿。

考点3 狗脊 ★★★

【性味归经】苦、甘，温。归肝、肾经。

【性能特点】主以扶正，兼以祛邪。善治肾虚或风寒湿所致的腰脊强痛、难以俯仰。取其温补固摄之功，治肾虚下元不固诸证。

【功效】祛风湿，补肝肾，强腰膝。

【主治病证】

（1）风湿痹痛。

（2）肾虚之腰痛脊强，足膝痿软。

（3）小便不禁，白带过多。

【使用注意】温补固摄，故肾虚有热、小便不利或短涩黄少、口苦舌干者慎用。

知识拓展

药物	五加皮	桑寄生	狗脊
相同点	①归肝、肾经 ②祛风湿，补肝肾，强筋骨 ③善治风湿痹痛兼肝肾不足之腰膝酸软		
不同点	①性温 ②补肝肾力较强，治肝肾亏虚之小儿行迟 ③利水，治水肿、小便不利及脚气浮肿	①性平 ②长于养血而补肝益肾 ③治血虚兼风湿 ④固冲任安胎，治胎漏下血及胎动不安	①善强腰脊而治腰痛脊强 ②温补固摄，治肾气不固之小便不禁、妇女带下

考点4 千年健 ★

【性味归经】苦、辛，温。归肝、肾经。

【性能特点】能祛风湿、强筋骨、止痹痛，为治风湿痹痛兼肝肾亏虚之要药。

【功效】祛风湿，壮筋骨。

【主治病证】风寒湿痹，腰膝冷痛，下肢拘挛麻木。

【使用注意】辛温而燥，阴虚内热者慎服。

考点5 鹿衔草 ★

【性味归经】甘、苦，温。归肝、肾经。

【功效】祛风湿，强筋骨，止血，止咳。

【主治病证】

（1）风湿痹痛。

（2）肾虚腰痛，腰膝无力。

（3）月经过多。

（4）久咳劳嗽。

【使用注意】性温，阴虚火旺者慎用。

知识拓展

药物	千年健	鹿衔草
相同点	味苦性温，祛风湿，强筋骨，治风寒湿痹、腰膝冷痛或痿软无力	
不同点	兼辛味，祛风湿力较强	①兼甘味，补肝肾力较强 ②止血，治妇女崩漏经多 ③止咳，治久咳、劳嗽

第五章　化湿药

凡气味芳香，以化湿运脾为主要功效的药物，称为化湿药，又称芳香化湿药。

性味、归经	辛香温燥，主入脾、胃经	
功效	主要功效	化湿醒脾或燥湿运脾
	次要功效	解暑发表
主治病证	①脾为湿困、运化失职所致的脘腹痞满、呕吐泛酸、大便溏泻、食少倦怠、舌苔白腻 ②湿热困脾之口甘多涎 ③湿温、暑湿 ④兼治阴寒闭暑	
配伍	寒湿困脾	配温里药
	湿热中阻	配清热燥湿药
	湿阻气滞	配行气药
	脾虚生湿	配补气健脾药
使用注意	①多辛香温燥，易耗气伤阴，故阴虚血燥、气虚者慎用 ②气味芳香，大多含挥发油，故入汤剂不宜久煎，以免降低疗效	

考点 1 苍术 ★★★

【性味归经】辛、苦，温。归脾、胃、肝经。

【性能特点】燥湿健脾，为治湿阻中焦证之要药，寒湿困脾者尤宜。

【功效】燥湿健脾，祛风散寒，明目。

【主治病证】

（1）湿阻中焦证，痰饮，水肿。

（2）风寒湿痹，表证夹湿。

（3）湿盛脚气、痿证。

（4）夜盲，眼目昏涩。

【配伍】

药物	配伍药物	意义
苍术	厚朴、陈皮	温燥除湿力强，且善行气，治寒湿中阻、脾胃气滞

【使用注意】辛苦温燥，故阴虚内热、气虚多汗者忌服。

考点 2 厚朴 ★★★

【性味归经】苦、辛，温。归脾、胃、肺、大肠经。

【性能特点】除胃肠之湿滞、食积，理胃肠之气滞，为治湿阻、食积、气滞所致脘腹胀满之要药。

【功效】燥湿消痰，下气除满。

【主治病证】

（1）湿阻中焦、脾胃气滞之脘腹胀满。

（2）食积气滞，腹胀便秘。

（3）痰饮喘咳。

【配伍】

药物	配伍药物	意义
厚朴	枳实	①燥湿、消积、行气之力均强 ②治湿浊中阻，或食积停滞或脾胃气滞所致的脘腹胀满 ③治痰浊阻肺之喘咳、胸满

【使用注意】苦降下气，辛温燥烈，故气虚津亏者慎用。

知识拓展

药物	苍术	厚朴
相同点	辛苦温燥，善燥湿，治湿阻中焦证	
不同点	①祛湿力强，湿聚成饮者宜用 ②祛风湿，除痹，治风湿痹痛 ③发表、明目，治表证夹湿、夜盲及目昏眼涩	①兼行气、消积，湿阻、积滞等所致的胃肠气滞胀满者宜用 ②消积，治食积胀满或大便秘结 ③消痰行气平喘，治咳喘痰多

考点3 广藿香★★★

【性味归经】辛，微温。归脾、胃、肺经。

【性能特点】善治湿阻中焦、恶心呕吐，兼风寒袭表者尤佳。

【功效】芳香化浊，和中止呕，发表解暑。

【主治病证】

（1）湿阻中焦证。

（2）阴寒闭暑，暑湿证，湿温初起。

（3）呕吐，尤宜湿浊中阻者。

【配伍】

药物	配伍药物	意义
广藿香	佩兰	①尤善化湿和中、解暑、发表 ②凡湿浊中阻，无论兼寒兼热，无论有无表证，均可用之

知识拓展

药物	广藿香	香薷
相同点	①辛香温散 ②化湿和中，解暑发表 ③善治夏月感寒饮冷之阴寒闭暑	
不同点	①性微温 ②长于化湿和中，发表力弱，治湿阻中焦、湿温、暑湿 ③止呕，治各种呕吐	①性温 ②发汗解表力强，尤宜阴寒闭暑无汗之证 ③利水消肿，治风水水肿及脚气浮肿

考点 4 佩兰★★★

【性味归经】辛,平。归脾、胃、肺经。

【性能特点】治湿热脾瘅口甜腻或口臭多涎之良药。

【功效】芳香化湿,醒脾开胃,发表解暑。

【主治病证】

(1)湿阻中焦证。

(2)湿热困脾,口甘多涎。

(3)暑湿及湿温初起。

知识拓展

药物	广藿香	佩兰
相同点	①芳香,入脾胃,善化湿、解暑、发表 ②治湿阻中焦、湿温及暑湿等证(常相须为用)	
不同点	①微温 ②化湿、解表力较强,治夏月感寒饮冷之阴寒闭暑证 ③止呕,治寒湿等所致的恶心呕吐	①性平偏凉,药力平和 ②治湿热困脾之口甜或口苦、多涎

考点 5 砂仁★★★

【性味归经】辛,温。归脾、胃、肾经。

【性能特点】治湿阻中焦、脾胃气滞、寒湿泄泻、胎动不安诸证,寒湿阻滞、气机不畅者尤宜。

【功效】化湿开胃,温脾止泻,理气安胎。

【主治病证】

(1)湿阻中焦证。

(2)脾胃气滞证。

(3)脾胃虚寒之吐泻。

(4)妊娠恶阻,气滞之胎动不安。

【配伍】

药物	配伍药物	意义
砂仁	木香	①化湿、理气、调中止痛力胜 ②治湿滞、食积,或夹寒所致的脘腹胀痛 ③兼脾虚者,当配伍健脾之品

【用法用量】内服:煎汤,3~6g,后下。

【使用注意】辛香温燥,故阴虚火旺者慎服。

考点 6 豆蔻★★★

【性味归经】辛,温。归肺、脾、胃经。

【性能特点】善醒脾化湿、行气、温中,理中上焦气机而止呕、宽胸。

【功效】化湿行气,温中止呕,开胃消食。

【主治病证】

（1）湿阻中焦证。

（2）脾胃气滞证。

（3）胃寒呕吐。

【用法用量】内服：煎汤，3～6g，后下。

【使用注意】本品辛香温燥，故阴虚血燥者慎用。

知识拓展

药物	砂仁	豆蔻
相同点	①芳香辛温，善化湿行气、温中止呕 ②治湿阻中焦、脾胃气滞及胃寒呕吐	
不同点	①入中焦脾胃而力稍强 ②止泻，治湿滞或虚寒泄泻 ③安胎，治妊娠气滞恶阻与胎动不安	①既入中焦脾胃，又入上焦肺 ②治湿阻气滞之呕吐及气滞胸闷 ③药力较缓，兼治湿温初起

考点7 草豆蔻★★

【性味归经】辛，温。归脾、胃经。

【性能特点】善祛脾胃湿浊寒邪，理中焦气机，治脾胃湿阻及气滞，兼寒者尤宜。

【功效】燥湿行气，温中止呕。

【主治病证】

（1）寒湿中阻之胀满疼痛。

（2）寒湿中阻之呕吐、泄泻。

【用法用量】内服：煎汤，3～6g。

【使用注意】辛香温燥，故阴虚血少、津液不足者慎用。

考点8 草果★

【性味归经】辛，温。归脾、胃经。

【性能特点】辛香温燥行散，香味特异。治寒湿阻滞脾胃及湿浊瘴气所致的疟疾。

【功效】燥湿温中，截疟除痰。

【主治病证】

（1）寒湿中阻证。

（2）寒湿偏盛之疟疾。

【用法用量】内服：煎汤，3～6g。

【使用注意】本品温燥伤津，故阴虚血少者忌服，老弱虚怯者慎用。

知识拓展

药物	草豆蔻	草果
相同点	辛香温燥，善燥湿、温中散寒，治寒湿中阻之证	
不同点	①力稍缓 ②兼行气、止呕，治脾胃气滞及虚寒久泻	①味异香，力较强 ②除痰截疟，治疟疾证属寒湿偏盛

第六章 利水渗湿药

凡以通利水道、渗湿利水为主要功效的药物，称为利水渗湿药。

性味、归经	味多甘淡或苦，性多寒凉或平，多入膀胱、脾及小肠经	
功效	利水消肿、利尿通淋、利湿退黄	
主治病证	小便不利、水肿、淋浊、黄疸、水泻、带下、湿疮、痰饮等水湿内盛之病证	
配伍	水肿骤起有表证	配宣肺发汗药
	水肿日久属脾肾阳虚	配温补脾肾药
	湿热交蒸	配清热药
	热伤血络而尿血	配凉血止血药
使用注意	易耗伤津液，阴虚津伤者宜慎用	

第一节 利水消肿药

考点1 茯苓 ★★★

【性味归经】甘、淡，平。归心、肺、脾、肾经。

【性能特点】凡水湿、停饮，无论寒热或虚实皆宜，脾虚水肿或湿盛者尤佳。

【功效】利水渗湿，健脾，宁心。

【主治病证】

（1）小便不利，水肿，痰饮。

（2）脾虚证，兼便溏或泄泻者尤佳。

（3）心悸，失眠。

【配伍】

药物	配伍药物	意义
茯苓	白术	①利水渗湿力强，健脾燥湿 ②治脾虚水湿内盛 ③治妊娠胎动不安或兼浮肿

考点2 薏苡仁 ★★★

【性味归经】甘、淡，凉。归脾、胃、肺经。

【性能特点】利水而不伤正，健脾而不滋腻。炒用性平，甘淡渗利而兼补。脾虚湿盛无热或热不盛者宜用。

【功效】利水渗湿，健脾止泻，除痹，排脓，解毒散结。

【主治病证】

（1）小便不利、水肿、脚气肿痛。

（2）脾虚泄泻。

（3）湿温病邪在气分。

（4）湿痹筋脉拘挛。

（5）肺痈，肠痈。

（6）赘疣，癌肿。

【用法】清利湿热、除痹排脓、解毒散结宜生用，健脾止泻宜炒用。

【使用注意】性质滑利，故孕妇慎用。

知识拓展

药物	茯苓	薏苡仁
相同点	①甘淡渗利兼补虚 ②利水渗湿、健脾，主治水肿、小便不利及脾虚诸证	
不同点	①性平，药力较强 ②水湿停滞无论寒热虚实皆宜 ③宁心安神，治心脾两虚或水气凌心之心悸、失眠	①生用微寒；炒用平而不寒 ②利水力不及茯苓，兼清热 ③治水湿停滞轻症或兼热 ④生用清热除痹、排脓，治湿痹拘挛、肺痈、肠痈 ⑤炒用长于健脾止泻，治脾虚泄泻

考点3 泽泻 ★★★

【性味归经】甘、淡，寒。归肾、膀胱经。

【性能特点】既利水渗湿，又清泻肾（相）火与膀胱之热，故下焦湿热、痰饮及相火妄动之证皆可选用。

【功效】利水渗湿，泄热，化浊降脂。

【主治病证】

（1）小便不利，水肿，淋浊，带下。

（2）湿盛泄泻，痰饮。

（3）高脂血症。

【使用注意】肾虚精滑、无湿热者慎用。

考点4 猪苓 ★★

【性味归经】甘、淡，平。归肾、膀胱经。

【性能特点】功专渗利水湿而力强，为治水湿内停之要药，无论兼寒、兼热皆宜。

【功效】利水渗湿。

【主治病证】

（1）小便不利，水肿，淋浊，带下。

（2）湿盛泄泻。

知识拓展

药物	茯苓	猪苓	泽泻
相同点	甘淡而善利水渗湿，治小便不利、水肿、痰饮、泄泻等水湿内停证		
	性平，治水湿内停（无论寒热）		－

续表

药物	茯苓	猪苓	泽泻
不同点	健脾、安神，治脾虚诸证、心悸、失眠	功专渗利而力强	①性寒，尤宜水湿内停兼热者 ②泄热，治相火妄动

考点5 香加皮★★

【性味归经】辛、苦，温。有毒。归肝、肾、心经。

【功效】利水消肿，祛风湿，强筋骨。

【主治病证】

（1）下肢浮肿，心悸气短，小便不利。

（2）风寒湿痹，腰膝酸软。

【用法用量】内服：煎汤，3~6g。

【使用注意】本品含强心苷而有毒，故不宜过量服用或长期服用，不宜与西药地高辛等强心苷类药同用。

知识拓展

药物	香加皮	五加皮
相同点	①性温，归肝、肾经 ②祛风湿、强筋骨，治风湿痹痛、关节拘挛、筋骨痿弱、小儿行迟 ③利水消肿，治水肿、小便不利	
不同点	①源于萝藦科，有毒 ②长于利水消肿	①源于五加科，无毒 ②长于补肝肾、强筋骨

考点6 枳椇子★

【性味归经】甘，平。归胃经。

【性能特点】善解酒毒，清胸膈之热而止渴除烦，治酒醉之烦热、口渴、呕吐。

【功效】通利二便，解酒毒，止渴除烦。

【主治病证】

（1）二便不利。

（2）酒醉，烦热口渴，呕吐。

【使用注意】脾胃虚寒者慎用。

第二节　利尿通淋药

考点1 车前子★★★

【性味归经】甘，寒。归肝、肾、肺、小肠经。

【性能特点】湿热、肝热、痰热所致病证均可选用。

【功效】清热利尿通淋，渗湿止泻，明目，祛痰。

【主治病证】

（1）湿热淋证，小便不利，水肿兼热。

（2）暑湿水泻。

（3）肝热目赤肿痛，肝肾亏虚之目暗不明（配补肝肾药）。

（4）肺热咳嗽痰多。

【用法】包煎。

【使用注意】甘寒滑利，故肾虚遗精及内无湿热者慎服。

考点2　滑石★★★

【性味归经】甘、淡，寒。归膀胱、肺、胃经。

【性能特点】内服清利，既清膀胱湿热而利尿通淋，为治湿热淋痛之良药；又清解暑热，为治暑湿、湿温之佳品。外用清敛，能清热、收湿敛疮，治湿疮、湿疹常用。

【功效】利尿通淋，清解暑热；外用祛湿敛疮。

【主治病证】

（1）湿热淋证，小便不利。

（2）暑热烦渴，湿温胸闷，湿热泄泻。

（3）湿疮，湿疹，痱子。

【配伍】

药物	配伍药物	意义
滑石	生甘草	清解暑热，利水而不伤津，主治暑湿身热烦渴

【用法】块状者宜打碎先下，细粉者宜包煎；或入丸散。外用：适量。

【使用注意】寒滑清利，故脾气虚、精滑及热病伤津者慎用。

知识拓展

药物	车前子	滑石
相同点	①甘淡性寒，善清热、利尿通淋 ②治湿热淋痛、小便不利、水肿兼热、暑湿泄泻	
不同点	①长于渗湿止泻，治暑湿泄泻 ②清肝明目，治肝热目赤肿痛 ③清肺化痰，治肺热咳嗽 ④治肝肾亏虚之目暗不明（配补肝肾药同用）	长于清解暑热，且能祛湿敛疮，治暑热烦渴、湿温胸闷、湿疮、湿疹、痱子

考点3　木通★★★

【性味归经】苦，寒。归心、小肠、膀胱经。

【性能特点】治心火、湿热淋痛之要药；治乳汁不下及湿热痹痛之佳品。

【功效】利尿通淋，清心除烦，通经下乳。

【主治病证】

（1）湿热淋痛，水肿尿少。

（2）心火上炎或下移小肠之口舌生疮、心烦尿赤。

（3）产后乳汁不通或乳少。

（4）湿热痹痛。

【使用注意】苦寒泄降通利，故脾胃虚寒者及孕妇慎服。

考点4　萆薢★★

【性味归经】苦，平。归肾、胃经。

【性能特点】既除下焦之湿而分清祛浊，为治膏淋、白浊及湿盛带下之要药；又祛筋骨、肌肉之风湿而通痹止痛，为治风湿痹痛之佳品。

【功效】利湿去浊，祛风除痹。

【主治病证】

（1）膏淋，白浊。

（2）湿盛带下。

（3）风湿痹痛。

【使用注意】味苦泄降，故肾虚阴亏者慎服。

考点5　石韦★★★

【性味归经】甘、苦，微寒。归肺、膀胱经。

【性能特点】上清肺热而止咳；下利膀胱而通淋、止血、排石。血淋、尿血最宜，热淋、石淋亦佳，肺热咳喘可投。

【功效】利尿通淋，清肺止咳，凉血止血。

【主治病证】

（1）血淋，热淋，石淋。

（2）肺热咳喘。

（3）血热之崩漏、尿血、吐血、衄血。

【使用注意】苦微寒清泄，故阴虚及无湿热者慎服。

考点6　海金沙★★

【性味归经】甘、咸，寒。归膀胱、小肠经。

【性能特点】善通淋止痛，并兼排石，为治淋证涩痛之要药，治血淋、石淋常用，兼尿道涩痛者尤佳。

【功效】清利湿热，通淋止痛。

【主治病证】

（1）热淋，血淋，石淋，膏淋。

（2）水肿。

【用法】包煎。

【使用注意】甘寒渗利，故阴虚者慎服。

知识拓展

药物	海金沙	石韦
相同点	利水通淋，治淋证涩痛	
不同点	性寒，兼能利水消肿，治水肿	微寒，兼能清肺止咳、凉血止血，治肺热咳喘及血热出血

考点 7 瞿麦★★

【性味归经】苦，寒。归心、小肠经。

【性能特点】善清利导热下行以通淋，治湿热淋痛常用。

【功效】利尿通淋，活血通经。

【主治病证】

（1）热淋，血淋，石淋，小便不通，淋沥涩痛。

（2）瘀阻经闭。

【使用注意】苦寒通利，故孕妇慎用。

考点 8 通草★★

【性味归经】甘、淡，微寒。归肺、胃经。

【功效】清热利尿，通气下乳。

【主治病证】

（1）湿热淋证，水肿尿少。

（2）产后乳汁不下。

（3）湿温初起及暑温夹湿病症。

【使用注意】本品甘淡渗利，故孕妇及气阴两虚者慎服。

考点 9 萹蓄★

【性味归经】苦，微寒。归膀胱经。

【功效】利尿通淋，杀虫止痒。

【主治病证】

（1）热淋涩痛。

（2）蛔虫病，蛲虫病。

（3）湿疹，阴痒。

【用法】外用，煎洗患处。

【使用注意】苦微寒而泄降清利，能缓通大便，故脾虚便溏者慎服。

考点 10 地肤子★

【性味归经】辛、苦，寒。归肾、膀胱经。

【性能特点】治热淋及疮疹湿痒之要药。

【功效】清热利湿，祛风止痒。

【主治病证】

（1）热淋。

（2）风疹，湿疹，阴痒，湿疮。

【用法】外用，煎汤熏洗。

知识拓展

药物	地肤子	萹蓄	瞿麦	萆薢
相同点	利尿通淋，治淋证涩痛			
不同点	①性寒 ②祛风止痒 ③治风湿疹痒、阴痒	①微寒 ②杀虫止痒 ③治湿疹、阴痒、蛔虫病、蛲虫病	①性寒 ②破血通经 ③治瘀血闭经	①性平不偏 ②分清祛浊、祛风湿 ③治膏淋、风湿痹痛

考点11 灯心草★

【性味归经】甘、淡，微寒。归心、肺、小肠经。

【功效】清心火，利小便。

【主治病证】

（1）热淋。

（2）心烦失眠，口舌生疮。

【用法用量】内服：煎汤，1～3g。

【使用注意】甘微寒清利，故下焦虚寒、小便失禁者慎用。

知识拓展

药物	通草	灯心草
相同点	甘淡微寒，善清热利尿而通淋，治热淋涩痛	
不同点	①药力较强 ②治湿温及水肿尿少 ③通气下乳，治乳汁不下	①药力较缓 ②清心火，治口疮、心烦失眠

考点12 冬葵子★

【性味归经】甘，寒。归大肠、小肠、膀胱经。

【功效】利水通淋，下乳，润肠通便。

【主治病证】

（1）湿热淋证，水肿。

（2）乳汁不下，乳房胀痛。

（3）肠燥便秘。

【使用注意】甘寒滑利，故孕妇及脾虚便溏者慎服。

知识拓展

药物	木通	通草	冬葵子
相同点	利尿通淋、下乳，治湿热淋痛、水肿及乳汁不下		

续表

药物	木通	通草	冬葵子
不同点	①苦寒泄降 ②清心火作用较强 ③通血脉 ④治湿热痹痛 ⑤通经下乳	①甘淡微寒 ②利尿通淋力较木通缓和 ③通气下乳	①甘寒滑利 ②润肠通便 ③治热结肠燥便秘

第三节 利湿退黄药

考点1 金钱草★★★

【性味归经】甘、咸，微寒。归肝、胆、肾、膀胱经。

【性能特点】治湿热黄疸、肝胆结石、石淋之佳品。

【功效】利湿退黄，利尿通淋，解毒消肿。

【主治病证】

（1）热淋，石淋。

（2）湿热黄疸，肝胆结石。

（3）热毒疮肿，毒蛇咬伤。

考点2 茵陈★★★

【性味归经】苦、辛，微寒。归脾、胃、肝、胆经。

【性能特点】善清利湿热而退黄，为治疗黄疸之要药，无论阳黄、阴黄皆宜。

【功效】清利湿热，利胆退黄。

【主治病证】

（1）黄疸尿少。

（2）湿温暑湿。

（3）湿疮瘙痒。

【用法】外用，煎汤熏洗。

【使用注意】微寒苦泄，故脾胃虚寒、蓄血发黄及血虚萎黄者慎服。

知识拓展

药物	茵陈	金钱草
相同点	①性微寒，清热利湿退黄 ②治湿热黄疸之要药	
不同点	①味苦 ②治寒湿黄疸（阴黄） ③治湿疹、湿疮	①甘淡 ②利尿通淋、排石，治肝胆结石、石淋、热淋 ③解毒消肿，治热毒疮肿、毒蛇咬伤

考点3 虎杖 ★★★

【性味归经】微苦，微寒。归肝、胆、肺经。

【性能特点】善走血分，活血祛瘀止痛，治血瘀诸症。凡湿热、热毒、血瘀、肺热及肠中热结所致的多种病证均可选用。

【功效】利湿退黄，清热解毒，散瘀止痛，止咳化痰。

【主治病证】

（1）湿热黄疸，淋浊，带下。

（2）痈肿疮毒，水火烫伤。

（3）风湿痹痛，经闭，癥瘕，跌打损伤。

（4）肺热咳嗽。

此外，本品还可泻下通便，治疗热结便秘。

【用法】外用，适量，制成煎液或油膏涂敷。

【使用注意】苦寒泄降，故孕妇慎用。

知识拓展

药物	虎杖	大黄
相同点	①活血散瘀，清热解毒，利湿退黄，泻下通便 ②治瘀血诸证、痈肿疮毒、水火烫伤、湿热黄疸、淋证、热结便秘	
不同点	①利湿作用好 ②清肺止咳化痰，治肺热咳嗽	①泻下力强，泻下攻积，治热结便秘 ②清热凉血，治血热证

考点4 广金钱草 ★

【性味归经】甘、淡，凉。归肝、肾、膀胱经。

【性能特点】治石淋尤佳。

【功效】利湿退黄，利尿通淋。

【主治病证】

（1）黄疸尿赤。

（2）石淋，热淋。

（3）水肿尿少。

考点5 连钱草 ★

【性味归经】辛、微苦，微寒。归肝、肾、膀胱经。

【性能特点】治石淋最宜，治黄疸可选。

【功效】利湿通淋，清热解毒，散瘀消肿。

【主治病证】

（1）石淋，热淋。

（2）湿热黄疸。

（3）疮痈肿痛，跌打损伤。

【用法】外用，煎汤洗。

知识拓展

药物	金钱草	广金钱草	连钱草
相同点	利尿通淋、除湿退黄，治石淋、热淋、黄疸		
不同点	①甘淡渗利，性微寒 ②治肝胆结石 ③解毒消肿，治热毒疮肿、毒蛇咬伤	甘淡渗利，性凉	①辛散苦泄，性微寒， ②清热解毒、散瘀消肿，治疮肿与跌打损伤

考点6 垂盆草★

【性味归经】甘、淡，凉。归肝、胆、小肠经。

【性能特点】治湿热黄疸与疮肿最宜。利水湿力较强，水肿兼热常用。有保肝作用，治肝炎属湿热证者，有无黄疸皆宜。

【功效】利湿退黄，清热解毒。

【主治病证】

（1）湿热黄疸，小便不利。

（2）痈肿疮疡，毒蛇咬伤，烧烫伤。

知识拓展

药物	虎杖	垂盆草
相同点	均入肝、胆经，利湿退黄，清热解毒，治热毒、湿热	
不同点	①入血分，散瘀止痛，治经闭、癥瘕、跌打损伤 ②止咳化痰，治肺热咳嗽 ③泻下通便，治热结便秘	①甘淡而凉，利水湿力较强 ②治水肿兼热 ③保肝，治肝炎属实热证者（有无黄疸皆可）

第七章　温里药

凡药性温热，以温里散寒为主要功效的药物，称为温里药。

性味、归经	①药性温热，味多辛，或兼苦，或兼甘 ②主入脾、胃经，兼入肾、心、肝、肺经	
功效	主要功效	温里散寒（温中散寒、温经止痛、温肺化饮、补火助阳、回阳救逆）
	次要功效	部分药物兼能理气、杀虫
主治病证	①里寒证，如中焦寒证、亡阳证、肾阳虚证、心阳虚证、寒疝、风寒湿痹、经寒痛经、寒饮咳喘 ②（兼治）气滞胀痛、胃气上逆呕恶、虫积腹痛	
配伍	外寒内侵而有表证	配解表药
	寒凝气滞	配行气药
	寒湿内蕴	配化湿健脾药
	脾肾阳虚	配温补脾肾药
	亡阳气脱	配大补元气药
使用注意	辛热燥烈，易助火、伤津，故热证、阴虚证及孕妇忌用或慎用	

考点1 附子★★★

【性味归经】辛、甘，大热。有毒。归心、肾、脾经。

【性能特点】辛热逐寒、甘热补火，为纯阳之品，有毒力猛。上助心阳、中温脾阳、下壮肾阳，为补火助阳、回阳救逆之要药，治亡阳及阳虚诸证每用。

【功效】回阳救逆，补火助阳，散寒止痛。

【主治病证】

（1）亡阳虚脱，肢冷脉微。

（2）肾阳虚衰，阳痿、宫冷、尿频。

（3）脾肾阳虚之脘腹冷痛、呕吐泄泻、水肿。

（4）心阳不足，胸痹心痛。

（5）阳虚外感。

（6）寒湿痹痛。

【配伍】

药物	配伍药物	意义
附子	干姜	回阳救逆及温中之力大增，治亡阳证及中焦寒证
	细辛、麻黄	补阳发表散寒，治阳虚外感风寒

【用法用量】内服：煎汤，3～15g，先煎、久煎。

【使用注意】本品辛热燥烈、有毒，孕妇慎用；热证、阴虚阳亢者忌用。不宜与半夏、瓜蒌、瓜蒌子、瓜蒌皮、天花粉、川贝母、浙贝母、平贝母、伊贝母、湖北贝母、白蔹、白及同用。

附子、乌头，同出一物，辛热有毒。均善散寒止痛，治寒湿痹痛、心腹冷痛等证。然而，附子善回阳救逆、补火助阳，治亡阳欲脱及肾阳虚衰或脾肾阳衰诸证，以及阳虚之水肿、外感等。乌头则善祛风除湿和麻醉止痛，治寒疝腹痛、阴疽，并用于麻醉等。

考点2　干姜★★★

【性味归经】辛，热。归脾、胃、肾、心、肺经。

【性能特点】既祛脾胃寒邪，又助脾胃阳气，为温中祛寒之要药，无论实寒、虚寒证皆宜。回阳通脉，辅助附子以回阳救逆，治亡阳虚脱。

【功效】温中散寒，回阳通脉，温肺化饮。

【主治病证】

（1）中焦寒证，脘腹冷痛、呕吐、泄泻。

（2）亡阳虚脱、肢冷脉微。

（3）寒饮咳喘。

【配伍】

药物	配伍药物	意义
干姜	高良姜	散寒温中、止痛止呕，治中焦寒证之脘腹冷痛、吐泻

【使用注意】辛热燥烈，孕妇慎用；阴虚内热、血热妄行者忌用。

知识拓展

药物	附子	干姜	生姜
相同点	①辛热之品 ②回阳，治亡阳欲脱 ③温中，治脾胃阳虚或寒伤脾胃		－
	－	温中散寒，治中寒诸证	
不同点	①有毒力强 ②回阳救逆第一要药，治亡阳证首选 ③补火助阳，治命门火衰之阳痿、宫冷、遗尿、尿频，以及阳虚之水肿、外感、自汗、胸痹痛	①无毒，兼通脉，功专走里 ②治亡阳证辅药 ③温中散寒，治中焦寒证腹痛吐泻 ④温肺化饮，治寒饮咳喘	①性微温而药力较缓，既走表又走里 ②（走表）发汗解表，治风寒感冒轻症 ③（走里）温中止呕开胃、温肺止咳，治胃寒呕吐及风寒咳嗽 ④解鱼蟹及生半夏、生南星之毒

考点3　肉桂★★★

【性味归经】辛、甘，大热。归肾、脾、心、肝经。

【性能特点】长于益阳消阴、补肾阳而消阴霾、引火归元，为补火助阳之要药；入血分，善温通经脉而行血。

【功效】补火助阳，引火归元，散寒止痛，温通经脉。

【主治病证】

（1）肾阳不足、命门火衰，阳痿、宫冷、腰膝冷痛。

（2）下元虚冷、虚阳上浮，眩晕目赤。

（3）中焦寒证，心腹冷痛、呕吐、泄泻。

（4）经寒血滞之痛经、闭经，寒疝腹痛，寒湿痹痛。

【配伍】

药物	配伍药物	意义
肉桂	附子	补火助阳、散寒止痛力强，治肾阳虚衰、脾肾阳衰及寒湿阻滞诸痛重症

【用法用量】内服：煎汤，1 ~ 5g。

【使用注意】辛热助火动血，故孕妇慎用；阴虚火旺者忌用；有出血倾向者慎用。不宜与赤石脂同用。

知识拓展

药物	附子	肉桂	桂枝
相同点	①辛热纯阳之品 ②补火助阳，治肾阳虚衰或脾肾阳虚所致诸证 ③散寒止痛，治寒伤脾胃、寒湿痹痛、胸痹冷痛		–
	–	①辛甘温热之品 ②助阳散寒、温经通脉、止痛 ③治脘腹冷痛、风寒湿痹、胸痹，以及经寒血滞之痛经、闭经	
不同点	①有毒力强 ②善回阳救逆，治亡阳欲脱、阳虚自汗、阳虚外感	①无毒，偏走里 ②长于引火归元、益阳消阴，治下元虚冷、虚阳上浮所致诸证 ③善温经通脉（入血分），治经寒血滞之痛经、闭经，以及寒疝腹痛、阴疽流注	①性温力缓，既走表又走里 ②发汗解表，治风寒表证有汗或无汗 ③助阳化气行水，治痰饮、蓄水

考点4 吴茱萸 ★★★

【性味归经】辛、苦，热。有小毒。归肝、脾、胃、肾经。

【性能特点】善暖肝散寒止痛、疏肝和胃下气，治肝经受寒或寒湿阻滞诸痛，如寒疝、痛经，或气逆诸症，如厥阴头痛、肝胃不和胃痛吞酸、恶心呕吐。温脾暖肾燥湿而治阳虚泄泻。

【功效】散寒止痛，降逆止呕，助阳止泻。

【主治病证】

（1）厥阴头痛、干呕、吐涎沫。

（2）寒疝腹痛。

（3）经寒痛经。

（4）寒湿脚气肿痛。

（5）脘腹胀痛，呕吐吞酸。

（6）五更泄泻。

【用法用量】内服：煎汤，2～5g。外用：适量。

【使用注意】辛热燥烈有小毒，易耗气动火，故不宜多用、久用，阴虚有热者忌用。

知识拓展

药物	吴茱萸	藁本
相同点	味辛，善治巅顶头痛	
不同点	①性热有小毒，主入厥阴肝经 ②散寒止痛、助阳、疏肝下气，治中焦虚寒、肝气夹痰湿上犯之巅顶头痛 ③治寒疝腹痛、肝胃不和之呕吐吞酸、寒湿脚气肿痛、阳虚久泻、脘腹冷痛、经寒痛经及月经不调	①主入太阳膀胱经 ②散风寒湿、止痛，主治外感风寒及头风所致的巅顶头痛 ③治风寒感冒、表证夹湿、风寒湿痹

考点5 花椒 ★★★

【性味归经】辛，温。归脾、胃、肾经。

【性能特点】善温中散寒而止痛，并兼燥湿，治中寒腹痛吐泻；杀虫，治虫积腹痛及湿疹阴痒。

【功效】温中止痛，杀虫止痒。

【主治病证】

（1）中焦寒证，脘腹冷痛、呕吐、泄泻。

（2）虫积腹痛，蛔虫、蛲虫所致者尤宜。

（3）湿疹，阴痒（外用）。

【用法用量】内服：煎汤，3～6g。外用：适量，煎汤熏洗。

【使用注意】辛温香燥，伤阴助火，故阴虚内热者慎用。

考点6 丁香 ★★

【性味归经】辛，温。归脾、胃、肺、肾经。

【性能特点】脾肾虚寒呃逆用之佳。

【功效】温中降逆，补肾助阳。

【主治病证】

（1）中焦寒证，呃逆呕吐，食少吐泻，心腹冷痛。

（2）肾虚阳痿。

【配伍】

药物	配伍药物	意义
丁香	柿蒂	温中散寒，降气止呃，治虚寒呕吐、呃逆

【用法用量】内服：煎汤，1～3g。外用：研末外敷。

【使用注意】辛温香燥，易伤阴助火，故热证及阴虚火旺者忌用。不宜与郁金同用。

考点 7 小茴香 ★

【性味归经】辛，温。归肝、肾、脾、胃经。

【功效】散寒止痛，理气和胃。

【主治病证】

（1）寒疝腹痛，睾丸偏坠胀痛，经寒痛经，少腹冷痛。

（2）寒凝气滞之脘腹胀痛、食少吐泻。

【用法用量】内服：煎汤，3 ~ 6g。盐小茴香暖肾散寒止痛，用于寒疝腹痛、睾丸偏坠、经寒腹痛。

【使用注意】本品辛散温燥，阴虚火旺者慎用。

药物	丁香	小茴香
相同点	辛香温散，散寒止痛，治中寒脘腹胀痛	
不同点	①长于温中降逆 ②温肾助阳，治中寒呃逆及肾虚阳痿	①长于温中理气 ②暖肝温肾，治中焦寒凝气滞诸症，以及肝寒疝气腹痛、睾丸偏坠胀痛、痛经

考点 8 高良姜 ★

【性味归经】辛，热。归脾、胃经。

【性能特点】中寒腹痛吐泻之要药。

【功效】温胃止呕，散寒止痛。

【主治病证】中焦寒证，脘腹冷痛、呕吐、嗳气吞酸。

【用法用量】内服：煎汤，3 ~ 6g。

【使用注意】辛热助火伤阴，故热证及阴虚火旺者忌服。

药物	干姜	高良姜
相同点	①辛热，归脾、胃经 ②散寒温中、止痛止呕，治阳虚中寒之脘腹冷痛吐泻	
不同点	①长于温脾阳 ②回阳通脉、温肺化饮，治亡阳欲脱与寒饮咳喘	长于散胃寒

考点 9 荜茇 ★

【性味归经】辛，热。归胃、大肠经。

【功效】温中散寒，下气止痛。

【主治病证】

（1）中焦寒证，脘腹冷痛，呕吐，泄泻。

（2）寒凝气滞，胸痹心痛。

（3）头痛，牙痛。

【用法用量】内服：煎汤，1 ~ 3g。外用：适量，研末塞龋齿孔中。

【使用注意】辛热，能助火伤阴，故热证及阴虚火旺者忌用，孕妇慎用。

考点10 荜澄茄★

【性味归经】辛，温。归脾、胃、肾、膀胱经。

【功效】温中散寒，行气止痛。

【主治病证】

（1）胃寒呕逆，脘腹冷痛。

（2）寒疝腹痛。

（3）寒湿郁滞，小便浑浊。

【用法用量】内服：煎汤，1～3g。

药物	荜茇	荜澄茄
相同点	①味辛，性温热 ②走中焦而温中散寒止痛 ③治中焦寒证腹痛、呕吐、泄泻	
不同点	①降逆、止痛力强 ②治中寒呕逆 ③治胸痹心痛、牙痛	①理气较强，中寒胀满宜用 ②暖肾散寒、行气止痛 ③治寒疝腹痛、寒湿郁滞之小便浑浊

第八章　理气药

凡以疏畅气机为主要功效的药物，称为理气药。

性味、归经	味多辛苦，气多芳香，性多偏温，主归脾、胃、肝、肺经	
功效	主要功效	理气调中、疏肝解郁、理气宽胸、行气止痛、破气散结
	次要功效	消积、燥湿
主治病证	①脾胃气滞之脘腹胀痛、嗳气吞酸、恶心呕吐、腹泻或便秘 ②肝气郁滞之胁肋胀痛、郁郁不乐、疝气疼痛、乳房胀痛、月经不调，肺气壅滞之胸闷胸痛、咳嗽气喘等证 ③（兼治）食积脘胀、湿滞中焦	
配伍	脾胃气滞兼湿热	配清热利湿药
	兼寒湿困脾	配温中燥湿药
	兼食积不化	配消食药
	兼脾胃虚弱	配益气健脾药
	肝气郁滞	视病情酌加柔肝、养肝、活血止痛、健脾药
	肺气壅滞（因于外邪袭肺）	配宣肺化痰止咳药
	痰热郁肺	配清热化痰药
使用注意	辛香燥散，易耗气伤阴，故气虚、阴亏者慎用	

考点1 陈皮 ★★★

【性味归经】苦、辛，温。归脾、肺经。

【性能特点】治中焦气滞证兼寒者尤佳。

【功效】理气健脾，燥湿化痰。

【主治病证】

（1）脾胃气滞，脘腹胀满、食少吐泻。

（2）痰湿壅肺之咳嗽气喘。

【配伍】

药物	配伍药物	意义
陈皮	半夏	燥湿化痰力强，治痰湿中阻、蕴肺

【使用注意】苦燥而温，能助热伤津，故舌红少津、内有实热、阴虚燥咳，以及咳血、吐血者慎用。

考点2 枳实 ★★★

【性味归经】苦、辛、酸，微寒。归脾、胃经。

【性能特点】善破气消积以除胀满，长于行气消痰以通痞塞，为治胃肠积滞及痰滞胸痹之要药。还可治脏器脱垂。

【功效】破气消积，化痰除痞。

【主治病证】

（1）积滞内停，痞满胀痛、泻痢后重、大便不通。

（2）痰湿阻滞之胸痹、结胸。

（3）脏器下垂。

【配伍】

药物	配伍药物	意义
枳实	白术	补气健脾，行气消积祛湿，治脾虚气滞夹积、夹湿

【使用注意】破气，故脾胃虚弱者及孕妇慎用。

知识拓展

药物	枳实	厚朴
相同点	行气消积（作用较强），治食积胀满及大便秘结（常相须为用）	
不同点	①微寒 ②破气消积，化痰除痞 ③治泻痢后重、痰滞胸痹 ④治脏器脱垂（配补气升阳药）	①性温 ②燥湿，行气，消积，平喘 ③除胀满力强 ④治湿滞中满、痰饮喘咳

考点3 木香★★★

【性味归经】辛、苦，温。归脾、胃、大肠、三焦、胆经。

【性能特点】生用专于行散，煨用行中有止。通理三焦，善行肠胃气滞，兼健脾消食，为行气调中止痛之要药，肠胃气滞有寒或兼食积、湿滞者用之最宜。

【功效】行气止痛，健脾消食。

【主治病证】

（1）脾胃气滞，胸胁、脘腹胀痛。

（2）湿阻气滞，下痢腹痛、里急后重。

（3）食积不消，不思饮食。

【配伍】

药物	配伍药物	意义
木香	延胡索	活血行气、消食止痛，治气滞血瘀诸痛，兼寒者尤宜

【用法用量】内服：煎汤，3~6g。生用专行气滞。煨木香实肠止泻，用于泄泻腹痛。

【使用注意】辛温香燥，能伤阴血，故阴虚、津亏、火旺者慎用。

考点4 香附★★★

【性味归经】辛、微苦、微甘，平。归肝、脾、三焦经。

【性能特点】疏肝理气之佳品，调经止痛之要药。有"气病之总司，女科之主帅"之誉。

【功效】疏肝解郁，理气宽中，调经止痛。

【主治病证】

（1）肝气郁滞，胸胁胀痛、疝气痛。

（2）肝郁气滞，月经不调、经闭、痛经、乳房胀痛。

（3）脾胃气滞，脘腹痞闷，胀满疼痛。

【配伍】

药物	配伍药物	意义
香附	高良姜	温中散寒，疏肝理气，止痛，治寒凝气滞、肝气犯胃之胃脘胀痛

【用法】醋制止痛力增强。

知识拓展

药物	香附	柴胡
相同点	疏肝解郁、调经止痛，治肝郁之胸胁疼痛、月经不调、痛经、经前乳房胀痛	
不同点	①性平，肝郁无论寒热均宜 ②理气止痛，治疝气痛、气滞之脘腹胀痛	①微寒，肝郁化热者宜用 ②疏散泄热、升举阳气，治少阳寒热往来、感冒高热、气虚下陷之久泻脱肛、子宫脱垂、胃下垂

考点5　沉香★★★

【性味归经】辛、苦，微温。归脾、胃、肾经。

【性能特点】辛香行散温通，味苦质重下行。集理气、降逆、纳气于一身，且温而不燥、行而不泄，无破气之害，为理气良药。

【功效】行气止痛，温中止呕，纳气平喘。

【主治病证】

（1）寒凝气滞，脘腹胀闷作痛。

（2）胃寒呕吐、呃逆。

（3）肾虚气逆喘急。

【用法用量】内服：煎汤，1~5g，后下。

【使用注意】辛温助热，故阴虚火旺及气虚下陷者慎用。

考点6　川楝子★★★

【性味归经】苦，寒。有小毒。归肝、小肠、膀胱经。

【性能特点】治肝郁气滞或肝胃不和诸痛，兼热者最宜。以毒攻毒，内服、外用能杀虫、疗癣。

【功效】疏肝泄热，行气止痛，杀虫。

【主治病证】

（1）肝郁化火之胸胁、脘腹胀痛，疝气痛。

（2）虫积腹痛。

此外，还可治头癣、秃疮。

【配伍】

药物	配伍药物	意义
川楝子	延胡索	行气活血止痛力强，善治血瘀气滞诸痛

【用法用量】内服：煎汤，3～10g。外用：适量，研末调涂。

【使用注意】苦寒败胃，有小毒。孕妇慎用，脾胃虚寒者忌用。

考点7 薤白 ★★★

【性味归经】辛、苦，温。归心、肺、胃、大肠经。

【性能特点】善散阴寒之凝结而温通胸阳，为治胸痹之要药；能行胃肠滞气而行气导滞，为治胃肠气滞、泻痢后重之佳品。

【功效】通阳散结，行气导滞。

【主治病证】

（1）痰浊闭阻胸阳，胸痹心痛。

（2）胃肠气滞，脘腹痞满胀痛、泻痢后重。

【配伍】

药物	配伍药物	意义
薤白	瓜蒌	化痰散结，宽胸通阳，治痰浊闭阻、胸阳不振之胸痹证

【使用注意】性滑利，无滞者不宜使用。胃弱纳呆者，以及不耐蒜味者不宜服用。

考点8 化橘红 ★★★

【性味归经】辛、苦，温。归肺、脾经。

【性能特点】治湿邪阻滞之痞闷呕恶、咳嗽痰多、食积伤酒最宜。

【功效】理气宽中，燥湿化痰。

【主治病证】

（1）咳嗽痰多。

（2）食积伤酒，呕恶痞闷。

【用法用量】内服：煎汤，3～6g。

【使用注意】辛香温燥，耗气伤阴，气虚、阴虚，以及燥咳痰少者忌用。

考点9 青皮 ★★★

【性味归经】苦、辛，温。归肝、胆、胃经。

【性能特点】既善疏肝破气，治肝郁胁痛、乳房疾患、寒疝腹痛；又善散结消滞，治食积腹痛、癥瘕积聚。

【功效】疏肝破气，消积化滞。

【主治病证】

（1）肝气郁滞之胸胁胀痛、疝气疼痛、乳癖、乳痈。

（2）食积气滞，脘腹胀痛。

【用法】醋制疏肝止痛力强。

【使用注意】性烈耗气，孕妇慎用，气虚者慎用。

知识拓展

药物	陈皮	青皮
相同点	性温而能行气，治气滞脘腹胀痛、呕吐食少	
不同点	①质轻力缓，温和不峻 ②作用偏于中、上二焦 ③理脾肺气滞，燥湿化痰 ④治咳嗽痰多、胸闷不畅及湿浊中阻之胸闷腹胀	①质重沉降下行而力猛 ②作用偏于中、下二焦 ③疏肝破气，散结止痛 ④治肝郁胸胁胀痛、乳房胀痛或结块、乳痛、疝气肿痛、癥瘕积聚及久疟癖块
备注	治肝病及脾、肝脾不调、肝胃不和，陈皮、青皮常相须为用	

考点10 乌药★★★

【性味归经】辛，温。归肺、脾、肾、膀胱经。

【性能特点】善行气、散寒、止痛，治三焦寒凝气滞诸痛，为顺气散寒止痛之佳品。温肾、散膀胱冷气，治阳虚遗尿、尿频。

【功效】行气止痛，温肾散寒。

【主治病证】

（1）寒凝气滞之胸腹胀痛、气逆喘急。

（2）膀胱虚冷，遗尿尿频。

（3）疝气疼痛，经寒腹痛。

【使用注意】辛温香散，能耗气伤阴，故气阴不足或有内热者慎用。

知识拓展

药物	木香	香附	乌药	沉香
相同点	①辛香，通理三焦之品 ②行气止痛，治气滞诸痛（常相须为用）			-
	-		①芳香辛散温通 ②善理气止痛、散寒暖肾，治寒凝气滞诸痛	
不同点	①温燥 ②善行脾胃气滞，兼健脾消食 ③治脾胃气滞之脘腹胀痛 ④治湿热泻痢之里急后重、食积泄泻不爽、脾虚气滞腹胀或食少吐泻 ⑤治脾失运化、肝失疏泄之脘腹胀痛、胁痛、黄疸、胆石症	①性平力缓 ②善疏肝理气、调经止痛 ③治肝郁气滞之胸闷胁痛及疝气痛、脾胃气滞之脘腹痛 ④治肝郁之月经不调、痛经及乳房胀痛	①性温 ②通理三焦气滞 ③行气止痛，温肾散寒（尤善温肾散膀胱冷气） ④治寒凝气滞之胸胁脘腹诸痛、寒疝腹痛、经寒痛经 ⑤治肾阳虚之遗尿、尿频	①味苦质重，沉降下行 ②长于温肾纳气，兼降逆调中 ③治胃寒呕呃、肾虚喘促 ④治上盛下虚之痰饮咳喘

考点11 佛手★★

【性味归经】辛、苦、酸，温。归肝、脾、胃、肺经。

【性能特点】治肝胃不和或肝脾不调证尤宜。

【功效】疏肝理气，和胃止痛，燥湿化痰。

【主治病证】

（1）肝郁气滞，胸胁胀痛。

（2）脾胃气滞，胃脘痞满、食少呕吐。

（3）咳嗽痰多。

【使用注意】辛温苦燥，阴虚有热而无气滞者慎用。

考点12　荔枝核★

【性味归经】甘、微苦，温。归肝、肾经。

【性能特点】善治寒滞肝脉所致诸痛。

【功效】行气散结，祛寒止痛。

【主治病证】寒疝腹痛，睾丸肿痛。

【使用注意】能耗气助热，故气虚或有内热者慎用。

知识拓展

药物	川楝子	荔枝核
相同点	行气止痛，治肝胃气痛及疝气痛	
不同点	①性寒 ②清泄肝火、杀虫疗癣 ③肝胃气痛及疝气痛兼热宜用 ④治肝郁化火、虫积腹痛、头癣	①性温 ②祛寒、散结 ③肝胃气痛及疝气痛兼寒宜用 ④治睾丸肿痛、痛经、产后腹痛

考点13　甘松★★

【性味归经】辛、甘，温。归脾、胃经。

【性能特点】善行脾胃气滞而止痛，散中焦气郁而醒脾。煎汤含漱，治牙痛；外洗，治湿脚气、脚臭。

【功效】行气止痛，开郁醒脾；外用祛湿消肿。

【主治病证】

（1）思虑伤脾或寒郁气滞引起的脘腹胀痛、食欲不振，呕吐。

（2）脚气肿痛。

（3）牙痛。

【用法用量】内服：煎汤，3～6g。外用：适量，泡汤漱口或煎汤洗脚或研末敷患处。

【使用注意】辛香温散，能耗气伤阴，故不宜超大量服用，气虚及阴伤有热者慎用。

考点14　橘红★★

【性味归经】辛、苦，温。归肺、脾经。

【性能特点】温燥之性较陈皮为胜。

【功效】理气宽中，燥湿化痰。

【主治病证】

（1）湿痰咳嗽，痰多胸闷。

（2）食积伤酒，呕恶痞闷。

【使用注意】阴虚燥咳及久咳气虚者忌用。

知识拓展

药物	橘红	化橘红
相同点	性温，理气宽中、燥湿化痰，治咳嗽痰多、食积伤酒	
不同点	①为橘皮的外层果皮 ②温燥之性胜于陈皮	①为化州柚等之果皮 ②温燥之性胜于橘红

考点15 枳壳★

【性味归经】苦、辛、酸，微寒。归脾、胃经。

【功效】理气宽中，行滞消胀。

【主治病证】

（1）胸胁气滞，胀满疼痛。

（2）食积不化。

（3）痰饮内停。

（4）脏器下垂。

【使用注意】苦泄辛散，有耗气之虞，孕妇慎用。

知识拓展

药物	枳实	枳壳
相同点	①同出一物而性微寒，虽功效相似，但强弱不一 ②与补气升阳药同用，治脏器下垂	
不同点	①气锐力猛，沉降下行 ②善于破气消积、化痰除痞 ③治胃肠积滞、便秘腹胀、泻痢后重、痰滞胸痹	①力缓 ②长于理气宽中除胀 ③治胃肠积滞轻症，以及胸胁、脘腹胀满

考点16 柿蒂★

【性味归经】苦、涩，平。归胃经。

【性能特点】善降上逆之胃气而止呃，呃逆不论寒热皆宜。

【功效】降气止呃。

【主治病证】胃失和降之呃逆。

【使用注意】气虚下陷者忌用。

考点17 香橼★

【性味归经】辛、苦、酸，温。归肝、脾、肺经。

【功效】疏肝理气，宽中，化痰。

【主治病证】

（1）肝郁气滞，胸闷胁痛。

（2）脾胃气滞，脘腹痞满、呕吐噫气。

（3）咳嗽痰多。

【使用注意】辛温香燥，有耗气伤阴之虑，阴虚有热者慎用。

知识拓展

药物	佛手	香橼
相同点	①辛香苦温，疏肝理气，和中化痰（常相须为用，以增疗效） ②治肝郁气滞之胸闷胁痛；脾胃气滞之脘腹胀痛；咳嗽痰多	
不同点	偏于理气	偏于化痰

考点18 玫瑰花 ★★

【性味归经】甘、微苦，温。归肝、脾经。

【功效】行气解郁，和血，止痛。

【主治病证】

（1）肝胃气痛，胁肋脘腹胀痛，食少呕恶。

（2）肝郁血瘀，月经不调，乳房胀痛。

（3）跌扑伤痛。

【用法用量】内服：煎汤，3～6g。

考点19 梅花 ★

【性味归经】微酸，平。归肝、胃、肺经。

【功效】疏肝和中，化痰散结。

【主治病证】

（1）肝胃气痛，胁肋胃脘胀痛、郁闷心烦。

（2）梅核气。

（3）瘰疬疮毒。

【用法用量】内服：煎汤，3～5g。

考点20 娑罗子 ★

【性味归经】甘，温。归肝、胃经。

【功效】疏肝理气，和胃止痛。

【主治病证】

（1）肝胃气滞，胸腹胀闷。

（2）脾胃气滞，胃脘疼痛。

知识拓展

药物	梅花	娑罗子
相同点	①归肝、胃经，行气解郁，止痛 ②治肝郁气滞或肝胃不和之脘胁腹痛、乳房胀痛、月经不调	
不同点	①芳香行气，化痰散结 ②治梅核气、瘰疬疮痈	－

考点 21 大腹皮 ★★

【性味归经】辛，微温。归脾、胃、大肠、小肠经。

【性能特点】气滞湿阻尤宜。

【功效】行气宽中，利水消肿。

【主治病证】

（1）胃肠湿阻气滞，脘腹胀闷、大便不爽。

（2）水湿内停，水肿胀满、脚气浮肿、小便不利。

【使用注意】气虚体弱者慎用。

知识拓展

药物	薤白	大腹皮
相同点	胃肠气滞而宽中除胀，治胃肠气滞、脘腹痞满胀痛、泻痢后重	
不同点	通阳散结，治胸痹之要药	利水消肿，治水肿，脚气胀满

考点 22 九香虫 ★★

【性味归经】咸，温。归肝、脾、肾经。

【性能特点】肝胃不和、中寒气滞胸胁胀痛用之为宜。

【功效】理气止痛，温中助阳。

【主治病证】

（1）胃寒胀痛。

（2）肝胃气痛。

（3）肾虚阳痿，腰膝酸痛。

【使用注意】阴虚内热者慎用。

考点 23 刀豆 ★

【性味归经】甘，温。归胃、肾经。

【功效】温中，下气，止呃。

【主治病证】虚寒呃逆，呕吐。

知识拓展

药物	柿蒂	刀豆
相同点	降气止呃，治疗呃逆	
不同点	①性平和，为止呃逆之要药 ②专入胃经，善降胃气、止呃逆，凡胃气上逆之呃逆，不论寒热虚实，均可应用	①性温 ②多用于虚寒呃逆 ③温肾助阳

第九章　消食药

凡以消食化积、增进食欲为主要功效的药物，称为消食药。

性味、归经	味多甘，性多平，少数偏温，主归脾、胃经	
功效	消化食积、增进食欲	
主治病证	①食积不化所致的脘腹胀满、嗳腐吞酸、恶心呕吐、大便失常 ②脾胃虚弱、消化不良	
配伍	食积兼气滞	配伍行气药
	食积兼寒	配温中散寒药
	食积兼热	配苦寒清泻药
	食积兼湿阻中焦	配芳香化湿药
	食积兼脾胃虚弱	配补气健脾药
使用注意	部分消食药有耗气之弊，故气虚及无食积、痰滞者宜慎用	

考点1 山楂★★★

【性味归经】酸、甘，微温。归脾、胃、肝经。

【性能特点】善消食化积和中，治各种食积，尤善治油腻肉积。

【功效】消食健胃，行气散瘀，化浊降脂。

【主治病证】

（1）食滞不化，肉积不消，泻痢腹痛。

（2）瘀血经闭，产后瘀阻腹痛，心腹刺痛，胸痹心痛。

（3）疝气疼痛。

（4）高脂血症。

【配伍】

药物	配伍药物	意义
山楂	六神曲、麦芽	消各种食积，健胃和中，食积不化或消化不良宜用

【用法】生山楂、炒山楂偏于消食散瘀；焦山楂消食导滞作用增强，用于肉食积滞，泻痢不爽。

【使用注意】味酸，故胃酸过多者，以及脾胃虚弱而无积滞者慎服。

考点2 麦芽★★★

【性味归经】甘，平。归脾、胃经。

【性能特点】善消食健胃和中，治饮食积滞，尤宜米、面、薯、芋等食积者。大量用回乳消胀，用于断乳、乳房胀痛等。焦麦芽消食化滞。

【功效】行气消食，健脾开胃，回乳消胀。

【主治病证】

（1）食积不消，脘腹胀痛，脾虚食少。

（2）妇女断乳或乳汁郁积之乳房胀痛。

（3）肝郁气滞，肝胃不和，胁肋、脘腹疼痛。

【用法用量】内服：煎汤，10～15g。消积宜炒焦用，疏肝宜生用。回乳炒用60g。

【使用注意】能回乳，故妇女授乳期忌用。

考点3 莱菔子★★★

【性味归经】辛、甘，平。归肺、脾、胃经。

【性能特点】辛消散，甘益中，平不偏，能升能降。

【功效】消食除胀，降气化痰。

【主治病证】

（1）食积气滞之脘腹胀满。

（2）痰涎壅盛之气喘咳嗽。

【配伍】

药物	配伍药物	意义
莱菔子	紫苏子、芥子	①温肺化痰，降气止咳平喘，消食除胀通便 ②治寒痰喘咳，兼食积便秘者尤佳

知识拓展

药物	山楂	莱菔子
相同点	消食化积，善治饮食积滞及脾虚食少、消化不良	
不同点	①酸甘微温 ②善消化油腻肉积，肉食积滞宜用 ③活血散瘀，治泻痢腹痛、疝气痛、瘀血闭经、痛经及产后瘀阻腹痛	①辛甘而平 ②善行气消胀，食积气滞脘腹胀满较重者宜用 ③降气化痰，治咳喘痰多或兼胸闷食少

考点4 鸡内金★★★

【性味归经】甘，平。归脾、胃、小肠、膀胱经。

【性能特点】善运脾健胃、消食化积，为消食运脾之要药。既化坚消石，又固精止遗，治结石、遗尿、遗精可选。

【功效】健脾消食，涩精止遗，通淋化石。

【主治病证】

（1）食积不化，消化不良，小儿疳积。

（2）遗尿，遗精。

（3）泌尿系或肝胆结石症。

考点5 六神曲★★

【性味归经】甘、辛，温。归脾、胃经。

【性能特点】炒焦健胃消食力强，长于消谷食积滞，兼寒者尤宜。略兼发表，治外感表证兼食积者尤宜。此外，丸剂中含金石、介类药时，常以本品糊丸，以赋形、助消化。

【功效】消食化积，健脾和胃。

【主治病证】食积不化，脘腹胀满，不思饮食及肠鸣泄泻。

【用法】煎汤或入丸散。

考点 6 稻芽 ★

【性味归经】甘，温。归脾、胃经。

【功效】消食和中，健脾开胃。

【主治病证】

（1）食积证。

（2）脾虚食少证。

知识拓展

药物		六神曲	麦芽	稻芽
相同点		消食化积，开胃和中，治饮食积滞或脾虚食少、消化不良		
不同点		①性温而偏燥 ②消食力最强 ③食积较重或兼寒者宜用 ④常与金石介类药同入丸剂，起赋形、助消化之功	①性平 ②消食力居中 ③能促进淀粉类食物消化，尤宜高淀粉之食积证 ④大量用能回乳，用于断乳及乳房胀痛 ⑤生用疏肝，治肝郁气滞及肝胃不和	①性温 ②消食力最缓 ③略兼和中，食积轻症或兼脾虚、胃阴不足者用之为佳，病后体虚胃弱者最宜

第十章 驱虫药

凡以驱除或杀灭肠道寄生虫为主要功效的药物，称为驱虫药。

性味、归经	味多苦，多入脾、胃经或大肠经	
功效	驱虫、杀虫	
主治病证	肠道寄生虫病，如蛔虫病、蛲虫病、钩虫病、绦虫病	
配伍	虫病兼积滞	配消积导滞药
	虫病兼便秘	配泻下药
	脾胃虚弱	配补气健脾药
	体虚	配补虚药（宜补虚与驱虫兼施，或先补虚后驱虫）
使用注意	①空腹时服，以使药物充分作用于虫体，而保证疗效 ②部分药物有毒，使用时应注意剂量，以免中毒 ③发热或腹痛较剧时，宜先清热或止痛，待缓解后再使用驱虫药（急则治标） ④孕妇及老弱患者应慎用	

考点 1 使君子 ★★★

【性味归经】甘，温。归脾、胃经。

【性能特点】既为治蛔虫病、蛲虫病之佳品，又为治小儿疳积之要药。

【功效】杀虫消积。

【主治病证】

（1）蛔虫病，蛲虫病，虫积腹痛。

（2）小儿疳积。

【用法用量】内服：煎汤，9～12g，捣碎。使君子仁，6～9g，多入丸散或单用，作1～2次分服。小儿每岁1～1.5粒，炒香嚼服，1日总量不超过20粒。

【使用注意】若与热茶同服，可引起呃逆，故服药时忌饮茶。本品大量服用可致呃逆、眩晕、呕吐等不良反应，故不宜超量服用。

考点 2 苦楝皮 ★★★

【性味归经】苦，寒。有毒。归肝、脾、胃经。

【性能特点】内服善毒杀蛔虫、蛲虫、钩虫；外用能除湿热、杀虫疗癣，治头癣、疥疮。

【功效】杀虫，疗癣。

【主治病证】

（1）蛔虫病，蛲虫病，虫积腹痛。

（2）头癣，疥疮（外治）。

【用法】外用，用猪脂调敷患处。

【使用注意】本品苦寒有毒，孕妇及脾胃虚寒者慎用。肝肾功能不全者慎用。不宜过量或持久服用。

知识拓展

药物	使君子	苦楝皮
相同点	驱杀蛔虫、蛲虫，治蛔虫病、蛲虫病常用	
不同点	①味甘气香性温 ②健脾消积，为儿科驱蛔消疳之良药 ③治小儿疳积、乳食停滞	①苦寒有毒 ②驱蛔效力大而可靠 ③驱钩虫，治钩虫病 ④清湿热，治疥癣

考点 3 槟榔 ★★★

【性味归经】苦、辛，温。归胃、大肠经。

【性能特点】善杀虫而力强，兼缓泻而促排虫体，治多种寄生虫病，最宜绦虫病、姜片虫病者。

【功效】杀虫，消积，行气，利水，截疟。

【主治病证】

（1）绦虫病，蛔虫病，姜片虫病，虫积腹痛。

（2）食积气滞之腹胀、便秘，泻痢里急后重。

（3）水肿，脚气浮肿。

（4）疟疾。

【配伍】

药物	配伍药物	意义
槟榔	常山	寒热并施，相反相成，既有较强的祛痰截疟之功，又可减少常山涌吐之副作用，善治疟疾久发不止

【用法用量】内服：煎汤，3～10g；驱绦虫、姜片虫，须用30～60g。

【使用注意】孕妇慎用。下气破积之力较强，易伤正气，故脾虚便溏及气虚下陷者不宜服。

知识拓展

药物	槟榔	牵牛子
相同点	杀虫、消积、泻下、利水，治虫积腹痛、食积腹胀、泻痢里急后重、水肿	
不同点	①性温无毒 ②善驱绦虫、姜片虫 ③泻下利水力缓，兼行气、截疟，治气滞腹胀、脚气浮肿及疟疾	①性寒有毒 ②善驱蛔虫 ③泻下利水力强（逐水），兼泻肺气、逐痰饮，治痰饮咳喘

考点 4 雷丸 ★★★

【性味归经】微苦，寒。归胃、大肠经。

【性能特点】治虫积腹痛，特别是绦虫病之佳品。

【功效】杀虫消积。

【主治病证】

（1）绦虫病，钩虫病，蛔虫病，虫积腹痛。

（2）小儿疳积。

【用法用量】内服：15～21g，不宜入煎剂，一般研粉服，每次5～7g，饭后用温开水调服，每日3次，连服3天。

考点5 南瓜子★

【性味归经】甘，平。归胃、大肠经。

【性能特点】润肠通便利于虫体排出。治绦虫病之良药，常与槟榔合用。

【功效】杀虫。

【主治病证】绦虫病，蛔虫病，钩虫病，血吸虫病。

【用法用量】内服：生用连壳或去壳后研细粉，60～120g，冷开水调服。

知识拓展

药物	槟榔	南瓜子
相同点	驱绦虫良药，对蛔虫也有效	
不同点	①麻痹绦虫的头部及未成熟节片 ②兼杀蛲虫、钩虫、姜片虫 ③缓通大便，驱虫力强 ④消积、行气、利水、截疟，治食积气滞、腹胀便秘、泻痢里急后重、水肿、脚气浮肿及疟疾	①麻痹绦虫的中段及后段节片 ②大量久服治血吸虫病 ③润肠，治肠燥便秘

考点6 鹤草芽★★

【性味归经】苦、涩，凉。归胃经。

【性能特点】既善杀绦虫，又兼泻下而利于虫体排出，为治绦虫病之要药。

【功效】杀虫。

【主治病证】绦虫病。

【用法用量】内服：研粉吞服，成人每次30～45g。小儿按体重0.7～0.8g/kg，每日1次，早晨空腹服。

【使用注意】有效成分不溶于水，不宜入煎剂。

知识拓展

药物	鹤草芽	雷丸
相同点	善驱杀绦虫，单用研末服即有可靠疗效	
不同点	①性凉 ②缓泻，有利于虫体排出	①性寒 ②能破坏绦虫节片 ③驱杀蛔虫、蛲虫、钩虫

考点7 榧子★

【性味归经】甘，平。归肺、胃、大肠经。

【功效】杀虫消积，润肺止咳，润燥通便。

【主治病证】

（1）钩虫病，蛔虫病，绦虫病，虫积腹痛。

（2）小儿疳积。

（3）肺燥咳嗽。

（4）肠燥便秘。

第十一章　止血药

凡以制止体内外出血为主要功效的药物，称为止血药。

性味、归经	性味各异	
功效	主要功效	止血
	次要功效	清热凉血、化瘀、收涩、散寒温经
主治病证	①咳血、吐血、衄血、便血、尿血、崩漏、紫癜、创伤出血 ②（兼治）血热、血瘀、疮肿及胃寒等	
分类	凉血止血药	①味或苦或甘，性寒凉 ②清血分之热而止血 ③治血热妄行之出血证 ④过量滥用有留瘀之弊
	化瘀止血药	①性味各异 ②消散瘀血而止血 ③治瘀血内阻、血不循经之出血证 ④有止血不留瘀之长，为治出血之佳品
	收敛止血药	①味多涩，或质黏，或为炭类 ②善收敛止血 ③治各种出血而无瘀滞者 ④有留瘀敛邪之弊，若有瘀血或邪实者慎用
	温经止血药	①性温热 ②温脾阳，固冲脉而统摄血液 ③治脾不统血，冲脉失固之虚寒性出血证
配伍	血热妄行	配清热凉血药
	阴虚阳亢	配滋阴潜阳药
	瘀血阻滞而出血	配活血行气药
	虚寒性出血	根据病情配温阳、益气、健脾药
	出血过多致气虚欲脱	急予大补元气之药，以益气固脱
使用注意	使用凉血止血药和收敛止血药时，必须注意有无瘀血，若有瘀血未尽，应酌加活血化瘀药，不能单纯止血，以免留瘀	

第一节　凉血止血药

考点1 大蓟 ★★★

【性味归经】甘、苦，凉。归心、肝经。

【性能特点】既清血分热邪而凉血止血，为治血热出血之要药；又散瘀解毒而消痈肿，为治痈肿疮毒所常用。

【功效】凉血止血，散瘀解毒消痈。

【主治病证】

（1）衄血、吐血、尿血、便血、崩漏，外伤出血。

（2）痈肿疮毒。

【配伍】

药物	配伍药物	意义
大蓟	小蓟	均性凉而凉血止血、散瘀解毒消痈，同用药力更强，治血热出血诸证及痈肿疮毒

【用法】外用，鲜品适量，捣烂敷患处。大蓟炭性味苦、涩，凉，功专凉血止血，主治衄血、吐血、尿血、便血、崩漏、外伤出血，用量5~10g，多入丸散服。

【使用注意】清泄散瘀，故孕妇及无瘀滞者慎用，脾胃虚寒者忌用。

考点 2　小蓟 ★★★

【性味归经】甘、苦，凉。归心、肝经。

【性能特点】主能清血分之热而凉血止血，兼能利尿通淋，治血热出血，以尿血、血淋用之尤佳。

【功效】凉血止血，散瘀解毒消痈。

【主治病证】

（1）衄血、吐血、尿血、血淋、便血、崩漏，外伤出血。

（2）痈肿疮毒。

【用法】外用，鲜品适量，捣烂敷患处。炒炭兼收敛而止血力增强。

【使用注意】脾虚便溏或泄泻者慎用。

知识拓展

药物	大蓟	小蓟
相同点	①性凉，归心、肝经 ②凉血止血、散瘀解毒消痈 ③治血热妄行诸出血证及痈肿疮毒	
不同点	①凉血止血力较强 ②多用于吐血、咳血、崩漏	①凉血止血力较弱，又能利尿 ②多用于尿血、血淋

考点 3　地榆 ★★★

【性味归经】苦、酸、涩，微寒。归肝、大肠经。

【性能特点】清血分之热以治本，兼能收敛止血以治标，为凉血止血之要药。沉降入下焦，善治下焦血热妄行诸证，为治便血、痔血、血痢、崩漏之佳品。外用善解毒消肿、敛疮止痛，为治水火烫伤之要药。

【功效】凉血止血，解毒敛疮。

【主治病证】

（1）便血，痔血，血痢，崩漏。

（2）水火烫伤，痈肿疮毒。

【配伍】

药物	配伍药物	意义
地榆	槐角	凉血止血作用增强，治血热出血诸证，尤宜治痔血、便血等下部出血证

【用法】外用，研末涂敷患处。止血多炒炭用，解毒敛疮多生用。

【使用注意】微寒酸涩，故虚寒性便血、下痢、崩漏，以及出血有瘀者慎用。对于大面积烧伤病人，不宜使用地榆制剂外涂，以防其所含鞣质被大量吸收而引起中毒性肝炎。

考点4 白茅根★★★

【性味归经】甘，寒。归肺、胃、膀胱经。

【性能特点】能清血分之热而止血。血热出血皆宜，兼津伤及呕、咳、渴、淋者尤佳。

【功效】凉血止血，清热利尿。

【主治病证】

（1）血热吐血、衄血、尿血。

（2）热病烦渴。

（3）湿热黄疸，水肿尿少，热淋涩痛。

【用法】鲜品加倍。止血多炒炭用，清热利尿宜生用。

【使用注意】脾胃虚寒及血分无热者忌用。

知识拓展

药物	白茅根	芦根
相同点	①味甘性寒，具不伤胃、不腻膈之长 ②清热，利尿 ③治热病烦渴、胃热呕哕、肺热咳嗽、热淋、血淋及水肿等证	
不同点	①长于清降凉血而止血 ②治血热妄行诸出血证 ③治湿热黄疸	①长于清透气分之热 ②排脓 ③治小儿麻疹、肺痈吐脓 ④治风热咳嗽

考点5 侧柏叶★★★

【性味归经】苦、涩，寒。归肺、肝、脾经。

【性能特点】治内、外伤出血之要药，血热者宜生用，虚寒者须炒炭用。清热凉血而生发乌发，治血热之脱发、须发早白。

【功效】凉血止血，化痰止咳，生发乌发。

【主治病证】

（1）吐血、衄血、咯血、便血、崩漏下血。

（2）肺热咳嗽。

（3）血热脱发，须发早白。

【用法】止血多炒炭用，化痰止咳宜生用。

【使用注意】苦寒黏涩，故虚寒者不宜单用，出血有瘀血者慎用。

考点6 槐花 ★★

【性味归经】苦，微寒。归肝、大肠经。

【性能特点】治肝热目赤头痛之良药。血热出血皆宜，便血与痔疮出血尤宜。

【功效】凉血止血，清肝泻火。

【主治病证】

（1）便血、痔血、血痢、崩漏、吐血、衄血。

（2）肝热目赤，头痛眩晕。

【用法】止血多炒炭用，清热泻火宜生用。

【使用注意】脾胃虚寒及阴虚发热而无实火者慎用。

知识拓展

药物	地榆	槐花
相同点	①性微寒，归肝、大肠经 ②凉血止血，治血热妄行诸出血证，尤宜大肠火盛之便血、痔血（常同用）	
不同点	①清下焦血分之热，且兼收敛，治热毒血痢、崩漏及月经过多 ②解毒敛疮，治水火烫伤、疮痈肿毒及湿疹	清肝火，治肝热头痛目赤

考点7 苎麻根 ★

【性味归经】甘，寒。归心、肝、肾经。

【性能特点】凉血止血力较强，凡血热出血皆宜，兼能利尿，对热盛下焦之尿血、血淋最为适宜。清热安胎，用于胎热之胎动、胎漏。

【功效】凉血止血，安胎，解毒。

【主治病证】

（1）血热所致的尿血。

（2）胎漏下血，胎动不安。

（3）外治痈肿初起。

【用法】外用，捣烂敷患处。

【使用注意】脾胃虚寒及血分无热者不宜服用。

知识拓展

药物	白茅根	苎麻根	黄芩
相同点	甘寒清利，凉血止血，清热利尿，治血热出血及淋痛等证		—
	—	①清热安胎，凉血止血，治血热之胎动不安、胎漏下血及血热妄行之各种出血 ②清热解毒，治痈肿疮毒、热淋、血淋	
不同点	①善清膀胱之热而利尿力强，治水肿兼热及湿热黄疸 ②清肺胃之热而生津、止呕，治热病烦渴、肺热咳嗽、胃热呕哕	止血力强，治外伤出血	①燥湿较强，治湿热黄疸、泻痢、湿温、湿疮 ②长于清肺热，治肺热咳喘 ③治少阳寒热往来（常与柴胡同用）

第二节　化瘀止血药

考点 1 三七 ★★★

【性味归经】甘、微苦，温。归肝、胃经。

【性能特点】止血与化瘀力均强，并能补虚，有止血而不留瘀、活血而不耗气之优，内服、外用皆效，凡体内外诸出血，各种瘀血痛证，用之皆有卓效。偏寒兼虚者最宜，偏热无虚者当配清热凉血及相应之品。

【功效】散瘀止血，消肿定痛。

【主治病证】

（1）咯血，吐血，衄血，便血，崩漏，外伤出血。

（2）胸腹刺痛，跌扑肿痛。

【用法用量】内服：煎汤，3～9g；研粉吞服，每次1～3g。外用：适量。

【使用注意】性温活血，孕妇慎用，血热及阴虚有火者不宜单用。

考点 2 茜草 ★★★

【性味归经】苦，寒。归肝经。

【性能特点】凉血与行瘀并举，止血而无留瘀之忧，行血而无妄行之患，对出血属血热夹瘀者更宜。

【功效】凉血，祛瘀，止血，通经。

【主治病证】

（1）吐血，衄血，崩漏，外伤出血。

（2）瘀阻经闭，关节痹痛，跌扑肿痛。

【用法】止血宜炒炭用，活血通经宜生用或酒炒用。

【使用注意】苦寒降泄，孕妇慎用，脾胃虚寒及无瘀滞者慎用。

考点 3 蒲黄 ★★★

【性味归经】甘，平。归肝、心包经。

【性能特点】化瘀止血之要药，尤善治崩漏及尿血。治出血及瘀血诸痛，无论寒热均可。

【功效】止血，化瘀，通淋。

【主治病证】

（1）吐血，衄血，咯血，崩漏，外伤出血。

（2）经闭痛经，胸腹刺痛，跌扑肿痛。

（3）血淋涩痛。

【配伍】

药物	配伍药物	意义
蒲黄	五灵脂	活血止痛、化瘀止血，善治血瘀胸胁心腹诸痛及血瘀出血

【用法】内服，包煎。外用，敷患处。止血宜炒炭用，化瘀、利尿宜生用。

【使用注意】生蒲黄有收缩子宫的作用，故孕妇慎用。

知识拓展

药物	三七	蒲黄	茜草
相同点	①化瘀止血 ②治瘀血阻滞、血不归经之诸出血证 ③治瘀血闭经、痛经、产后瘀阻、心腹瘀痛、跌扑肿痛		
不同点	①性温 ②化瘀止血力强，有化瘀而不伤正之长 ③出血或瘀血兼体虚有寒者宜用	①性平，生用、炒用均止血 ②生用活血化瘀止血，并兼利尿，尤善治尿血、血淋 ③炒炭收敛止血，略兼化瘀，出血无瘀或瘀滞不明显者宜用	①性寒 ②炒炭化瘀止血，瘀阻出血兼热宜用 ③生用凉血活血通经，瘀血夹热宜用 ④治关节痹痛

考点4 景天三七★

【性味归经】甘、微酸，平。归心、肝经。

【功效】散瘀止血，安神。

【主治病证】

（1）吐血，咯血，衄血，紫癜，崩漏，外伤出血。

（2）心悸失眠，烦躁不安。

知识拓展

药物	三七	景天三七
相同点	散瘀止血，既治出血、又治瘀血。对出血证，有止血而不留瘀之长	
不同点	①性温，化瘀止血力强 ②体虚有寒者宜用	①景天三七性平，止血力较弱 ②宁心安神，治心悸、失眠

第三节　收敛止血药

考点1 白及★★★

【性味归经】苦、甘、涩，微寒。归肺、肝、胃经。

【性能特点】质黏腻，性收涩，收敛止血之功卓著，适用于体内外诸出血，内服、外用皆宜。甘而缓补，兼益肺胃，最宜咯血、吐血等肺胃出血。

【功效】收敛止血，消肿生肌。

【主治病证】

（1）咯血，吐血，外伤出血。

（2）疮疡肿毒，皮肤皲裂。

【配伍】

药物	配伍药物	意义
白及	三七	一收一散，止血力增强而不留瘀，治各种出血证，尤多用于咯血、吐血等肺胃出血
	海螵蛸	收敛止血、制酸止痛，生肌敛疮，治胃痛泛酸、吐血、咳血等出血病证

【用法】煎汤或研末吞服。

【使用注意】不宜与川乌、制川乌、草乌、制草乌、附子同用。

考点2 仙鹤草 ★★★

【性味归经】苦、涩，平。归心、肝经。

【性能特点】长于收敛止血，大凡出血，无论寒热虚实，皆可配伍应用。有补虚、强壮作用，治劳力过度所致的脱力劳伤。

【功效】收敛止血，截疟，止痢，解毒，补虚。

【主治病证】

（1）咯血，吐血，崩漏下血。

（2）疟疾。

（3）血痢。

（4）痈肿疮毒。

（5）阴痒带下。

（6）脱力劳伤。

【使用注意】泻痢兼表证发热者不宜服用。

考点3 棕榈炭 ★

【性味归经】苦、涩，平。归肺、肝、大肠经。

【性能特点】专收敛止血，凡出血无论寒热虚实皆宜，治出血无瘀者最佳。

【功效】收敛止血。

【主治病证】吐血，衄血，尿血，便血，崩漏。

【使用注意】收涩性强，出血兼瘀滞，湿热下痢初起者慎用。

考点4 紫珠叶 ★

【性味归经】苦、涩，凉。归肝、肺、胃经。

【性能特点】治血热出血，属肺胃蕴热者尤佳；治热毒疮疡及水火烧伤，外用、内服皆善。

【功效】凉血收敛止血，散瘀解毒消肿。

【主治病证】

（1）衄血，咯血，吐血，便血，崩漏，外伤出血。

（2）热毒疮疡，水火烫伤。

【使用注意】虚寒性出血慎用。

考点5 藕节★

【性味归经】甘、涩，平。归肝、肺、胃经。

【性能特点】止血而不留瘀，各种出血不论寒热虚实皆宜。鲜品平而偏凉，兼热者宜用；炒炭平而偏温，无论寒热皆可。

【功效】收敛止血，化瘀。

【主治病证】吐血，咯血，衄血，尿血，崩漏。

考点6 血余炭★

【性味归经】苦，平。归肝、胃经。

【性能特点】体内外出血，无论寒热虚实用之皆宜，内服、外用皆效。兼利尿，主治小便不利，甚或不通。

【功效】收敛止血，化瘀，利尿。

【主治病证】

（1）吐血，咯血，衄血，血淋，尿血，便血，崩漏，外伤出血。

（2）小便不利。

【用法】外用，适量。

【使用注意】气浊，故胃弱者慎用。

> 知识拓展

药物	藕节	血余炭
相同点	性平，善收敛化瘀而止血，止血而不留瘀，治各种出血	
不同点	①药力和缓 ②鲜品平而偏凉，兼热者宜用 ③炒炭平而偏温，无论寒热皆可	①能止能行，药力较强 ②利尿，治血淋

考点7 鸡冠花★

【性味归经】甘、涩，凉。归肝、大肠经。

【功效】收敛止血，止带，止痢。

【主治病证】

（1）吐血，崩漏，便血，痔血。

（2）赤白带下。

（3）久痢不止。

【使用注意】收涩力强，故瘀血阻滞之崩漏下血，以及湿热下痢初起兼有寒热表证者不宜使用。

知识拓展

药物	白及	紫珠叶	仙鹤草	棕榈炭	鸡冠花
相同点	收敛止血，善治各种出血而无瘀滞者				
不同点	①微寒黏涩，药力颇强 ②消肿生肌 ③益肺胃，肺胃出血尤宜 ④治痈肿、烫伤、手足皲裂	①性凉 ②清热解毒消肿 ③肺胃出血尤宜 ④治痈肿、水火烫伤	①性平，作用广泛 ②出血无论寒热虚实皆宜 ③截疟、止痢、解毒，治久泻久痢、疟疾、疮肿、阴痒带下 ④补虚，治脱力劳伤	①性平 ②出血无瘀，无论寒热均宜 ③治崩漏	①性凉，敛清相兼 ②收敛凉血而止血，凡出血皆宜，下焦出血尤宜 ③收涩止痢止带，治泻痢、带下

第四节　温经止血药

考点1 艾叶 ★★★

【性味归经】辛、苦，温；有小毒。归肝、脾、肾经。

【性能特点】内服能暖气血而温经脉，为温经止血之要药，尤善治肝肾不足，下元虚冷，冲任不固所致的月经过多、崩漏；又逐寒邪而暖宫助孕，治下焦虚寒或寒客胞宫之经寒不调，宫冷不孕；外用煎汤熏洗，祛湿而止痒；温灸能温通经脉、散寒止痛。

【功效】温经止血，散寒止痛；外用祛湿止痒。

【主治病证】

（1）吐血，衄血，崩漏，月经过多，胎漏下血。

（2）少腹冷痛，经寒不调，宫冷不孕。

（3）外治皮肤瘙痒。

此外，可用于温灸。

【配伍】

药物	配伍药物	意义
艾叶	阿胶	养血止血，散寒暖宫调经，治下焦虚寒所致的月经过多、崩漏、胎漏
	香附	疏肝理气，散寒暖宫，调经止痛，治肝郁气滞、宫寒之月经不调、痛经

【用法用量】内服：煎汤，3~9g。外用：适量，供灸治或熏洗用。醋艾炭温经止血，用于虚寒性出血；其余生用。

【使用注意】辛香温燥，故阴虚血热者慎用。

考点2 炮姜 ★★

【性味归经】辛，热。归脾、胃、肾经。

【性能特点】既善温经止血，为治脾阳不足，脾不统血，虚寒性出血之要药；又善温中止泻、止痛，为治中焦虚寒腹痛吐泻之佳品。

【功效】温经止血，温中止痛。

【主治病证】

（1）阳虚失血，吐衄崩漏。

（2）脾胃虚寒，腹痛吐泻。

【使用注意】辛热温燥，故孕妇慎用，阴虚有热之出血者忌用。

知识拓展

药物	炮姜	艾叶
相同点	味辛性温热，善温经止血，治虚寒出血诸证	
不同点	①主入脾经兼入肾经，善温脾阳、散中寒 ②成炭者专于温经止血，治脾阳虚失于统摄之吐血、便血、崩漏宜用 ③未成炭者，长于散寒温中止痛，治虚寒腹痛、泄泻及产后血虚寒凝之小腹疼痛宜用	①入肝、脾、肾经，善温暖中下二焦 ②治下元虚冷、冲任不固之虚寒出血（炒炭用） ③暖宫，治虚寒崩漏 ④散寒止痛，治经寒痛经、月经不调、宫冷不孕 ⑤煎汤外洗治皮肤瘙痒 ⑥用于温灸能温煦气血、透达经络

第十二章　活血祛瘀药

凡以通利血脉、促进血行、消散瘀血为主要功效的药物，称为活血祛瘀药或活血化瘀药，简称活血药。其中活血作用较强者，又称破血药。

性味、归经	味多辛、苦，多归心、肝经而入血分	
功效	主要功效	活血化瘀
	次要功效	止痛、调经、疗伤、消肿、消癥及祛瘀生新
主治病证	血行不畅、瘀血阻滞所引起的多种疾病，如瘀血内阻之闭经、痛经、月经不调、产后瘀阻腹痛、癥瘕、胸胁脘腹痛、中风半身不遂、关节痹痛、跌打损伤、瘀肿疼痛、痈肿疮疡、瘀血阻滞经脉所致的出血等	
配伍	寒凝血瘀	配温里散寒、温通经脉药
	瘀热互结	配清热凉血药
	风湿关节痹痛	配祛风湿、通经脉、止痹痛药
	癥瘕积聚、肿块坚硬	配软坚散结药
	热毒痈肿者	配清热解毒药
	久瘀体虚 因虚致瘀	与补虚药同用
	常与行气药同用，以增强活血化瘀之力	
使用注意	多数药物能耗血动血，其中部分还有堕胎的作用，故妇女月经量多、血虚闭经无瘀及出血无瘀者忌用，孕妇慎用或禁用	

考点1 川芎★★★

【性味归经】辛，温。归肝、胆、心包经。

【性能特点】上行头目，下走血海，内行血气，外散风寒。"血中之气药"。治多种头痛，属风寒、血瘀者最佳；属风热、风湿、血虚者，亦可选，故前人有"头痛不离川芎"之言。祛风活血而利关节，亦为风湿痹痛常用药。

【功效】活血行气，祛风止痛。

【主治病证】

（1）胸痹心痛，胸胁刺痛，跌扑肿痛。

（2）月经不调，经闭痛经，癥瘕腹痛。

（3）头痛，风湿痹痛。

【配伍】

药物	配伍药物	意义
川芎	柴胡、香附	疏肝解郁，理气活血调经，治肝郁气滞之胸闷胁痛、痛经及月经不调
	菊花	既散风热、平肝阳，又理气活血止痛，治风热头痛或肝阳头痛
	红花	活血行气止痛力强，善治气滞血瘀诸痛，兼寒者尤宜

【使用注意】活血行气，孕妇慎用。辛香升散，头痛属阴虚阳亢者慎用；阴虚火旺，多汗，月经过多及出血性疾病，不宜使用。

考点2 延胡索★★★

【性味归经】辛、苦，温。归肝、脾经。

【性能特点】既入血分以活血祛瘀，又入气分以行气散滞，止痛力强，"能行血中气滞，气中血滞，故专治一身上下诸痛"，疼痛属血瘀气滞者皆可投用，以兼寒者为佳。醋制后其效更捷。

【功效】活血，行气，止痛。

【主治病证】血瘀气滞之胸胁、脘腹疼痛，胸痹心痛，经闭痛经，产后瘀阻，跌扑肿痛。

【用法】煎汤或研末吞服。醋制可增强其止痛之功。

【使用注意】活血行气，故孕妇慎用。

考点3 郁金★★★

【性味归经】辛、苦，寒。归肝、心、肺经。

【性能特点】活血行气凉血之要药。

【功效】活血止痛，行气解郁，清心凉血，利胆退黄。

【主治病证】

（1）胸胁刺痛，胸痹心痛，经闭痛经，乳房胀痛。

（2）热病神昏，癫痫发狂。

（3）血热吐衄。

（4）黄疸尿赤。

【配伍】

药物	配伍药物	意义
郁金	石菖蒲	化湿豁痰，清心开窍，治痰火或湿热蒙蔽清窍之神昏、癫狂、癫痫
	白矾	清心窍，祛痰涎，开心窍，治痰热蒙蔽心窍之神昏、癫痫发狂及痰厥

【使用注意】不宜与丁香、母丁香同用。

考点4 莪术★★★

【性味归经】辛、苦，温。归肝、脾经。

【性能特点】入血走气，药力颇强，为破血破气之品。既破血行气而止痛消癥，又行气消积而除胀止痛，主治血瘀、气滞、食积之重症。

【功效】行气破血，消积止痛。

【主治病证】

（1）癥瘕痞块，瘀血经闭，胸痹心痛。

（2）食积胀痛。

【配伍】

药物	配伍药物	意义
莪术	三棱	均能破血行气、消积止痛，配伍同用后药力更强，凡血瘀气滞及食积重症均可用之

【用法】醋制增强其止痛之功。

【使用注意】本品为破血之品，孕妇及月经过多者禁用。易伤气耗血，应中病即止，不宜久服。

考点⑤ 丹参★★★

【性味归经】苦，微寒。归心、肝经。

【性能特点】"一味丹参散，功同四物汤"，为妇科血瘀经产诸证常用，实为凉血活血、祛瘀生新之品。

【功效】活血祛瘀，通经止痛，清心除烦，凉血消痈。

【主治病证】

（1）胸痹心痛，脘腹胁痛，癥瘕积聚，热痹疼痛。

（2）月经不调，痛经经闭。

（3）心烦不眠。

（4）疮疡肿痛。

【用法】酒炒可增强其活血之功。

【使用注意】不宜与藜芦同用。

药物	丹参	川芎
相同点	①活血调经常用之品 ②活血行瘀止痛 ③治妇科月经不调、闭经、痛经、癥瘕、产后瘀阻腹痛；内科胸痹、心痛、脘腹痛；外科痈肿疮毒；伤科跌打损伤等血瘀证	
不同点	①微寒，善凉血、清心 ②治血瘀、血热之妇科、内科、外科、伤科诸证 ③治热毒疮痈、风湿热痹 ④治外感或内伤之血热心烦不眠	①性温味辛，活血化瘀，行气散风寒 ②治血瘀有寒或又兼气滞之妇科、内科、外科、伤科诸证 ③治肝郁气滞胁痛、各种头痛、风寒湿痹

考点⑥ 益母草★★★

【性味归经】苦、辛，微寒。归肝、心包、膀胱经。

【性能特点】善治瘀血经产诸病，为妇科调经良药。

【功效】活血调经，利尿消肿，清热解毒。

【主治病证】

（1）月经不调，痛经经闭，恶露不尽。

（2）水肿尿少。

（3）疮痈肿毒。

【使用注意】活血祛瘀且易动胎气，故孕妇慎用。

考点7 桃仁★★★

【性味归经】苦、甘，平。归心、肝、大肠经。

【性能特点】破血祛瘀而通经、生新血，为治血瘀诸证之要药。治咳喘、肠燥不论兼瘀与否、不论寒热皆可选用。

【功效】活血祛瘀，润肠通便，止咳平喘。

【主治病证】

（1）经闭痛经，癥瘕痞块，跌扑损伤。

（2）肺痈，肠痈。

（3）肠燥便秘。

（4）咳嗽气喘。

【使用注意】活血力强，孕妇慎用。润燥滑肠，脾虚便溏者慎用。

考点8 红花★★★

【来源】菊科植物红花的干燥花。

【性味归经】辛，温。归心、肝经。

【性能特点】善活血祛瘀而通经、消肿、止痛，药力较强，广泛用于内、外、妇、伤各科的瘀血证，兼寒者最宜。尤善调经，多用治妇科经水不调。

【功效】活血通经，散瘀止痛。

【主治病证】

（1）经闭，痛经，恶露不行。

（2）癥瘕痞块，胸痹心痛，瘀滞腹痛，胸胁刺痛。

（3）跌打损伤，疮疡肿痛。

【配伍】

药物	配伍药物	意义
红花	桃仁	活血祛瘀力增强，凡瘀血证用之皆可

【使用注意】活血通经，易动胎气，孕妇慎用。

药物	桃仁	红花
相同点	①破血之品，善活血化瘀（常相须为用） ②治妇科血滞闭经、痛经、癥瘕积聚、产后瘀阻腹痛、内科胸痛、心痛以及伤科跌打瘀痛	
不同点	①性平，甘苦润降 ②破瘀生新为长 ③润肠通便，治肠痈、肠燥便秘 ④止咳平喘，治咳嗽气喘、肺痈	①性温，辛散温通 ②兼寒者最宜 ③尤善调经，治妇科经水不调

考点9 乳香★★★

【性味归经】辛、苦，温。归心、肝、脾经。

【性能特点】外伤科要药，血瘀与疮肿皆宜。内服因行散而易耗伤正气，外用因生肌而不利于排脓，故治疮肿时：未溃可服，溃后勿服；无脓可敷，脓多勿敷。

【功效】活血定痛，消肿生肌。

【主治病证】

（1）胸痹心痛，胃脘疼痛，痛经经闭，产后瘀阻，癥瘕腹痛。

（2）风湿痹痛，筋脉拘挛。

（3）跌打损伤，痈肿疮疡。

【用法】内服，煎汤或入丸散；外用，研末调敷。

【使用注意】辛香走窜，孕妇及无瘀滞者慎用。气浊，易损伤脾胃，影响食欲，或引起呕吐，故脾胃虚弱者慎用；不宜多服、久服。

考点10 牛膝★★★

【性味归经】苦、甘、酸，平。归肝、肾经。

【性能特点】引血引火下行，以降上亢之阳、上炎之火、上逆之血，血热火逆及肝阳上亢每投。补肝肾、强筋骨，为治肝肾不足或痹证日久所致的腰膝酸软、筋骨无力之要药。还引药下行，用药欲其下行者，常用本品作引经药。习称"怀牛膝"。

【功效】逐瘀通经，补肝肾，强筋骨，利尿通淋，引血下行。

【主治病证】

（1）经闭，痛经。

（2）肝肾亏虚之腰膝酸痛、筋骨无力。

（3）淋证，水肿。

（4）头痛，眩晕，牙痛，口疮，吐血，衄血。

【配伍】

药物	配伍药物	意义
牛膝	苍术、黄柏	清热燥湿力强，善走下焦，治下焦湿热之足膝肿痛、痿软无力及湿疹、湿疮等

【用法】补肝肾、强筋骨当酒制用，余皆宜生用。

【使用注意】苦泄下行，逐瘀通经，故孕妇慎用。

考点11 土鳖虫★★★

【性味归经】咸，寒。有小毒。归肝经。

【性能特点】有小毒，力较强。专入肝经，善破血逐瘀而消癥，治瘀血经闭、产后瘀阻及癥瘕痞块；又续筋接骨，疗跌打损伤、筋伤骨折。

【功效】破血逐瘀，续筋接骨。

【主治病证】

（1）跌打损伤，筋伤骨折。

（2）血瘀经闭，产后瘀阻腹痛，癥瘕痞块。

【使用注意】破血祛瘀力强，故孕妇禁用。

考点12 水蛭★★★

【性味归经】咸、苦，平。有小毒。归肝经。

【性能特点】破血逐瘀消癥之良药，血瘀重症每用。

【功效】破血通经，逐瘀消癥。

【主治病证】血瘀经闭，癥瘕痞块，中风偏瘫，跌扑损伤。

【用法用量】内服：煎汤，1~3g。

【使用注意】破血逐瘀之品，孕妇及月经过多者禁用。

知识拓展

药物	水蛭	土鳖虫
相同点	①味咸，归肝经，有小毒 ②破血逐瘀消癥之佳品 ③治癥瘕积聚、闭经、跌扑损伤等血瘀重症	
不同点	性平，兼治中风偏瘫	①性寒，治肝脾肿大最宜 ②治肌肤甲错 ③续筋接骨，治跌打瘀肿、筋伤骨折

考点13 西红花★★

【性味归经】甘，平。归心、肝经。

【性能特点】功善活血化瘀，且力强效佳。又名"藏红花"。

【功效】活血化瘀，凉血解毒，解郁安神。

【主治病证】

（1）经闭癥瘕，产后瘀阻。

（2）温毒发斑。

（3）忧郁痞闷，惊悸发狂。

【用法用量】内服：煎汤，1~3g，或沸水泡服。

【使用注意】活血作用较强，且能通经，故孕妇慎用。

考点14 没药★★

【性味归经】辛、苦，平。归心、肝、脾经。

【性能特点】为外伤科要药，治内外瘀滞诸痛及痈疽肿痛所常用。内服因行散而易耗伤正气，外用因生肌而不利于排脓，故治疮肿时：未溃可服，溃后勿服；无脓可敷，脓多勿敷。

【功效】散瘀定痛，消肿生肌。

【主治病证】

（1）胸痹心痛，胃脘疼痛，痛经经闭，产后瘀阻，癥瘕腹痛。

（2）风湿痹痛。

（3）跌打损伤，痈肿疮疡。

【用法】内服：煎汤；炮制去油，多入丸散用。

【使用注意】气香走窜，孕妇及无瘀滞者慎用。气浊，易损伤脾胃，影响食欲，或引起呕吐，故脾胃虚弱者慎用；不宜多服、久服。

知识拓展

药物	乳香	没药
相同点	①苦辛香窜，善活血定痛、消肿生肌（常相须为用） ②治瘀血阻滞心腹诸痛、跌打肿痛、血滞闭经、癥瘕、痈疽疮肿 ③治疮肿：痈疽未溃可服，溃后勿服；无脓可敷，脓多勿敷	

考点 15 姜黄 ★

【性味归经】辛、苦，温。归脾、肝经。

【性能特点】内行血气而通经止痛，外散风寒湿而疗痹止痛，并横走肢臂。治血瘀气滞诸痛，兼寒者尤宜；治风湿肩臂痛，以寒凝阻络者最佳。

【功效】破血行气，通经止痛。

【主治病证】

（1）胸胁刺痛，胸痹心痛，痛经经闭，癥瘕。

（2）风湿肩臂疼痛，跌扑肿痛。

【使用注意】破血行气，易耗气伤血，故孕妇及血虚者慎用。

知识拓展

药物	川芎	姜黄	郁金
相同点	①辛温，活血行气，散风止痛 ②治妇科月经不调、痛经、闭经、癥瘕及产后瘀阻腹痛 ③治内科肝郁气滞血瘀之胁肋刺痛、风湿痹痛 ④治伤科跌打损伤瘀血肿痛（证属血瘀气滞有寒者最宜）		—
	—	①活血化瘀，行气止痛 ②治肝郁气滞、瘀血内阻之胸腹胁肋刺痛、血滞癥瘕、闭经、痛经、月经不调	
不同点	上行头巅，善治头痛、胸痹心痛、痹痛日久兼血瘀及痈肿疮毒	①善治寒凝血瘀气滞证 ②散瘀力强 ③善走肢臂而通经脉，治上肢肩臂之风寒湿痹及心腹冷痛	①善治血瘀气滞有热证 ②凉血清心，解郁安神，利胆退黄 ③治热病神昏、痰热癫痫、血热夹瘀出血、湿热黄疸

考点 16 三棱 ★★

【性味归经】辛、苦，平。归肝、脾经。

【性能特点】既入血又入气，药力较强，为走泄之品。善破血行气而消癥止痛，能行气消积而除胀止痛，凡血瘀、气滞、食积重症可投。

【功效】破血行气，消积止痛。

【主治病证】

（1）癥瘕痞块，痛经，瘀血经闭，胸痹心痛。

（2）食积胀痛。

【用法】醋制可增强其止痛之功。

【使用注意】破血之品，有动血堕胎之虞，故孕妇及月经过多者禁用。不宜与芒硝、玄明粉同用。

知识拓展

药物	莪术	三棱
相同点	①行散走泄之品，善破血行气、消积止痛 ②治血瘀气滞之癥瘕积聚、闭经、痛经、产后瘀阻腹痛、跌打瘀肿、食积胀痛 ③多用醋炒，以增强止痛之力	
不同点	性温，偏于破气	性平，长于破血

考点 17 鸡血藤 ★

【性味归经】苦、甘，温。归肝、肾经。

【功效】活血补血，调经止痛，舒筋活络。

【主治病证】

（1）月经不调，痛经，经闭。

（2）风湿痹痛，麻木瘫痪。

（3）血虚萎黄。

【使用注意】活血，故孕妇及月经过多者慎用。

考点 18 川牛膝 ★★

【来源】苋科植物川牛膝的干燥根。

【性味归经】甘、微苦，平。归肝、肾经。

【功效】逐瘀通经，通利关节，利尿通淋。

【主治病证】

（1）经闭癥瘕，胞衣不下，跌扑损伤。

（2）风湿痹痛，足痿筋挛。

（3）尿血血淋。

【使用注意】逐瘀通经，性善下行，故孕妇慎用。

知识拓展

药物	牛膝（怀牛膝）	川牛膝
相同点	①性平，逐瘀通经，利尿通淋 ②治血瘀痛经，产后瘀阻，关节痹痛，跌打损伤，小便不利，淋证涩痛	
不同点	①补肝肾、强筋骨，治肝肾亏虚之腰膝酸软、筋骨无力，以及风湿痹痛兼肝肾亏虚 ②引血下行，治气火上逆之吐血、衄血、牙龈肿痛、口舌生疮、头痛眩晕	逐瘀通经，通利关节，治风湿痹痛，气血阻滞之关节不利

考点19 苏木 ★

【性味归经】甘、咸，平。归心、肝、脾经。

【性能特点】既活血祛瘀，又消肿止痛，为骨伤诸证常用。

【功效】活血祛瘀，消肿止痛。

【主治病证】

（1）跌打损伤，骨折筋伤，瘀滞肿痛。

（2）经闭痛经，产后瘀阻，胸腹刺痛，痈疽肿痛。

【使用注意】活血通经，孕妇慎用。

考点20 五灵脂 ★★

【性味归经】苦、甘，温。入肝、脾经。

【功效】活血止痛，化瘀止血，解蛇虫毒。

【主治病证】

（1）瘀血阻滞心腹刺痛，痛经、经闭，产后瘀阻腹痛，骨折肿痛。

（2）瘀滞崩漏，月经过多。

（3）蛇虫咬伤。

【用法】包煎或入丸散服。活血止痛宜生用，化瘀止血宜炒用。

【使用注意】活血祛瘀，故孕妇慎用。不宜与人参同用。

知识拓展

药物	延胡索	五灵脂	蒲黄
相同点	性温，善活血止痛，治瘀血诸痛		—
	—	①归肝经，治血瘀诸痛或出血，生用、炒用功能有别 ②活血化瘀止痛，治血滞痛经、闭经、月经不调、产后瘀阻腹痛、胸胁心腹刺痛、跌打损伤瘀痛 ③炒用止血，治各种出血	
不同点	善行气止痛，凡疼痛无论属血瘀、气滞或血瘀气滞并见者用之皆宜	①生用专于活血，止痛力较延胡索缓，治血瘀诸痛 ②炒用则化瘀止血，治瘀血崩漏、月经过多 ③解蛇虫毒，治蛇虫咬伤	①化瘀止痛力较五灵脂缓 ②血瘀无论寒热皆宜 ③止血、通淋，治各种出血及淋痛，尤宜尿血、血淋，或证属夹瘀者
合用	—	①生用：活血化瘀，兼能止血利尿，凡瘀血之证无论有无出血皆宜 ②炒用：化瘀收敛止血，有止血而不留瘀、活血而不动血之长，凡出血无论有无瘀血皆可选用，兼寒者最宜，兼热者当配凉血止血之品	

考点21 血竭 ★

【性味归经】甘、咸，平。归心、肝经。

【功效】活血定痛，化瘀止血，生肌敛疮。

【主治病证】

（1）跌打损伤，心腹瘀痛。

（2）外伤出血。

（3）疮疡不敛。

【用法用量】内服：研末，1～2g，或入丸剂。外用：研末撒或入膏药用。

【使用注意】活血散瘀，故孕妇及妇女月经期慎用。

知识拓展

药物	苏木	血竭
相同点	①甘咸平，活血散瘀止痛 ②治瘀血闭经、痛经、产后瘀阻腹痛、胸腹刺痛及跌打损伤之瘀血肿痛	
不同点	力稍缓	①力较强，治癥瘕痞块 ②化瘀止血、生肌敛疮，治外伤出血、疮疡不敛

考点 22 刘寄奴 ★

【性味归经】苦，温。归心、肝、脾经。

【功效】活血通经，散瘀止痛，止血消肿，消食化积。

【主治病证】

（1）瘀滞经闭，产后腹痛，癥瘕。

（2）跌打损伤，外伤出血，疮痈肿毒。

（3）食积腹痛。

【用法】外用，捣敷或研末撒。

【使用注意】破血之品，孕妇慎用。

考点 23 北刘寄奴 ★

【性味归经】苦，寒。归脾、胃、肝、胆经。

【功效】活血祛瘀，通经止痛，凉血，止血，清热利湿。

【主治病证】

（1）跌打损伤，外伤出血，瘀血经闭，月经不调，产后瘀痛，癥瘕积聚。

（2）血痢，血淋。

（3）湿热黄疸，水肿腹胀，白带过多。

【使用注意】活血通利，故孕妇及月经过多者慎用。

知识拓展

药物	刘寄奴（南刘寄奴）	北刘寄奴
相同点	①苦泄，入肝、脾经 ②活血通经，散瘀止痛 ③治妇科血瘀闭经、痛经、月经不调，产后腹痛、癥瘕、外伤瘀肿、创伤出血	
不同点	①性温，善治瘀血兼寒 ②气香醒脾开胃，消食化积，治食积腹痛	①性凉，治血瘀兼热 ②凉血止血，清利湿热，治血热出血，湿热黄疸、水肿、带下

考点 24 王不留行 ★★

【性味归经】苦，平。归肝、胃经。

【性能特点】下乳消肿，治乳汁不下及乳痈常用，为活血通经下乳之良药。

【功效】活血通经，下乳消肿，利尿通淋。

【主治病证】

（1）经闭，痛经。

（2）乳汁不下，乳痈肿痛。

（3）淋证涩痛。

【使用注意】性专通利，活血通经，故孕妇慎用。

考点25 月季花★

【性味归经】甘，温。归肝经。

【功效】活血调经，疏肝解郁。

【主治病证】

（1）气滞血瘀，月经不调，痛经，闭经。

（2）胸胁胀痛。

【使用注意】孕妇慎用。用量不宜过大，多服、久服可引起腹痛腹泻及便溏。

知识拓展

药物	月季花	玫瑰花
相同点	①温通，活血化瘀，疏肝行气 ②治肝郁气滞或气滞血瘀所致诸证（配用效佳）	
不同点	①肝经专药 ②功偏活血调经，宜治月经不调、痛经经闭	①入肝、胃经 ②功偏行气解郁，和胃止痛，宜治气滞偏重或肝胃不和证

考点26 泽兰★

【性味归经】苦、辛，微温。归肝、脾经。

【功效】活血调经，祛瘀消痈，利水消肿。

【主治病证】

（1）月经不调，经闭，痛经，产后瘀血腹痛。

（2）疮痈肿毒。

（3）水肿腹水。

知识拓展

药物	益母草	泽兰
相同点	①辛散苦泄，妇科调经要药 ②活血调经，利尿消肿，治妇科经产瘀血病症及水瘀互结之水肿	
不同点	①性微寒，兼清热解毒 ②治瘀热阻滞之热毒疮肿	①性微温 ②治疮痈肿毒 ③芳香舒脾而行水消肿，作用缓和

考点 27 自然铜★

【性味归经】辛，平。归肝经。

【性能特点】既散瘀止痛，又续筋接骨，能促进骨折愈合，为接骨疗伤常用药。

【功效】散瘀止痛，续筋接骨。

【主治病证】跌打损伤，筋骨折伤，瘀肿疼痛。

【用法】多入丸散服；若入煎剂，宜先煎。

【使用注意】活血之品，孕妇慎用。金石之品，不宜久服。

考点 28 斑蝥★★

【性味归经】辛，热。有大毒。归肝、胃、肾经。

【功效】破血逐瘀，散结消癥，攻毒蚀疮。

【主治病证】

（1）癥瘕，经闭。

（2）顽癣，瘰疬，赘疣，痈疽不溃，恶疮死肌。

【用法用量】内服：0.03～0.06g，炮制后多入丸散用。外用：适量，研末或浸酒醋，或制油膏涂敷患处，不宜大面积使用。

【使用注意】破血逐瘀之品，力峻性猛，孕妇禁用。有大毒，内服慎用，不宜久服、多服，中病即止。外用对皮肤、黏膜有很强的刺激作用，能引起皮肤发红、灼热、起疱，甚至腐烂，故不宜久敷和大面积使用。

考点 29 马钱子★★

【性味归经】苦，温。有大毒。归肝、脾经。

【性能特点】善通利经络，制止疼痛，为疗伤止痛要药，常用于跌打损伤、骨折肿痛及风湿顽痹、麻木瘫痪。

【功效】通络止痛，散结消肿。

【主治病证】

（1）跌打损伤，骨折肿痛，风湿顽痹，麻木瘫痪。

（2）痈疽疮毒，咽喉肿痛。

【用法用量】内服：0.3～0.6g，炮制后入丸散用。外用：适量，研末调敷。

【使用注意】有大毒，且又善于通利走窜，故孕妇禁用。有大毒，内服不宜多服、久服；生品不可内服，须炮制后服用。其所含成分有中枢兴奋作用，故运动员慎用。本品的有毒成分能经皮肤吸收，外用不宜大面积涂敷。

知识拓展

药物	斑蝥	马钱子
相同点	①有大毒，外用不能大面积或长期涂敷 ②善以毒攻毒，治痈疽肿痛	

续表

药物	斑蝥	马钱子
不同点	①辛热散泄 ②内服破血逐瘀、散结消癥，治经闭、癥瘕等瘀血停滞之重证 ③外用蚀疮发疱，治顽癣、赘疣、瘰疬、恶疮	①苦泄温通 ②善通利经络，制止疼痛，为疗伤止痛之要药 ③治跌打损伤、骨折肿痛及风湿顽痹、麻木瘫痪

考点30　儿茶★

【性味归经】苦、涩，微寒。归肺、心经。

【功效】活血止痛，止血生肌，收湿敛疮，清肺化痰。

【主治病证】

（1）跌扑伤痛。

（2）外伤出血，吐血衄血。

（3）疮疡不敛，湿疹，湿疮。

（4）肺热咳嗽。

【用法用量】内服：煎汤，1~3g，包煎；多入丸散服。外用：适量。

知识拓展

药物	儿茶	血竭
相同点	①活血疗伤，止血，生肌敛疮 ②治跌打损伤、瘀滞肿痛、外伤出血，以及疮疡久溃不敛	
不同点	①性涩，微寒 ②收湿敛疮，治湿疹湿疮 ③清肺泄热，化痰止咳，治肺热咳嗽	活血散瘀，通经止痛，治血滞经闭、痛经，癥瘕痞块、心腹刺痛

考点31　穿山甲★

【性味归经】咸，微寒。归肝、胃经。

【功效】活血消癥，通经下乳，消肿排脓，搜风通络。

【主治病证】

（1）经闭癥瘕。

（2）乳汁不通。

（3）痈肿疮毒。

（4）风湿痹痛，中风瘫痪，麻木拘挛。

【用法】一般炮制后用。

【使用注意】性善走窜，活血通经，故孕妇慎用。有促溃穿透之性，疮疡溃破者慎用。

知识拓展

药物	穿山甲	王不留行
相同点	①活血通经，下乳 ②治血滞闭经、痛经、产后瘀阻腹痛 ③治乳痈、乳汁短少或不下	

续表

药物	穿山甲	王不留行
不同点	①微寒，走窜行散，药力颇强 ②消癥、通络，治癥瘕积聚、痹痛拘挛或强直 ③消肿排脓，治痈肿（未成脓可消，已成脓可溃，溃后一般不用）、瘰疬	①性平 ②利尿通淋，治淋证涩痛、小便不利

考点32 骨碎补 ★

【性味归经】苦，温。归肝、肾经。

【功效】疗伤止痛，补肾强骨；外用消风祛斑。

【主治病证】

（1）跌扑闪挫，筋骨折伤。

（2）肾虚腰痛，筋骨痿软，耳鸣耳聋，牙齿松动。

（3）外治斑秃，白癜风。

【用法】外用，研末敷或浸酒擦患处。

【使用注意】苦温燥散助火，故孕妇及阴虚火旺、血虚风燥者慎用。

知识拓展

药物	土鳖虫	自然铜	骨碎补
相同点	①伤科续伤要药 ②活血化瘀止痛，续筋接骨，治跌打损伤、筋伤骨折、瘀血肿痛		
不同点	①性寒有小毒，药力较强 ②破血逐瘀，治血滞闭经、产后瘀阻腹痛、癥瘕痞块	①性平无毒 ②促进骨折愈合，骨折多用	①性温无毒 ②温肾阳、强筋骨，治肾虚腰膝酸痛、筋骨痿软、耳鸣耳聋、牙齿松动 ③外用消风祛斑，治白癜风及斑秃

第十三章　化痰止咳平喘药

凡以祛痰或消痰为主要功效的药物，称为化痰药；能减轻或制止咳嗽和喘息的药物，称为止咳平喘药。合之则称为化痰止咳平喘药。

性味、归经		或辛或苦，或温或寒，多入肺经
功效	主要功效	宣降肺气、化痰止咳、降气平喘
	次要功效	部分药物兼能散寒、清热、散结、润肺
主治病证		①外感或内伤所致的咳嗽、气喘、痰多 ②痰饮喘息 ③因痰所致的瘰疬瘿瘤、阴疽流注、癫痫惊厥
分类	温化寒痰药	①性多温燥，温肺散寒，燥湿化痰 ②治寒痰、湿痰证 ③治寒痰、湿痰所致的眩晕、肢体麻木、阴疽流注
	清化热痰药	①性多寒凉，清热化痰 ②治热痰咳喘 ③治痰火所致的瘰疬瘿瘤、癫痫惊厥
	止咳平喘药	①或寒或热，或偏于止咳，或偏于平喘，或兼而有之 ②止咳平喘，治外感或内伤所致的咳嗽、喘息之证
配伍		①化痰药与止咳平喘药常相互配合使用 ②常与理气药配伍
	兼表证	配解表药
	兼里热	配清热药
	兼里寒	配温里药
	虚劳咳喘	配补虚药
	癫痫惊厥	配镇惊安神、平肝息风药
	瘰疬瘿瘤	配软坚散结药
	阴疽流注	配温阳通滞散结之品
使用注意		①温化寒痰药：药性温燥，不宜用于热痰、燥痰 ②清化热痰药：药性寒润，不宜用于寒痰、湿痰 ③刺激性较强的化痰药：不宜用于咳嗽兼有出血倾向者，以免加重出血 ④麻疹初起兼有表证之咳嗽，应以疏解清宣为主，不可单用止咳药，忌用温燥及具有收敛性的止咳药，以免影响麻疹透发 ⑤脾虚生痰者，应配健脾燥湿之品，以标本兼治

第一节　温化寒痰药

考点 1 半夏 ★★★

【性味归经】辛，温。有毒。归脾、胃、肺经。

【性能特点】善祛脏腑湿痰。内服能燥湿化痰、降逆止呕、消痞散结，为治湿痰、寒痰、呕吐之要药，凡痰湿所致病证皆可选用，兼寒者最宜，兼热者当配苦寒之品。

【功效】燥湿化痰，降逆止呕，消痞散结。

【主治病证】

（1）湿痰寒痰，咳喘痰多，痰饮眩悸，风痰眩晕，痰厥头痛。

（2）呕吐反胃。

（3）胸脘痞闷，梅核气。

（4）外治痈肿痰核。

【用法用量】内服：煎汤，3~9g。外用：适量，磨汁涂或研末以酒调敷患处。内服一般炮制后使用，不同炮制品功效有别。法半夏长于燥湿；姜半夏长于降逆止呕；清半夏长于化痰；竹沥半夏长于清热化痰。生半夏外用。

【使用注意】性温燥，故阴虚燥咳、津伤口渴、血证者禁服。生品内服宜慎。不宜与川乌、制川乌、草乌、制草乌、附子同用。

知识拓展

药物	半夏	陈皮
相同点	性温，善燥湿化痰，治寒痰、湿痰（常相须为用，以增药力）	
不同点	①降逆止呕，消痞散结 ②治呕吐之要药 ③治梅核气、胸脘痞闷常用药 ④治瘿瘤痰核、痈疽肿毒（生品外用）	理气健脾，治痰壅兼气滞，以及脾胃气滞之脘腹胀满

考点2 天南星★★★

【性味归经】苦、辛，温。有毒。归肺、肝、脾经。

【性能特点】湿痰、风痰皆宜，兼寒者尤佳，兼热者当配苦寒之品。功似半夏而力强，尤善祛经络风痰而止痉。治脾胃湿痰，以半夏为主，天南星辅之；治经络风痰，以天南星为主，半夏辅之。

【功效】燥湿化痰，祛风止痉，散结消肿。

【主治病证】

（1）顽痰咳嗽。

（2）风痰眩晕，中风痰壅，口眼㖞斜，半身不遂，癫痫，惊风，破伤风。

（3）外用治痈肿，蛇虫咬伤。

【用法用量】内服：煎汤，3~9g。外用：适量，生品研末以醋或酒调敷患处。

【使用注意】温燥有毒，故孕妇慎用，阴虚燥咳者禁服。生品内服宜慎。

知识拓展

药物	半夏	天南星
相同点	①辛温有毒，内服均能燥湿化痰，为治寒痰、湿痰之要药 ②生品外用能散结消肿，治痈疽肿毒、瘰疬痰核等证	

续表

药物	半夏	天南星
不同点	①入脾、胃经 ②温燥之性弱于天南星，善除脾胃湿痰 ③降逆止呕、消痞散结，治呕吐、胸脘痞闷、梅核气、瘿瘤等证	①归肝经 ②温燥之性强于半夏，善治顽痰与祛除经络风痰 ③祛风止痉，治中风口眼㖞斜、破伤风

考点3 芥子★★★

【性味归经】辛，温。归肺经。

【性能特点】善治寒痰及痰饮诸证，尤以痰在皮里膜外（深筋膜）及经络者最宜。药食兼用，调味常用。

【功效】温肺豁痰利气，散结通络止痛。

【主治病证】

（1）寒痰咳嗽，胸胁胀痛。

（2）痰滞经络，关节麻木、疼痛，痰湿流注，阴疽肿毒。

【使用注意】辛散走窜之性强，非顽痰体壮邪实者慎用；气虚阴亏及有出血倾向者忌用。对皮肤有发疱作用，故皮肤过敏、破溃者不宜外敷。

考点4 旋覆花★★★

【性味归经】苦、辛、咸，微温。归肺、脾、胃、大肠经。

【性能特点】治肺胃气逆之要药。

【功效】降气，消痰，行水，止呕。

【主治病证】

（1）风寒咳嗽，痰饮蓄结，胸膈痞闷，喘咳痰多。

（2）呕吐噫气，心下痞硬。

【配伍】

药物	配伍药物	意义
旋覆花	赭石	寒温并用，降肺胃之逆气力强，治肺气上逆之喘息及胃气上逆之呕吐、噫气、呃逆

【用法】包煎。

【使用注意】阴虚劳嗽、津伤燥咳者慎用。

考点5 白附子★★

【性味归经】辛，温。有毒。归胃、肝经。

【性能特点】辛温燥散，有毒力强，能升能散，引药势上行。善祛风痰而解痉止搐，主治风痰诸证，尤宜于头面部风痰证。

【功效】祛风痰，定惊搐，解毒散结，止痛。

【主治病证】

（1）中风痰壅，口眼㖞斜，语言謇涩，惊风癫痫，破伤风，痰厥头痛，偏正头痛。

（2）瘰疬痰核，<u>毒蛇咬伤</u>。

【用法用量】内服：煎汤，<u>3～6g</u>，一般炮制后用。外用：适量，<u>生品捣烂</u>，熬膏或研末以酒调敷患处。

【使用注意】温燥有毒，<u>孕妇慎用</u>，阴虚、血虚动风或热盛动风者<u>不宜使用</u>。生品内服宜慎。

知识拓展

药物	来源
白附子（禹白附）	天南星科植物独角莲的干燥块茎
关白附（历代本草中所用的白附子）	毛茛科植物黄花乌头的块根（性热而毒性较大）

药物	天南星	白附子
相同点	①辛温燥烈，有毒之品 ②内服燥湿化痰，祛风止痉，治中风口眼㖞斜、破伤风 ③外用消肿散结，治瘰疬痰核	
不同点	温燥之性较强，善治顽痰咳嗽	解毒，治毒蛇咬伤

考点6 白前★

【性味归经】辛、苦，微温。归肺经。

【性能特点】善降气祛痰而止咳，为<u>肺家之要药</u>，凡肺气壅滞，痰多而咳嗽不爽，无论寒热皆可酌投，<u>属寒者最宜</u>。

【功效】降气，<u>消痰</u>，止咳。

【主治病证】<u>肺气壅实，咳嗽痰多，胸满喘急</u>。

知识拓展

药物	旋覆花	白前
相同点	①味苦性微温，入肺经 ②降气化痰，治咳喘气急痰多	
不同点	①善消痰水而治痰饮 ②入胃经而善降胃气，治胃气上逆之噫气、呕吐	专入肺经，多用于肺气壅实之咳喘

考点7 猫爪草★

【性味归经】甘、辛，温。归肝、肺经。

【性能特点】善化痰浊、散郁结，可治<u>痰火郁结之瘰疬痰核</u>，内服、外用均可。具解毒消肿之功，治<u>疔疮肿毒、蛇虫咬伤</u>，常以<u>鲜品捣敷患处</u>。

【功效】化痰散结，解毒消肿。

【主治病证】

（1）瘰疬痰核。

（2）疔疮肿毒，蛇虫咬伤。

【用法】单味药可用至120g。外用，捣敷或研末调敷。

知识拓展

药物	白附子	猫爪草
相同点	味辛性温，化痰散结，解毒消肿，治瘰疬痰核、蛇虫咬伤，内服、外用均可	
不同点	①有毒，引药势上行 ②祛风痰而解痉止搐，治风痰诸证，头面部风痰证尤宜	①无毒 ②散结消肿力强，治疗疮肿毒

第二节　清化热痰药

考点1 桔梗 ★★★

【性味归经】苦、辛，平。归肺经。

【性能特点】性善上行，专入肺经。既善开宣肺气、祛痰，主治咳嗽痰多，不论属寒属热，皆可用之；又兼利咽、排脓，治咽痛音哑及肺痈吐脓。

【功效】宣肺，利咽，祛痰，排脓。

【主治病证】

（1）咳嗽痰多，胸闷不畅。

（2）咽痛音哑。

（3）肺痈吐脓。

此外，本品能开宣肺气而通利二便，用治癃闭、便秘。又能载药上行，在治疗上焦疾患的方药中以引药上行。

【配伍】

药物	配伍药物	意义
桔梗	甘草	宣肺祛痰止咳，解毒利咽排脓，治肺失宣降，咳嗽有痰，咽喉肿痛，肺痈吐脓，胸满胁痛

【使用注意】性升散，凡气机上逆之呕吐、呛咳、眩晕，以及阴虚火旺咳血等不宜用。用量过大易致恶心呕吐。

考点2 瓜蒌 ★★★

【来源】葫芦科植物栝楼或双边栝楼的干燥成熟果实。果皮称瓜蒌皮，种子称瓜蒌子，皮、仁合用称全瓜蒌。

【性味归经】甘、微苦，寒。归肺、胃、大肠经。

【性能特点】上能清肺润肺而化痰止咳，治肺热、痰热咳嗽；善利气宽胸散结，为治胸痹、结胸的常用药；下能润肠通便，治肠燥便秘；又能清热消痈散结，治乳痈、肺痈、肠痈等。

【功效】清肺涤痰，宽胸散结，润燥滑肠。

【主治病证】

（1）肺热咳嗽、痰浊黄稠。

（2）胸痹心痛，结胸痞满。

（3）乳痈，肺痈，肠痈。

（4）大便秘结。

【用法】内服：煎汤，9~15g。瓜蒌皮6~10g，瓜蒌子9~15g。瓜蒌皮长于清热化痰，利气宽胸；瓜蒌子长于润肺化痰，滑肠通便；全瓜蒌兼具两者功效。

知识拓展

药物	瓜蒌皮	瓜蒌仁
相同点	味甘性寒，化痰，治痰热或燥痰咳喘	
不同点	①果实之外皮 ②偏于清热化痰、利气宽胸 ③善治痰热咳喘 ④治胸痹、结胸	①果实之种子 ②功偏润燥化痰 ③善治燥痰咳喘 ④润肠通便，治肠燥便秘

【使用注意】不宜与川乌、制川乌、草乌、制草乌、附子同用。

知识拓展

药物	芥子	瓜蒌
相同点	化痰利气，治咳嗽痰多胸闷	
不同点	①味辛性温，善除皮里膜外之痰 ②温肺祛痰、利气散结，治寒痰咳喘、悬饮胁痛 ③通络止痛，治肢体关节疼痛、阴疽流注	①味甘性寒 ②清肺化痰、利气宽胸，善治热痰、燥痰、胸痹、结胸 ③消肿散结、润肠通便，治乳痈肿痛、肺痈、肠痈及热结肠燥便秘

考点3 川贝母★★★

【性味归经】苦、甘，微寒。归肺、心经。

【性能特点】清泄润肺之品，为肺热燥咳及虚劳咳嗽之要药。

【功效】清热润肺，化痰止咳，散结消痈。

【主治病证】

（1）肺热燥咳，干咳少痰。

（2）阴虚劳嗽，痰中带血。

（3）痰热火郁之瘰疬、乳痈、肺痈。

【用法】煎汤或研粉冲服。

【使用注意】不宜与川乌、制川乌、草乌、制草乌、附子同用。

考点4 浙贝母★★★

【性味归经】苦，寒。归肺、心经。

【性能特点】清热开泄之品，功似川贝母而长于清热化痰、开郁散结，多用于外感风热、痰热咳嗽及瘰疬疮肿等。

【功效】清热化痰止咳，解毒散结消痈。

【主治病证】

（1）风热咳嗽，痰火咳喘。

（2）肺痈，乳痈，瘰疬，疮毒。

【使用注意】不宜与川乌、制川乌、草乌、制草乌、附子同用。

知识拓展

药物	川贝母	浙贝母
相同点	药性寒凉，清热化痰，散结消痈，治痰多咳嗽、瘰疬疮痈	
不同点	①偏于甘润 ②兼能润肺止咳，善治肺虚久咳、燥咳不已	①偏于苦泄 ②清热化痰、解毒散结力强 ③治痰热及外感风热咳嗽、瘰疬疮痈

考点5 竹茹 ★★★

【性味归经】甘，微寒。归肺、胃、心、胆经。

【性能特点】治痰热咳嗽及胆火挟痰之良药。清胃而止呕。

【功效】清热化痰，除烦，止呕。

【主治病证】

（1）痰热咳嗽。

（2）胆火挟痰，惊悸不宁，心烦失眠，中风痰迷，舌强不语。

（3）胃热呕吐，妊娠恶阻，胎热胎动不安。

【用法】化痰宜生用，止呕宜姜汁制。

考点6 竹沥 ★★★

【性味归经】甘，寒。归心、肺、肝经。

【性能特点】善清热滑痰，药力颇强，治痰热咳喘、痰稠胶结难出者最宜。定惊利窍，为治痰热蒙蔽清窍之佳品。

【功效】清热滑痰，定惊利窍。

【主治病证】

（1）肺热痰壅咳喘。

（2）中风痰迷，惊痫癫狂。

【用法】内服：30～50ml，冲服。

【使用注意】性寒滑利，寒痰咳喘及脾虚便溏者忌用。

考点7 前胡 ★★★

【性味归经】苦、辛，微寒。归肺经。

【性能特点】善治痰热阻肺或外感风热之咳喘。

【功效】降气化痰，散风清热。

【主治病证】

（1）痰热喘满，咯痰黄稠。

（2）风热咳嗽痰多。

知识拓展

药物	白前	前胡
相同点	味苦辛，归肺经，降气化痰，治咳喘气急痰多	
不同点	性微温	①性偏凉，宣降并举 ②降气祛痰，宣散风热，治外感风热咳嗽

考点8 昆布★★

【性味归经】咸，寒。归肝、胃、肾经。

【功效】消痰软坚散结，利水消肿。

【主治病证】

（1）瘿瘤，瘰疬，睾丸肿痛。

（2）痰饮水肿。

考点9 海藻★★

【性味归经】苦、咸，寒。归肝、胃、肾经。

【功效】消痰软坚散结，利水消肿。

【主治病证】

（1）瘿瘤，瘰疬，睾丸肿痛。

（2）痰饮水肿。

【使用注意】不宜与甘草同用。

知识拓展

药物	海藻	昆布
相同点	①咸寒之品 ②消痰软坚，利水消肿，治瘿瘤、瘰疬、睾丸肿痛、痰饮水肿（常相须为用）	
不同点	力较缓	力较强

考点10 天竺黄★★

【性味归经】甘，寒。归心、肝经。

【性能特点】豁痰利窍，为治小儿痰热惊风之要药。

【功效】清热豁痰，凉心定惊。

【主治病证】热痰神昏，中风痰迷，小儿痰热惊痫，抽搐，夜啼。

知识拓展

药物	竹茹	竹沥	天竺黄
相同点	①源于禾本科竹类植物 ②清热化痰，治痰热咳喘及痰蒙心窍之中风痰迷		

续表

药物	竹茹	竹沥	天竺黄
不同点	①为竹秆的中间层 ②除烦止呕，治胆火挟痰之心烦失眠证	①为鲜汁液 ②化痰力强，性寒滑利 ③清热滑痰，定惊开窍力强，专治痰热咳喘，痰稠难咯，以及中风痰迷、惊痫癫狂等证	①清心、肝之火 ②豁痰利窍 ③治小儿痰热惊风之要药

考点 11 黄药子 ★

【性味归经】苦，寒。有小毒。归肺、肝、心经。

【性能特点】治痰火互结所致瘿瘤及气滞血瘀所致癥瘕痞块之要药。

【功效】化痰散结消瘿，清热凉血解毒。

【主治病证】

（1）瘿瘤痰核，癥瘕痞块。

（2）疮痈肿毒，咽喉肿痛，蛇虫咬伤。

【用法用量】内服：煎汤，4.5～9g。外用：适量，研末涂敷患处。

【使用注意】本品有小毒，不宜过量使用。如多服、久服，可引起吐泻腹痛等消化道反应，并对肝肾有一定损害，故脾胃虚弱及肝肾功能损害者慎用。

考点 12 瓦楞子 ★

【性味归经】咸，平。归肺、胃、肝经。

【功效】消痰化瘀，软坚散结，制酸止痛。

【主治病证】

（1）顽痰胶结，黏稠难咯，瘿瘤，瘰疬。

（2）癥瘕痞块。

（3）胃痛泛酸。

【用法】先煎。消痰化瘀、软坚散结宜生用，制酸止痛宜煅用。

知识拓展

药物	黄药子	瓦楞子
相同点	化痰软坚散结，治瘰疬瘿瘤	
不同点	①苦寒有小毒 ②治瘿瘤之要药 ③清热凉血解毒，治热毒疮肿、毒蛇咬伤、咽喉肿痛	①味咸软坚 ②生用功偏软坚散结、消瘀，治顽痰久咳、癥瘕痞块 ③煅用制酸，胃痛泛酸常用

考点 13 蛤壳 ★

【性味归经】苦、咸，寒。归肺、肾、胃经。

【功效】清热化痰，软坚散结，制酸止痛；外用收湿敛疮。

【主治病证】

（1）痰火咳嗽，胸胁疼痛，痰中带血。

（2）瘰疬瘿瘤。

（3）胃痛吞酸。

（4）外治湿疹，烫伤。

【用法】内服：先煎，蛤粉包煎。外用：研极细粉撒布或油调后敷患处。

考点14 海浮石★

【性味归经】咸，寒。归肺、肾经。

【性能特点】治痰热胶结，咯痰色黄，质稠难咯之要药。

【功效】清肺化痰，软坚散结，利尿通淋。

【主治病证】

（1）肺热咳嗽痰稠。

（2）瘰疬痰核。

（3）血淋，石淋。

【用法】打碎先煎。

知识拓展

药物	瓦楞子	蛤壳	海浮石
相同点	①味咸 ②清热化痰，治痰热咳喘 ③软坚散结，治瘿瘤、瘰疬、痰核		
不同点	①化瘀，治癥瘕痞块 ②制酸止痛，治肝胃不和，胃痛泛酸（煅用）	①制酸止痛，治胃痛泛酸 ②收湿敛疮，治湿疹、烫伤（外用）	通淋，治淋证涩痛

考点15 礞石★

【性味归经】甘、咸，平。归肺、心、肝经。

【性能特点】顽痰咳喘之佳品；痰积惊痫之良药。

【功效】坠痰下气，平肝镇惊。

【主治病证】

（1）顽痰胶结，咳逆喘急。

（2）癫痫发狂，烦躁胸闷，惊风抽搐。

【用法用量】内服：多入丸散服，3～6g；煎汤，10～15g，布包先煎。

【使用注意】重坠性猛，故孕妇慎用，小儿慢惊忌用，非痰热内结不化之实证及脾虚胃弱者忌用。

第三节　止咳平喘药

考点1 苦杏仁★★★

【性味归经】苦，微温。有小毒。归肺、大肠经。

【性能特点】上能降肺气以止咳喘，下能润肠燥以通大便，善治多种咳喘与肠燥便秘。

【功效】降气止咳平喘，润肠通便。

【主治病证】

（1）咳嗽气喘，胸满痰多。

（2）肠燥便秘。

【配伍】

药物	配伍药物	意义
苦杏仁	紫苏叶	发散表邪，宣肺止咳，治凉燥袭肺、肺失宣降之恶寒头痛、咳嗽痰稀

【用法用量】内服：煎汤，5~10g，生品入煎剂后下。

【使用注意】有小毒，故内服不宜过量，以免中毒。婴儿慎用。

考点2 百部★★★

【性味归经】甘、苦，微温。归肺经。

【性能特点】善润肺止咳，为治新久咳嗽之要药，最宜痨嗽及小儿顿咳。善杀虫灭虱，为治头虱、体虱、蛲虫病之佳品。

【功效】润肺下气止咳，杀虫灭虱。

【主治病证】

（1）新久咳嗽，肺痨咳嗽，顿咳。

（2）外用于头虱、体虱、蛲虫病、阴痒。

【用法】外用，水煎或酒浸。久咳虚喘宜蜜炙用，杀虫灭虱宜生用。

【使用注意】易伤胃滑肠，故脾虚食少便溏者忌用。

考点3 紫苏子★★★

【性味归经】辛，温。归肺经。

【性能特点】质润多油，降肺气以助大肠之传导，润肠燥、通燥便，治肠燥便秘。

【功效】降气化痰，止咳平喘，润肠通便。

【主治病证】

（1）痰壅气逆，咳嗽气喘。

（2）肠燥便秘。

【使用注意】脾虚便溏者慎用。

知识拓展

药物	苦杏仁	紫苏子
相同点	①性温，归肺经 ②降气止咳平喘，润肠通便，治咳喘气逆、肠燥便秘	
不同点	味苦主降，略兼宣肺，为治咳喘之要药，各种咳喘皆宜	善于降气化痰，既治咳喘痰壅气逆，又治上盛下虚之痰喘

考点4 桑白皮★★★

【性味归经】甘，寒。归肺经。

【性能特点】善泻肺平喘，治肺热咳喘痰多；清降肺气、通调水道而利水消肿，治水肿胀满尿少，面目肌肤浮肿。

【功效】泻肺平喘，利水消肿。

【主治病证】

（1）肺热喘咳。

（2）水肿胀满尿少，面目肌肤浮肿。

【用法】泻肺平喘宜蜜炙用，利水消肿宜生用。

考点5 葶苈子★★★

【性味归经】辛、苦，大寒。归肺、膀胱经。

【性能特点】善治痰壅肺实咳喘及水肿尿少。药力峻猛，用之宜慎。

【功效】泻肺平喘，行水消肿。

【主治病证】

（1）痰涎壅肺，喘咳痰多，胸胁胀满，不得平卧。

（2）胸腹水肿，小便不利。

【用法】包煎。

【使用注意】泻肺力强，故肺虚喘促、脾虚肿满者忌用。

知识拓展

药物	桑白皮	葶苈子
相同点	泻肺平喘、利水消肿，治咳嗽喘满、水肿胀满尿少	
不同点	①味甘性寒 ②善清肺中痰热而降气平喘，治肺热咳喘	①苦辛大寒，药力颇强 ②善泻肺中水饮而平喘 ③善泻肺气之壅塞、通调水道而利尿消肿 ④治咳逆痰多、喘息不得平卧

考点6 紫菀★★★

【性味归经】辛、苦，温。归肺经。

【性能特点】凡咳嗽痰多，无论外感内伤、寒热虚实、病程长短皆可用之。

【功效】润肺下气，消痰止咳。

【主治病证】痰多喘咳，新久咳嗽，劳嗽咳血。

【用法】外感暴咳宜生用，肺虚久咳宜蜜炙用。

考点7 款冬花★★★

【性味归经】辛、微苦，温。归肺经。

【性能特点】咳嗽无论外感、内伤皆可用之，寒嗽最宜。

【功效】润肺下气，止咳化痰。

【主治病证】新久咳嗽，喘咳痰多，劳嗽咳血。

【用法】外感暴咳宜生用，肺虚久咳宜蜜炙用。

知识拓展

药物	百部	紫菀	款冬花
相同点	归肺经，润肺止咳，无论暴咳、久咳皆可应用		
不同点	①甘苦微温 ②善治肺痨咳嗽及小儿顿咳 ③杀虫灭虱，治蛲虫、头虱	①辛苦性温 ②化痰，下气，治咳嗽痰多气逆	①辛微苦温，止咳力强 ②下气化痰，善治咳嗽痰多，兼寒者最宜（常与紫菀相须为用）

考点8 枇杷叶★★★

【性味归经】苦，微寒。归肺、胃经。

【性能特点】既清肺胃之热，又降肺胃之气，治肺热咳喘、胃热呕逆皆宜。

【功效】清肺止咳，降逆止呕。

【主治病证】

（1）肺热咳嗽，气逆喘急。

（2）胃热呕逆，烦热口渴。

【用法】止咳宜蜜炙用，止呕宜生用。

【使用注意】微寒，故寒嗽及胃寒呕逆者慎用。

考点9 马兜铃★★

【性味归经】苦，微寒。归肺、大肠经。

【功效】清肺化痰，止咳平喘，清肠疗痔。

【主治病证】

（1）肺热咳喘，痰中带血。

（2）肠热痔血，痔疮肿痛。

【用法用量】内服：煎汤，3～9g。肺虚有热咳喘宜蜜炙用，清肺化痰、清肠疗痔宜生用。

【使用注意】含马兜铃酸，可引起肾脏损害等不良反应，孕妇、婴幼儿及肾功能不全者禁用，儿童及老年人慎用。用量不宜过大，以免引起呕吐。

知识拓展

药物	马兜铃	枇杷叶
相同点	清肺化痰止咳，治肺热咳嗽	
不同点	①善清降肺气，兼平喘，治肺热喘急 ②清泄大肠邪热，治痔疮肿痛出血	和胃降逆止呕，治胃热呕吐

考点10 白果★★

【性味归经】甘、苦、涩，平。有毒。归肺、肾经。

【功效】敛肺定喘，止带缩尿。

【主治病证】

（1）痰多喘咳。

（2）带下白浊，遗尿尿频。

【配伍】

药物	配伍药物	意义
白果	麻黄	收散并用，敛肺而不留邪，宣肺而不耗气，治哮喘痰嗽实证

【用法用量】内服：煎汤，5 ~ 10g。

【使用注意】有毒，不可多用，小儿尤当注意。生食有毒。

考点 11 胖大海 ★

【性味归经】甘，寒。归肺、大肠经。

【功效】清热润肺，利咽开音，润肠通便。

【主治病证】

（1）肺热声哑，干咳无痰。

（2）咽喉干痛。

（3）热结便闭，头痛目赤。

【用法】内服：2 ~ 3枚，沸水泡服或煎服。

知识拓展

药物	桔梗	胖大海
相同点	宣肺利咽、开音，治咳嗽咽痛或声哑	
不同点	①药性平和，以开宣肺气为用 ②祛痰，证属咳嗽痰多无论寒热均宜 ③排脓，治肺痈	①药性寒凉 ②清热润肺，治肺热、燥热津伤之咳嗽、声哑 ③清肠通便，治热结便秘

考点 12 洋金花 ★

【性味归经】辛，温。有毒。归肺、肝经。

【功效】平喘止咳，解痉定痛。

【主治病证】

（1）哮喘咳嗽。

（2）小儿慢惊。

（3）脘腹冷痛，风湿痹痛。

（4）外科麻醉。

【用法】内服：0.3 ~ 0.6g，宜入丸散；亦可作卷烟分次燃吸（一日量不超过1.5g）。外用：适量。

【使用注意】含有东莨菪碱、莨菪碱及阿托品等，故孕妇、外感及痰热咳喘、青光眼、高血压及心动过速患者禁用。

知识拓展

药物	白果	洋金花
相同点	有毒，止咳平喘，治咳嗽气喘	
不同点	①苦涩性平 ②敛肺化痰而平喘，治咳喘痰多 ③收涩止带缩尿，兼除湿，治带下白浊、遗尿尿频	①辛 ②平喘止咳，尤善治咳喘无痰、喘息难平 ③具麻醉镇痛之功，止痛力甚佳，为治诸多痛证之要药 ④解痉，治小儿慢惊 ⑤既可内服，又可卷烟燃吸

第十四章　安神药

凡以安定神志为主要功效的药物，称为安神药。

性味、归经	或为金石贝壳类，或为植物类，多入心、肝经	
功效	金石贝壳类药	镇心祛怯，安神定志
	植物类药	养心安神
主治病证	神志不安，症见心悸、失眠、多梦、癫狂、惊痫等	
分类	重镇安神药	①多为矿石、贝壳或化石，质重镇潜 ②善镇心安神定惊，治心火炽盛、痰火内扰所致的惊悸失眠、惊痫癫狂 ③（部分药物）平肝潜阳，治肝阳上亢之头晕目眩等证
	养心安神药	①多为植物种子或种仁，甘润滋养 ②养心安神，治心肝血虚、心脾两虚等所致的虚烦不眠、心悸怔忡、健忘多梦
配伍	心火亢盛	配清心泻火药
	痰火内扰	配清热化痰药
	心脾气虚	配健脾补气药
	心肝血虚	配补血养肝药
	阴虚火旺	配滋阴降火药
使用注意	①矿石类安神药易伤脾胃，不宜久服，或配伍健脾养胃药同用 ②治失眠，应于临睡前服药	

第一节　重镇安神药

考点1 朱砂★★★

【性味归经】甘，微寒。有毒。归心经。

【性能特点】本善重镇安神，为治心火亢盛诸证之要药，无论虚实皆宜。

【功效】清心镇惊，安神，明目，解毒。

【主治病证】

（1）心火亢盛之心神不安、胸中烦热、惊悸不眠，视物昏花，癫狂，癫痫。

（2）疮疡，咽痛，口疮。

【用法用量】内服：0.1~0.5g，不宜入煎剂。外用：适量。

【使用注意】有毒，孕妇及肝肾功能不正常者禁用。既不宜大量服用，也不宜少量久服，以免汞中毒。火煅能析出水银而有大毒，故忌火煅。

药物	朱砂	黄连
相同点	①性寒，清心，治心火亢盛、烦躁不安（常相须为用） ②清热解毒，治疮痈、咽痛、口疮	
不同点	①质重有毒 ②长于镇心安神，惊狂烦躁兼 　热者宜用	①无毒 ②长于清泻心火，高热烦躁或心火亢盛之烦躁不眠宜用 ③清泻肝胃之火、清热燥湿，为治湿热、火毒诸证之要药

考点2 磁石★★★

【性味归经】咸，寒。归肝、心、肾经。

【性能特点】咸寒质重，沉降下行，镇坠与补益并举。

【功效】镇惊安神，平肝潜阳，聪耳明目，纳气平喘。

【主治病证】

（1）心神不宁，心悸失眠，惊风癫痫。

（2）肝阳上亢，头晕目眩。

（3）耳鸣，耳聋，目昏。

（4）肾虚喘促。

【配伍】

药物	配伍药物	意义
磁石	朱砂	重镇安神力增，善治烦躁不安、心悸失眠

【用法】潜阳安神宜生用，聪耳明目、纳气定喘宜醋淬后用。

【使用注意】矿石类药物，服后不易消化，故脾胃虚弱者慎用。

药物	朱砂	磁石
相同点	矿石类药，性寒，善镇心安神，治心悸失眠、惊风癫狂	
不同点	①有毒 ②长于清心重镇安神，善治心火亢盛之神 　志不安 ③清热解毒，治疮疡肿毒、咽痛口疮	①无毒 ②长于平肝重镇安神，善治阴虚阳亢之神志不安 ③聪耳明目，治肾虚耳鸣、耳聋、目昏， ④纳气平喘，治肾不纳气之虚喘

考点3 龙骨★★★

【性味归经】甘、涩，平。归心、肝、肾经。

【性能特点】生用微寒质重镇潜，长于镇惊安神、平肝潜阳，治心神不安、肝阳上亢常用。煅后平而涩敛，内服收敛固脱，治滑脱之证每投；外用收湿敛疮，治湿疹、湿疮可选。

【功效】镇惊安神，平肝潜阳，收敛固涩，收湿敛疮。

【主治病证】

（1）心神不安，心悸失眠，惊痫，癫狂。

（2）肝阳上亢之烦躁易怒、头晕目眩。

（3）自汗，盗汗，遗精，带下，崩漏。

（4）湿疮湿疹，疮疡溃后不敛。

【用法】内服，先煎。适量。镇惊安神、平肝潜阳宜生用，收敛固涩、收湿敛疮宜煅用。

考点4 琥珀★

【性味归经】甘，平。归心、肝、膀胱经。

【功效】安神定惊，活血散瘀，利尿通淋。

【主治病证】

（1）惊悸失眠，惊风癫痫。

（2）血滞闭经，癥瘕。

（3）小便不利，癃闭。

【用法】不入煎剂。

知识拓展

药物	龙骨	琥珀
相同点	性平，善镇惊，治惊悸、癫痫、失眠	
不同点	①生用平肝潜阳，治肝阳眩晕 ②煅用性涩收敛，收湿敛疮，治滑脱、湿疮诸证	①唯以生用，不入煎剂 ②活血散瘀，治血滞闭经、癥瘕 ③利尿通淋，治癃闭、小便不利

考点5 珍珠★

【性味归经】甘、咸，寒。归心、肝经。

【功效】安神定惊，明目消翳，解毒生肌，润肤祛斑。

【主治病证】

（1）心悸，失眠，癫痫，惊风。

（2）目赤肿痛，翳障胬肉。

（3）喉痹，口疮，溃疡不敛。

（4）皮肤色斑。

【用法用量】内服：0.1～0.3g，多入丸散用。外用：适量。

知识拓展

药物	琥珀	珍珠
相同点	①味甘质重，归心、肝经 ②镇心安神定惊，治心悸、失眠、惊风、癫痫 ③均入丸散而不入煎剂	
不同点	①性平，心神不安无论寒热皆宜 ②活血散瘀，治血滞闭经、癥瘕 ③利尿通淋，治小便不利、癃闭	①性寒，心神不安有热者用之为宜 ②清解收敛，能清肝除翳、解毒敛疮，治目赤肿痛、翳障胬肉、喉痹、口疮、溃疡不敛 ③润肤祛斑，治皮肤色斑（外用）

第二节　养心安神药

考点1 酸枣仁★★★

【性味归经】甘、酸，平。归心、肝、胆经。

【性能特点】善养心、补肝、益胆而安神，为治阴血亏虚之心神不安、失眠多梦、惊悸怔忡之要药。

【功效】养心补肝，宁心安神，敛汗，生津。

【主治病证】

（1）阴血亏虚之心神不安、失眠多梦、惊悸怔忡。

（2）自汗，盗汗。

考点2 远志★★★

【性味归经】辛、苦，温。归心、肾、肺经。

【性能特点】既助心阳、益心气，使肾气上交于心而安神益智；又祛痰而开窍，善治心神不安或痰阻心窍诸证；还祛痰止咳、消散痈肿，治痰多咳嗽及疮痈肿痛。

【功效】安神益智，交通心肾，祛痰，消肿。

【主治病证】

（1）心神不安，惊悸，失眠，健忘。

（2）痰阻心窍之癫痫发狂、神志恍惚。

（3）咳嗽痰多。

（4）痈疽肿痛，乳痈肿痛。

【使用注意】对胃有刺激性，故消化道溃疡病及胃炎患者慎用。

知识拓展

药物	远志	茯苓
相同点	宁心安神，治心悸失眠、健忘	
不同点	①性温 ②善于交通心肾而安神益智 ③祛痰开窍，治痰阻心窍或咳嗽痰多 ④消散痈肿，治疮痈、乳痈	①性平味甘 ②长于益心脾而安心神，善治各种虚性心烦失眠 ③利水渗湿、健脾，治水肿、痰饮、脾虚泄泻

考点3 合欢皮★★★

【性味归经】甘，平。归心、肝、肺经。

【性能特点】既善解肝郁而安神定志，治忧郁、失眠常用；又能活血散瘀、消散痈肿，治跌打骨折、疮痈、肺痈。

【功效】解郁安神，活血消肿。

【主治病证】

（1）忿怒忧郁，烦躁不眠。

（2）跌打骨折，疮痈，肺痈。

考点4 柏子仁★★

【性味归经】甘，平。归心、肾、大肠经。

【功效】养心安神，润肠通便，止汗。

【主治病证】

（1）虚烦不眠，心悸怔忡。

（2）肠燥便秘，阴虚盗汗。

【使用注意】质润滑肠，故大便溏薄者慎用。

知识拓展

药物	酸枣仁	柏子仁
相同点	味甘性平，养心安神，治虚烦不眠、惊悸多梦（常相须为用）	
不同点	酸收敛汗，既治自汗，又治盗汗	①甘补止汗，唯治盗汗 ②润肠通便，治肠燥便秘

考点5 首乌藤★

【性味归经】甘，平。归心、肝经。

【功效】养血安神，祛风通络。

【主治病证】

（1）虚烦失眠多梦。

（2）血虚身痛肢麻，风湿痹痛。

【用法】外用，煎水洗患处。

知识拓展

药物	合欢皮	首乌藤（夜交藤）
相同点	性平之品，善安神，治心神不安、心悸、失眠多梦	
不同点	①解郁安神，善治情志所伤之虚烦不安 ②活血消肿，治疮痈、跌打骨折	①养心安神，善治血虚失眠 ②祛风通络，治血虚身痛肢麻、风湿痹痛

第十五章　平肝息风药

凡以平抑肝阳、息风止痉为主要功效的药物，称为平肝息风药。

性味、归经	入肝经，多为介类或虫类药	
功效	主要功效	平肝潜阳、息风止痉
	次要功效	（部分药物）镇惊安神
主治病证	肝阳上亢之头晕目眩、肝风内动、癫痫抽搐、小儿惊风、破伤风等证	
分类	平抑肝阳药	①性多寒凉，多数为矿石介类药，少数为植物类药 ②矿石介类药：质重，功主平肝潜阳，兼能镇惊安神 ③植物类药：质轻，功主平抑肝阳，兼能清肝、明目，主治肝阳上亢之头晕目眩
	息风止痉药	①寒温不一，多为虫类药，且具毒性 ②息风止痉，兼能化痰解毒、通络止痛，主治肝风内动、癫痫抽搐及破伤风等证
配伍	肝阳上亢每兼肝热，故须与清泻肝热药同用	
	热极生风	配清热泻火药
	阴血虚少，肝失所养	配滋肾养阴、补肝养血之品
	神志不安或神昏	配安神药或开窍药
使用注意	①药性寒凉之品，脾虚慢惊者忌用 ②药性温燥之品，阴虚血亏者慎用	

第一节　平抑肝阳药

考点1 石决明★★★

【性味归经】咸，寒。归肝经。

【性能特点】治肝阳上亢及肝热目疾之要药。

【功效】平肝潜阳，清肝明目。

【主治病证】

（1）肝阳上亢之头晕目眩。

（2）肝火目赤翳障，肝虚目昏。

【用法】先煎。

【使用注意】咸寒易伤脾胃，故脾胃虚寒、食少便溏者慎用。

知识拓展

药物	石决明	决明子
相同点	性寒入肝经，清肝明目，治肝热目赤	
不同点	质重潜降，兼益肝阴，善平肝潜阳，为治肝阳眩晕之要药	长于清润，兼益肾阴，能润肠通便，治热结肠燥便秘

考点2 牡蛎★★★

【性味归经】咸，微寒。归肝、胆、肾经。

【性能特点】生用质重镇潜，味咸软坚；煅用性涩收敛，治滑脱诸证，胃痛泛酸。

【功效】生用重镇安神，潜阳补阴，软坚散结；煅用收敛固涩，制酸止痛。

【主治病证】

（1）阴虚阳亢之头晕目眩，阴虚动风。

（2）烦躁不安，心悸失眠。

（3）瘰疬痰核，癥瘕积聚。

（4）自汗，盗汗，遗精，带下，崩漏。

（5）胃痛泛酸。

【用法】先煎。平肝潜阳、软坚散结宜生用；收敛固涩、制酸止痛宜煅用。

知识拓展

药物	龙骨	牡蛎
相同点	①味涩质重 ②生用镇惊安神、平肝潜阳，治心悸失眠、肝阳眩晕 ③煅用收敛固涩，治滑脱诸证	
不同点	①长于安神、固涩 ②善收湿敛疮而治湿疮	①长于潜阳育阴 ②善治肝阳眩晕、阴虚动风 ③软坚散结，治癥瘕积聚、瘰疬痰核 ④煅后制酸止痛，治胃痛泛酸

考点3 赭石★★★

【性味归经】苦，寒。归肝、肺、胃、心经。

【性能特点】质重镇潜，苦寒清降。善镇潜平肝，治肝阳上亢；降肺胃之逆，治呕呃喘息；凉血止血，治血热气逆之吐衄。

【功效】平肝潜阳，重镇降逆，凉血止血。

【主治病证】

（1）肝阳上亢之头晕目眩。

（2）嗳气，呃逆，呕吐，喘息。

（3）血热气逆之吐血、衄血、崩漏。

【用法】先煎。平肝、降逆宜生用，止血宜煅用。

【使用注意】苦寒重坠，故寒证及孕妇慎用。含微量砷，故不宜长期服用。

知识拓展

药物	赭石	旋覆花
相同点	性主降，善降肺胃之气，治喘息、呕逆	
不同点	①质重苦寒 ②虽降气平喘，但不化痰，唯宜气逆喘息无痰者 ③镇潜肝阳，治肝阳眩晕 ④凉血止血，治血热气逆所致的多种出血	①质轻微温 ②既降气又消痰，善治痰喘气逆、痰饮蓄结之胸膈痞满

考点4 蒺藜 ★★★

【性味归经】苦、辛,微温。有小毒。归肝经。

【性能特点】性微温,有小毒,力较强,专入肝经。既善平抑肝阳、疏泄肝郁,治阳亢眩晕、肝郁胁痛;又善祛风明目、散风止痒,治风热目赤、风疹瘙痒。

【功效】平肝解郁,活血祛风,明目,止痒。

【主治病证】

(1)肝阳上亢之头晕目眩。

(2)肝气郁结之胸胁不舒、乳闭不通。

(3)风热之目赤翳障。

(4)风疹瘙痒。

【用法用量】内服:煎汤,6~10g。

考点5 珍珠母 ★

【性味归经】咸,寒。归肝、心经。

【功效】平肝潜阳,明目退翳,安神定惊。

【主治病证】

(1)肝阳上亢之头晕目眩。

(2)肝热目赤,肝虚目昏。

(3)惊悸失眠。

此外,本品煅用能收湿敛疮,可用于湿疹、湿疮。

【用法用量】先煎。平肝潜阳、明目退翳、安神定惊宜生用,收湿敛疮宜煅用。

知识拓展

药物	珍珠	珍珠母
相同点	味咸性寒,清肝明目,安神定惊,治肝热目赤、翳障、心神不宁	
不同点	①壳内之珠 ②善镇心安神,治心悸失眠、惊风癫痫 ③外用收敛生肌,治疮疡不敛	①贝壳 ②善平肝潜阳,治肝阳眩晕 ③外用收湿敛疮,治湿疹、湿疮

考点6 罗布麻叶 ★

【性味归经】甘、苦,凉。归肝经。

【功效】平肝安神,清热利水。

【主治病证】

(1)肝阳上亢之头晕目眩。

(2)心悸失眠。

(3)水肿,小便不利。

本品有一定的降血压作用,宜用于高血压病属肝阳上亢者。

第二节 息风止痉药

考点1 羚羊角★★★

【性味归经】咸，寒。归肝、心经。

【性能特点】凉血解毒，治温热病之壮热神昏、谵语狂躁或抽搐，温毒发斑，疮痈肿毒等。

【功效】平肝息风，清肝明目，散血解毒。

【主治病证】

（1）肝热急惊，癫痫抽搐。

（2）肝阳上亢之头晕目眩。

（3）肝火炽盛之目赤头痛。

（4）温热病之壮热神昏、谵语狂躁或抽搐，温毒发斑，疮痈肿毒。

【配伍】

药物	配伍药物	意义
羚羊角	钩藤	平肝息风，清热凉肝，治肝热动风或肝阳上亢之证

【用法用量】内服：煎汤，1~3g，宜另煎2小时以上；磨汁或锉末，每次0.3~0.6g。

【使用注意】性寒，脾虚慢惊者忌用，脾胃虚寒者慎用。

药物	石决明	羚羊角	牛黄
相同点	①咸寒，归肝经 ②平肝，清肝，明目 ③治肝阳上亢之头晕目眩、肝火目赤		–
	–	①归肝经 ②清热息风，定惊止痉 ③治肝风内动之惊痫抽搐	
不同点	①质重潜阳，兼益肝阴，为治眩晕之要药 ②治肝虚目昏	①长于平息肝风，为治肝风内动、惊痫抽搐之要药 ②善清心经之热毒，治温热病神昏、谵语、躁狂	①长于清心、化痰开窍，为治热入心包或痰热闭阻心窍之神昏口噤所常用 ②清热解毒，治疮肿、咽痛

考点2 钩藤★★★

【性味归经】甘，凉。归肝、心包经。

【性能特点】善平肝阳、息肝风、清肝热，兼散肝经之热。

【功效】息风止痉，清热平肝。

【主治病证】

（1）肝风内动，惊痫抽搐。

（2）肝经有热之头胀、头痛。

（3）肝阳上亢之头晕目眩。

【用法】后下。

药物	蒺藜	钩藤	罗布麻叶
相同点	平肝，治肝阳上亢之头晕目眩		—
	—	性凉，平肝清肝，治肝阳眩晕、肝热头痛	
不同点	①性微温，有小毒 ②疏肝，治肝气郁滞 ③祛风明目，治风热目赤 ④止痒，治风疹瘙痒	①性凉 ②清热、息风止痉，兼能透散，治肝热之头痛头胀、惊痫抽搐	①降血压 ②利水

考点3 天麻★★★

【性味归经】甘，平。归肝经。

【性能特点】善息风止痉、平抑肝阳，治肝阳、肝风诸证，无论寒热虚实皆宜。能祛风通络，治痹痛肢麻与手足不遂。

【功效】息风止痉，平抑肝阳，祛风通络。

【主治病证】

（1）肝阳上亢之头痛眩晕。

（2）虚风内动，急惊风、慢惊风，癫痫抽搐，破伤风。

（3）风湿痹痛，肢体麻木，手足不遂。

【配伍】

药物	配伍药物	意义
天麻	钩藤	平肝阳、息肝风之力显增，治肝阳亢或肝风动之证

知识拓展

药物	天麻	钩藤
相同点	入肝经，息风止痉，平抑肝阳，治肝风内动之惊痫抽搐、肝阳上亢之眩晕	
不同点	①性平柔润，凡肝风、肝阳诸证，无论寒热虚实皆宜 ②治眩晕之要药 ③祛风通络止痛，治风湿痹痛及肢体麻木	性凉，兼能清肝，治肝热动风、肝火头痛宜用

考点4 全蝎★★★

【性味归经】辛，平。有毒。归肝经。

【性能特点】既善息风止痉，治惊痫抽搐、破伤风及中风面瘫或半身不遂；又善攻毒散结，治疮毒瘰疬；还善通络止痛，治头痛及风湿顽痹。

【功效】息风止痉，攻毒散结，通络止痛。

【主治病证】

（1）急惊风、慢惊风，癫痫抽搐，破伤风。

（2）中风面瘫，半身不遂。

（3）疮疡肿毒，瘰疬痰核。

（4）偏正头痛，风湿顽痹。

【配伍】

药物	配伍药物	意义
全蝎	蜈蚣	息风止痉、通络止痛（尤增止痛之力），善治肝风抽搐、中风瘫痪、偏正头痛、风湿顽痹

【用法用量】内服：煎汤，3～6g。外用：适量，研末外敷。

【使用注意】有毒，辛散走窜，故孕妇禁用，用量不宜过大，血虚生风者慎用。

考点 5 蜈蚣 ★★★

【性味归经】辛，温。有毒。归肝经。

【性能特点】功同全蝎而药力更胜，并常与全蝎相须为用，以增药力。

【功效】息风止痉，攻毒散结，通络止痛。

【主治病证】

（1）急惊风、慢惊风，癫痫抽搐，破伤风。

（2）中风面瘫，半身不遂。

（3）疮疡肿毒，瘰疬痰核。

（4）偏正头痛，风湿顽痹。

【用法用量】内服：煎汤，3～5g。外用：适量，研末调敷。

【使用注意】有毒，辛温走窜，故孕妇禁用，内服用量不宜过大，血虚生风者慎用。

知识拓展

药物	全蝎	蜈蚣
相同点	①源于虫类且有毒 ②息风止痉，解毒散结，通络止痛 ③治急惊风、慢惊风、癫痫抽搐、破伤风、中风面瘫、半身不遂、疮痈肿毒、瘰疬痰核、偏正头痛、风湿顽痹	
不同点	性平，毒性及药力均稍缓	性温，毒大而力强

考点 6 地龙 ★★★

【性味归经】咸，寒。归肝、肺、脾、膀胱经。

【性能特点】入肝经，能清热息风而止痉；入肺经，能清肺泄热而平喘；入膀胱经，能利尿通闭；走经络，能通络治痹。

【功效】清热定惊，通络，平喘，利尿。

【主治病证】

（1）高热神昏狂躁，急惊风，癫痫抽搐。

（2）肺热喘咳。

（3）痹痛肢麻，半身不遂。

（4）小便不利，尿闭不通。

【使用注意】性寒，故脾胃虚寒或内无实热者慎用。

考点 7 僵蚕 ★★

【性味归经】咸、辛，平。归肝、肺、胃经。

【功效】息风止痉，祛风止痛，化痰散结。

【主治病证】

（1）肝风夹痰，惊痫抽搐，小儿急惊风，破伤风，中风口祸。

（2）风热头痛，目赤咽痛。

（3）风疹瘙痒。

（4）发颐疔腮。

【用法】散风热宜生用，余皆炒用。

知识拓展

药物	地龙	僵蚕
相同点	虫类药，息风止痉，治惊痫抽搐	
不同点	①性寒清热，以惊痫抽搐属肝热者用之为宜 ②清热通络、平喘、利尿，治热痹、痰热咳喘、小便不利及尿闭不通	①性平兼能化痰，以惊痫抽搐属肝风或痰热者用之为宜 ②祛风止痛、止痒、散结消肿，治头痛、咽痛、风疹、瘰疬、疔腮

第十六章　开窍药

凡具辛香走窜之性，以开窍醒神为主要功效的药物，称为开窍药。

性味、归经	辛香行散，性善走窜，主入心经	
功效	通闭开窍、苏醒神志	
主治病证	①热陷心包或痰浊阻蔽所致的神昏谵语 ②惊痫、中风等病出现的突然昏厥之证	
分类	温开药	性温或热，寒闭证用之为宜
	凉开药	性寒或凉，热闭证用之为宜
治疗原则	神志昏迷有虚实之分，实者即闭证，治当开窍醒神；虚者即脱证，治当回阳救逆、益气固脱	
配伍	寒闭者	选用温开药，配温里散寒药
	热闭者	选用凉开药，配清热解毒药
	神昏闭证兼惊痫抽搐	配息风止痉药
使用注意	①只适用于神昏闭证，一般不用于神昏脱证 ②多为救急、治标之品，只宜暂用，不宜久服，以免耗泄元气 ③大多辛香，易于挥发，故内服多入丸散，仅个别能入煎剂	

考点1 麝香★★★

【性味归经】辛，温。归心、脾经。

【性能特点】既为开窍醒神之良药，治闭证神昏无论寒热皆宜；又为活血通经、止痛之佳品，治瘀血诸证无论新久皆可。

【功效】开窍醒神，活血通经，消肿止痛。

【主治病证】

（1）热病神昏，中风痰厥，气郁暴厥，中恶神昏。

（2）闭经，癥瘕，难产死胎。

（3）胸痹心痛，心腹暴痛，痹痛麻木，跌打损伤。

（4）疮肿，瘰疬，咽喉肿痛。

【用法用量】内服：0.03~0.1g，多入丸散用。外用：适量，调敷或敷贴。

【使用注意】走窜力强，妇女月经期及孕妇忌用。

考点2 冰片★★★

【来源】

药物	来源
冰片（合成龙脑）	用松节油、樟脑等经化学方法合成（临床应用的主流品种）
天然冰片（右旋龙脑）	樟科植物樟的新鲜枝、叶经提取加工制成
艾片（左旋龙脑）	菊科植物艾纳香的新鲜叶经提取加工制成的结晶

【性味归经】

药物	性味		归经
冰片（合成龙脑）	辛、苦	微寒	心、脾、肺经
艾片（左旋龙脑）			
天然冰片（右旋龙脑）		凉	

【性能特点】凉开之品。内服开窍醒神，为治神昏窍闭之要药；外用清热止痛、消肿生肌，为治热毒肿痛之良药。

【功效】开窍醒神，清热止痛。

【主治病证】

（1）热病神昏，中风痰厥，中恶神昏，胸痹心痛。

（2）疮疡肿毒，咽喉肿痛，口舌生疮，目赤肿痛，耳道流脓。

【用法用量】

药物	用量	用法
冰片（合成龙脑）	0.15 ~ 0.3g	入丸散
艾片（左旋龙脑）		
天然冰片（右旋龙脑）	0.3 ~ 0.9g	

外用：适量，研粉点敷患处。

【使用注意】辛香走窜，故孕妇慎用。

知识拓展

药物	麝香	冰片	牛黄
相同点	①辛香走窜，归心、脾经 ②开窍醒神，治闭证神昏（常相须为用）		－
	－	①凉开之品，开窍醒神，清热解毒（治热闭神昏常相须为用） ②治疮痈、咽痛、口疮	
不同点	①性温，开窍通闭力强，为开窍醒神之要药，闭证无论寒热皆可应用 ②入血分，善于活血通经、消肿止痛	①性微寒，为凉开之品，开窍力较麝香为逊 ②主治热闭神昏，兼治寒闭 ③清热解毒、消肿止痛 ④外用治疮疡，初期者能消散清热，已溃者能去腐生肌	①性凉，长于清心、化痰开窍，专治热闭，无论热毒或痰热所致者皆宜 ②息风止痉，治惊风、癫痫

考点3 石菖蒲★★★

【性味归经】辛、苦，温。归心、胃经。

【性能特点】既善化痰湿、开窍闭，治痰湿蒙闭心窍诸证；又能宁心神、和胃气，治心气亏虚之心悸失眠、健忘恍惚，以及湿浊中阻与噤口痢等证。

【功效】开窍豁痰，醒神益智，化湿开胃。

【主治病证】

（1）痰湿蒙蔽心窍之神昏，癫痫，耳聋，耳鸣。

（2）心气不足之心悸失眠、健忘恍惚。

（3）湿浊中阻之脘腹痞胀，噤口痢。

【配伍】

药物	配伍药物	意义
石菖蒲	远志	化痰开窍，治痰阻心窍之癫痫发狂和心神不安

【使用注意】辛温香散，易伤阴耗气，故阴亏血虚及精滑多汗者慎用。

知识拓展

药物	石菖蒲	远志
相同点	性温，归心经，开窍祛痰，宁神，治痰阻心窍之神昏窍闭、癫痫狂乱	
不同点	①辛香走窜，开窍祛痰力强 ②治痰阻清窍之耳聋、耳鸣 ③安心神，治心气不足之心悸失眠、健忘恍惚 ④化湿和胃，治湿浊中阻及噤口痢	①开窍力弱，安神定志强 ②善治失眠多梦 ③祛痰止咳，善治咳喘痰多 ④消散痈肿，治疮痈、乳痈

考点4 蟾酥 ★★★

【性味归经】辛，温。有毒。归心经。

【性能特点】善辟秽开窍，治中暑神昏；辟秽解毒，治痧胀腹痛吐泻。

【功效】解毒，止痛，开窍醒神。

【主治病证】

（1）痈疽疔疮，咽喉肿痛。

（2）中暑神昏。

（3）痧胀腹痛吐泻。

【用法用量】内服：0.015～0.03g，多入丸散用。外用：适量。

【使用注意】有毒，孕妇慎用。

考点5 苏合香 ★★

【性味归经】辛，温。归心、脾经。

【功效】开窍辟秽，止痛。

【主治病证】

（1）寒闭神昏。

（2）胸痹心痛，胸闷腹痛。

【用法用量】内服：0.3～1g，宜入丸散服，不入煎剂。

【使用注意】辛香温燥，故阴虚火旺者慎用。

考点6 安息香 ★

【性味归经】辛、苦，平。归心、脾经。

【功效】开窍醒神，行气活血，止痛。

【主治病证】

（1）闭证神昏。

（2）心腹疼痛。

（3）产后血晕，痹痛日久。

【用法用量】内服：0.6～1.5g，多入丸散服。

【使用注意】辛香苦燥，故阴虚火旺者慎用。

知识拓展

药物	苏合香	安息香
相同点	气香辛散之品，辟秽开窍，治闭证神昏	
不同点	①性温，唯治寒闭神昏 ②温散止痛，治胸痹心痛、胸闷腹痛	①性平，治闭证神昏无论寒热皆宜 ②行气活血，治气滞血瘀之心腹诸痛

第十七章　补虚药

凡能补充人体物质亏损、增强人体功能活动，以提高抗病能力、消除虚弱证候为主要功效的药物，称为补虚药，习称补益药或补养药。

类型	补气药	补阳药	补血药	补阴药
药性	甘温		甘温或甘寒	
作用	振奋衰弱，改善或消除机体衰弱之形衰乏力、畏寒肢冷等		补充人体阴血之不足及体内被耗损的物质，改善和消除精血津液不足的证候	
功效	补气以增强脏腑功能活动	温补人体之阳气	养血，兼能滋阴	滋阴补液，兼能润燥
主治病证	①脾气虚之食少便溏、神疲乏力、脱肛 ②肺气虚之少言懒语、久咳虚喘、易出虚汗	①肾阳不足之畏寒肢冷、阳痿遗精、宫冷不孕、夜尿频多 ②脾肾阳虚之泄泻、肺肾两虚之喘嗽	①心血虚或肝血不足所致的面色萎黄、唇甲苍白、头晕眼花、心慌心悸 ②妇女月经不调属血虚者	①肺阴虚之干咳少痰、咽干喉燥 ②胃阴虚之口干舌燥、胃中嘈杂、大便秘结、舌红少苔 ③心阴虚之心烦不眠 ④肝肾阴虚之腰膝酸痛、遗精滑精、手足心热、潮热盗汗、眼目干涩
配伍	①补气药和补阳药，补血药和补阴药，往往相须为用 ②气阴两虚：补气药配补阴药 ③气血双亏：补气药配补血药 ④阴阳两虚：并用补阳补阴药 ⑤兼证：气虚兼气滞，与行气药同用；阳虚而寒盛，与温里散寒药同用；血虚兼见失眠，配安神药；阴虚兼内热，配清虚热药；阴虚阳亢，配平肝潜阳药			
注意事项	①凡身体健康而无虚证者，不宜应用 ②邪实而正气不虚者，不宜乱用补虚药，以防"闭门留寇" ③补气药多甘壅滞气，湿盛中满者忌用 ④补阳药温燥而能伤阴助火，阴虚火旺者不宜应用 ⑤补血与补阴药，大多药性滋腻，易伤脾胃，湿阻中焦及脾虚便溏者慎用			

第一节　补气药

考点1 人参★★★

【性味归经】甘、微苦，微温。归脾、肺、心、肾经。

【性能特点】药力强大，为补气强身之要药。既善大补元气，治气虚欲脱；又善补脾肺之气，治脾肺气虚诸证；还能补心肾之气而生津、养血、安神、益智，治津伤口渴、内热消渴、气血亏虚、久病虚羸、心神不安、惊悸健忘、阳痿宫冷等。

【功效】大补元气，复脉固脱，补脾益肺，生津养血，安神益智。

【主治病证】

（1）气虚欲脱，肢冷脉微。

（2）脾气虚弱之食欲不振、呕吐泄泻。

（3）肺气虚弱之气短喘促、脉虚自汗。

（4）热病气虚津伤之口渴，内热消渴证。

（5）气血亏虚，久病虚羸。

（6）心神不安，失眠多梦，惊悸健忘。

（7）阳痿宫冷。

【配伍】

药物	配伍药物	意义
人参	附子	大补大温，益气回阳，治亡阳气脱
	蛤蚧	补肺益肾而定喘嗽，治肺肾两虚，动辄气喘
	麦冬、五味子	益气养阴，生津止渴，敛阴止汗，用于气阴两虚或气虚亡阴
	鹿茸	壮阳益精，补气扶正，治元气不足，诸虚百损之证
	核桃仁	补益肺肾，纳气平喘，治肺肾两虚之喘咳

【用法用量】内服：煎汤，3～9g，大补元气可用15～30g，文火另煎兑服；研粉吞服，一次2g，一日2次。野生人参功效最佳，多用于挽救虚脱；生晒人参性较平和，适用于气阴不足者；红参药性偏温，多用于气阳两虚者。

【使用注意】因属补虚之品，邪实而正不虚者忌服。不宜与藜芦、五灵脂同用。

考点 2 党参 ★★★

【性味归经】甘，平。归脾、肺经。

【性能特点】补气之力逊于人参，多用于脾肺气虚之轻症。

【功效】健脾益肺，养血生津。

【主治病证】

（1）脾肺气虚，食少倦怠、咳嗽气喘。

（2）气血不足，面色萎黄，心悸气短。

（3）气津两伤之气短口渴，内热消渴。

【使用注意】不宜与藜芦同用。

知识拓展

药物	人参	党参
相同点	补气养血生津，治脾胃气虚之倦怠乏力、肺气不足之气短喘促、气血双亏之萎黄，以及气津两伤之口渴	
不同点	①源于五加科，力强 ②性微温而善大补元气，为治气虚欲脱第一要药 ③安神增智，治心神不安之心悸、失眠、健忘	①源于桔梗科，力弱 ②性平而补气力较缓，善补中气、益肺气 ③代人参用，宜加大用量

考点 3 西洋参 ★★★

【性味归经】甘、微苦，凉。归心、肺、肾经。

【性能特点】凉补之品，治气阴两虚或阴虚津伤诸证，兼热者尤宜。

【功效】补气养阴，清热生津。

【主治病证】

（1）阴虚热盛之咳嗽痰血。

（2）热病气阴两伤之虚热烦倦。

（3）津液不足之口燥咽干，内热消渴。

【用法】另煎兑服。

【使用注意】中阳虚衰、寒湿中阻及气郁化火者忌服。不宜与藜芦同用。

知识拓展

药物	人参	西洋参
相同点	补气生津，治气津两伤之烦倦口渴	
不同点	①性微温 ②补气力甚强，气虚、气阴两虚之重症、急症多用 ③补脾气、益肺气，为治脾肺气虚证 ④养血、安神、增智，治血虚萎黄、失眠、健忘	①性凉，清补之品，补气力不及人参 ②长于清热养阴，气阴两虚兼热宜用 ③养肺阴、清肺热，治阴虚热盛之喘咳痰血

考点 4 黄芪 ★★★

【性味归经】甘，微温。归脾、肺经。

【性能特点】主以扶正气，兼能除水邪，托疮毒。

【功效】补气升阳，益卫固表，利水消肿，生津养血，行滞通痹，托毒排脓，敛疮生肌。

【主治病证】

（1）脾虚乏力，食少便溏，中气下陷，久泻脱肛，便血崩漏。

（2）肺气虚弱，咳喘气短。

（3）表虚不固之自汗、盗汗。

（4）气虚水肿、小便不利。

（5）内热消渴。

（6）血虚萎黄，气血两虚。

（7）气虚血滞，半身不遂，痹痛麻木。

（8）气血不足所致的痈疽难溃或溃久不敛。

【配伍】

药物	配伍药物	意义
黄芪	柴胡、升麻	补中益气、升阳举陷，治中气下陷诸证

【用法用量】补气升阳宜蜜炙用，其他宜生用。

【使用注意】甘微温升补止汗，易于助火敛邪，故表实邪盛、气滞湿阻、食积内停、阴虚阳亢、疮痈初起或毒盛者，均不宜服用。

药物	人参	黄芪
相同点	①味甘微温，温补之品 ②补脾肺之气，治脾肺气虚诸证 ③补气养血生津，治气血双亏及气津两伤之消渴证	
不同点	①补气力强，擅长大补元气，挽救虚脱 ②安神增智，治失眠健忘	①补气力虽不及人参，但有升阳的作用，治中气下陷病证多用 ②托毒生肌、利水消肿，治气血双亏之疮疡久溃不敛或脓成日久不溃、脾虚水肿 ③通过补气而生血、摄血、行滞，治血虚萎黄、气不摄血之崩漏便血、气虚血滞之痹痛麻木和半身不遂

考点5 白术★★★

【性味归经】苦、甘，温。归脾、胃经。

【性能特点】主以温补扶正，兼能祛除水湿。生用、炒用性能小有差别，炒后补脾力强，生用祛湿力强。补气、固表、利水与黄芪相似，力虽稍缓，但长于燥湿与安胎。

【功效】健脾益气，燥湿利水，止汗，安胎。

【主治病证】

（1）脾胃气虚之食少腹胀、便溏泄泻、倦怠乏力。

（2）脾虚水肿，痰饮眩悸。

（3）表虚自汗。

（4）脾虚气弱之胎动不安。

【用法用量】补气健脾宜炒用，健脾止泻宜炒焦用，燥湿利水宜生用。

【使用注意】苦燥伤阴，故津亏燥渴、阴虚内热者不宜服用。

药物	黄芪	白术
相同点	①性偏温，温补兼利水之品 ②补气利尿，固表止汗 ③治脾虚气弱，水湿内停之水肿、小便不利，以及气虚自汗	
不同点	①微温 ②补气力强，善升阳，治中气下陷之脏器脱垂及气虚发热 ③补肺益卫，固表止汗，治自汗盗汗 ④托毒生肌，治气血亏虚之疮疡久溃不敛或脓成日久不溃 ⑤通过补气又能生血、摄血、生津、行滞，治血虚萎黄、气不摄血之崩漏便血、气津两伤之消渴、气虚血滞之痹痛麻木和半身不遂	①性温兼有苦味 ②具燥湿之功，善治脾虚兼湿滞之证 ③健脾安胎，治脾虚之胎动不安

药物	白术	苍术
相同点	①上古通用，宋元始分，今列二种 ②味苦性温，归脾、胃经，善燥湿健脾，治脾虚湿停之泄泻或便溏、带下 ③脾虚湿盛互见，二者同用	

续表

药物	白术	苍术
不同点	①兼甘味，以补虚为长 ②补气、止汗、安胎 ③治脾虚气弱 ④治气虚自汗、气虚外感多汗及脾虚胎动不安 ⑤利水，治水肿、痰饮	①兼辛味，以祛邪为长 ②祛风湿、发表 ③治湿浊中阻 ④治表证夹湿及风寒湿痹 ⑤明目，治夜盲症 ⑥治湿热之疮疹、脚气及痹痛（配苦寒之品）

考点6 山药 ★★★

【性味归经】甘，平。归脾、肺、肾经。

【性能特点】药力平和，兼涩敛之性。既平补气阴，为治气虚或气阴两虚之佳品；又滋阴益气而生津，为治肾阴虚及消渴所常用；还涩精止带，为治肾虚不固之要药。

【功效】补脾养胃，生津益肺，补肾涩精。

【主治病证】

（1）脾虚气弱之食少便溏或久泻不止。

（2）肺虚或肺肾两虚之喘咳。

（3）虚热消渴。

（4）肾虚之遗精、尿频、带下。

【用法】健脾止泻宜炒用，补阴宜生用。

【使用注意】养阴收敛助湿，故湿盛中满或有积滞者不宜服用。

考点7 甘草 ★★★

【性味归经】甘，平。归心、肺、脾、胃经。

【性能特点】既益气补中，又缓急止痛、缓和药性，还祛痰止咳、解毒。蜜炙补气缓急力强；生用能清热解毒。

【功效】补脾益气，清热解毒，祛痰止咳，缓急止痛，调和诸药。

【主治病证】

（1）脾胃虚弱之倦怠乏力、食少便溏。

（2）心气虚之心悸气短、脉结代。

（3）咳嗽痰多。

（4）脘腹或四肢挛急疼痛。

（5）疮痈肿毒，咽喉肿痛，食物或药物中毒。

（6）缓解药物毒性、烈性，调和诸药。

【配伍】

药物	配伍药物	意义
甘草	白芍	缓急止痛力强，治脘腹或四肢拘急疼痛

【用法】清热解毒宜生用，补气缓急宜炙用。

【使用注意】本品味甘，易助湿壅气，故湿盛中满者不宜服用。不宜与京大戟、红大戟、甘遂、芫花、海藻同用。大剂量服用甘草，易引起浮肿，故不宜大量久服。

考点8 太子参★★

【性味归经】甘、微苦，平。归脾、肺经。

【性能特点】补中略兼清泄。功似人参，而药力甚弱。能补气生津，多用于气津两伤之轻症，或兼热者更宜。

【功效】益气健脾，生津润肺。

【主治病证】

（1）脾虚体倦，食欲不振。

（2）病后虚弱，气阴不足，自汗口渴。

（3）肺燥干咳。

【使用注意】味甘补虚，故邪实而正气不虚者慎服。

知识拓展

药物	太子参	西洋参
相同点	补气生津，治气津两伤之烦倦口渴	
不同点	①性平，补力较弱 ②气津两伤、火不盛者宜用	①性凉，补力较强 ②气津两伤、热盛者宜用

考点9 白扁豆★

【性味归经】甘，微温。归脾、胃经。

【功效】健脾化湿，和中消暑。

【主治病证】

（1）脾胃虚弱，食欲不振，大便溏泻，白带过多。

（2）暑湿吐泻，胸闷腹胀。

【用法】健脾化湿宜炒用，和中消暑宜生用。

知识拓展

药物	白扁豆	山药
相同点	味甘，健脾，治脾虚病证	
不同点	①性微温 ②化湿，治脾虚有湿之食少便溏、妇女带下 ③消暑，治暑湿泄泻	①性平 ②益气养阴，补肺肾，收敛固涩，治肺虚或肺肾两虚之喘咳、肾虚遗精

考点10 大枣★

【性味归经】甘，温。归脾、胃、心经。

【性能特点】气血双补之品，善治脾虚和血虚诸证。与峻烈之品同用，能调和药性、健脾护胃。

【功效】补中益气，养血安神。

【主治病证】

（1）脾虚乏力、食少便溏。

（2）血虚萎黄，妇人脏躁。

（3）缓和峻烈或有毒药的药性。

【使用注意】甘温，易助湿生热，令人中满，故湿盛中满、食积、虫积、龋齿作痛及痰热咳嗽者慎用。

知识拓展

药物	甘草	大枣	山药
相同点	①甘缓补虚之品 ②补中益气、缓和药性，治脾胃虚弱、倦怠乏力 ③于复方中缓和药物的毒烈之性而调和诸药		–
	–	味甘入脾，善补脾而药力较缓，治脾胃虚弱证	
不同点	①性平 ②炙用性偏温而善补心气、缓急止痛，治心气虚之心动悸、脉结代，以及脘腹或四肢挛急疼痛 ③祛痰止咳，治咳嗽痰多、痈肿疮毒 ④解毒，解药物及食物之毒	①性温 ②养血安神，治血虚萎黄及脏躁证 ③与药性峻烈的药物同用，可缓和药物的峻烈之性与保护胃气	①性平 ②补脾气，养脾阴，为平补气阴之品 ③补肺益肾，兼固涩，治肺虚或肺肾两虚之喘咳、肾虚精关不固之遗精

考点11 红景天★

【性味归经】甘、苦，平。归肺、心经。

【功效】益气活血，通脉平喘。

【主治病证】

（1）气虚血瘀之胸痹心痛、中风偏瘫。

（2）气虚体倦，久咳虚喘。

考点12 刺五加★★

【性味归经】辛、微苦，温。归脾、肾、心经。

【功效】益气健脾，补肾安神。

【主治病证】

（1）脾虚乏力，食欲不振，气虚浮肿。

（2）肾虚腰膝酸软，小儿行迟。

（3）肺肾两虚，久咳虚喘。

（4）心脾不足，心悸气短，失眠多梦。

【使用注意】药性温热，能伤阴动火，故实证、热证者忌服。

知识拓展

药物	刺五加	人参
相同点	①补气，治气虚诸证 ②安神益智，治心悸、失眠、多梦及健忘	
不同点	①性温，补气力缓 ②补脾益气，治脾虚乏力、食欲不振 ③补肾强腰、活血通络，治肾虚体弱、腰膝酸软、小儿行迟，以及气虚血瘀之胸痹心痛、痹痛日久、跌打肿痛	①性微温，补气力强 ②既大补元气而挽救虚脱，又补脾气、益肺气，治脾肺气虚证 ③养血生津，治血虚萎黄、津伤口渴、消渴

考点13 绞股蓝 ★

【性味归经】甘、苦，微寒。归脾、肺经。

【功效】益气健脾，化痰止咳，清热解毒，化浊降脂。

【主治病证】

（1）脾胃气虚，倦怠食少。

（2）痰热咳喘，肺虚燥咳。

（3）热毒疮痈，咽喉疼痛，癌肿。

（4）高脂血症。

【用法用量】煎汤，研末吞，亦可沸水浸泡代茶饮。

知识拓展

药物	红景天	绞股蓝
相同点	益气，治气虚，兼热者尤宜	
不同点	①主以甘补，兼以苦泄，性平偏凉 ②平喘、活血通脉，治久咳虚喘，以及气虚血瘀、血脉不畅所致诸证	①苦泄为主，兼能甘补，药性寒凉 ②健脾、祛痰止咳、清热解毒，治痰热咳喘、热毒疮痈、癌肿

考点14 蜂蜜 ★

【性味归经】甘，平。归肺、脾、大肠经。

【性能特点】润肠、解乌头类药毒，治肠燥便秘、乌头类药中毒。外治疮疡不敛、水火烫伤。

【功效】补中，润燥，止痛，解毒；外用生肌敛疮。

【主治病证】

（1）脾胃虚弱之食少倦怠、脘腹虚痛。

（2）燥咳少痰，肺虚久咳。

（3）肠燥便秘。

（4）乌头类药中毒。

（5）疮疡不敛，水火烫伤（外用）。

【用法用量】内服：15～30g。外用：适量，局部外涂。内服宜用熟蜜，外涂宜用新鲜生蜜。

【使用注意】甘润滑腻，易助湿滞气，令人中满，故湿盛中满、痰多咳嗽及大便稀溏者忌服。

知识拓展

药物	甘草	蜂蜜
相同点	①味甘性平，生用偏凉而清热，制用偏温而补虚 ②补中益气、润肺止咳、缓急止痛、清热解毒、缓和药性，治脾胃气弱、气血双亏、肺虚久咳、燥咳痰黏、脘腹挛急作痛及疮疡肿毒 ③缓解某些药物的毒烈之性 ④助湿壅气，令人中满，湿盛中满者忌用	
不同点	①应用面广 ②治心虚动悸、血虚脏躁、痰多咳嗽、咽喉肿痛、四肢拘挛疼痛 ③解一切毒，治食物、药物中毒 ④甘草大量久服易致浮肿，水肿者慎服	①质润，应用面较小 ②润肠通便，治肠燥便秘 ③滑肠，便溏或泄泻者忌服

考点 15 饴糖 ★

【性味归经】甘，温。归脾、胃、肺经。

【功效】补脾益气，缓急止痛，润肺止咳。

【主治病证】

（1）劳倦伤脾，气短乏力。

（2）虚寒腹痛。

（3）肺虚咳嗽，干咳无痰。

【用法用量】内服：入汤剂，15～20g，分次烊化冲服。

【使用注意】甘温，易助热生湿，故湿阻中满、湿热内蕴及痰湿甚者忌服。

知识拓展

药物	蜂蜜	饴糖
相同点	①补中益气，润肺止咳，缓急止痛 ②治脾胃虚弱、肺虚燥咳，以及脘腹疼痛	
不同点	①甘平滑润 ②润燥滑肠，治肠燥便秘	①甘温缓急 ②补虚温中，缓急止痛，善治虚寒腹痛

第二节 补阳药

考点 1 鹿茸 ★★★

【性味归经】甘、咸，温。归肾、肝经。

【性能特点】血肉有情之品。既峻补元阳、大补精血，为治肾阳不足、精血亏虚证之首选；又强筋健骨、调理冲任，治冲任虚寒之崩漏带下；还能通过温补而托疮毒，治阴疽内陷。

【功效】壮肾阳，益精血，强筋骨，调冲任，托疮毒。

【主治病证】

（1）肾阳不足之阳痿滑精，宫冷不孕，畏寒，腰脊冷痛。

（2）精血亏虚之筋骨无力、神疲羸瘦、眩晕耳鸣，小儿骨软行迟、囟门不合。

（3）妇女冲任虚寒、带脉不固之崩漏、带下过多。

（4）阴疽内陷，疮疡久溃不敛。

【用法用量】内服：研末冲服，1~2g。

【使用注意】温热峻烈，故阴虚阳亢、实热、痰火内盛、血热出血及外感热病者忌服。宜从小剂量开始，逐渐加量，以免阳升风动，头晕目赤，或伤阴动血。

考点2 肉苁蓉★★★

【性味归经】甘、咸，温。归肾、大肠经。

【性能特点】味咸入肾，甘温补润，药力较缓，不甚燥热。

【功效】补肾阳，益精血，润肠通便。

【主治病证】

（1）肾阳不足之阳痿、不孕。

（2）精血亏虚之腰膝酸软、筋骨无力。

（3）肠燥便秘。

【使用注意】助阳滑肠，故阴虚火旺、大便溏泻、热结便秘者不宜服用。

考点3 淫羊藿★★★

【性味归经】辛、甘，温。归肝、肾经。

【性能特点】既补肾阳而强筋骨，又祛风湿而蠲痹痛，为肾虚阳痿、风寒湿痹所常用。其功力较强而灵验，故又名仙灵脾。

【功效】补肾阳，强筋骨，祛风湿。

【主治病证】

（1）肾阳虚衰之阳痿遗精、不孕、尿频、筋骨痿软。

（2）风湿痹痛或肢体麻木拘挛。

【使用注意】辛甘温燥，伤阴助火，故阴虚火旺及湿热痹痛者慎用。

考点4 巴戟天★★★

【性味归经】甘、辛，微温。归肾、肝经。

【性能特点】治肾阳虚衰或兼风湿之要药。

【功效】补肾阳，强筋骨，祛风湿。

【主治病证】

（1）肾阳不足之阳痿遗精、宫冷不孕、月经不调、少腹冷痛、尿频。

（2）肾虚兼风湿之腰膝疼痛、筋骨痿软。

【使用注意】辛甘微温助火，故阴虚火旺者不宜用。

知识拓展

药物	淫羊藿	巴戟天
相同点	①补肾阳，强筋骨，祛风湿 ②治肾虚阳痿、宫冷不孕、遗尿尿频 ③治风湿痹痛兼阳虚	
不同点	性温而燥，药力较强	①性微温而柔润，药力较缓 ②益精血

考点5　杜仲★★★

【性味归经】甘，温。归肝、肾经。

【性能特点】治肾虚腰膝酸痛或筋骨无力之要药；治肝肾亏虚胎漏或胎动之佳品。

【功效】补肝肾，强筋骨，安胎。

【主治病证】

（1）肝肾不足之腰膝酸痛、筋骨无力、头晕目眩。

（2）肝肾亏虚之胎动不安、妊娠漏血。

（3）高血压属肝肾亏虚者。

【用法】炒用疗效较生用为佳。

【使用注意】阴虚火旺者慎用。

考点6　续断★★★

【性味归经】苦、辛，微温。归肝、肾经。

【性能特点】内科补肝肾、妇科止崩漏、伤科疗折伤之要药。

【功效】补肝肾，强筋骨，续折伤，止崩漏。

【主治病证】

（1）肝肾不足之腰膝酸软、遗精。

（2）肝肾亏虚之崩漏经多，胎漏下血，胎动欲坠。

（3）风湿痹痛，跌扑损伤，筋伤骨折。

【用法】补肝肾宜盐水炒，行血脉、续折伤宜酒炒。

知识拓展

药物	杜仲	续断
相同点	①入肝、肾经 ②补肝肾、强筋骨，治肝肾亏虚之腰膝酸痛、筋骨软弱 ③补肝肾安胎，治肝肾亏虚之胎动不安	
不同点	①性温，补力较强 ②治肝肾不足之腰痛、足膝无力之要药 ③降血压，治高血压属肾虚或肝阳上亢者	①微温而不热，补力较弱 ②善行血脉、续筋骨，治伤科跌打损伤、骨折 ③调冲任、止血，治崩漏

考点 7 补骨脂 ★★★

【性味归经】辛、苦，温。归肾、脾经。

【性能特点】温脾止泻，为治脾肾阳虚泄泻之要药；外用能消风祛斑，治白癜风。有名"破故纸"者，乃其正名之谐音。

【功效】温肾助阳，纳气平喘，温脾止泻；外用消风祛斑。

【主治病证】

（1）肾阳不足之阳痿、腰膝冷痛。

（2）肾虚不固之遗精、滑精、遗尿、尿频。

（3）脾肾阳虚之五更泄泻。

（4）肾虚作喘。

（5）外治白癜风、斑秃。

【用法用量】外用，可制成20%～30%酊剂涂患处。

【使用注意】温燥，易伤阴助火，故阴虚火旺及大便秘结者忌用。

考点 8 益智 ★★★

【性味归经】辛，温。归脾、肾经。

【性能特点】既暖肾固精缩尿，治肾虚遗精滑泄；又温脾止泻、开胃摄唾，治脾寒泄泻腹痛或多涎唾。

【功效】暖肾固精缩尿，温脾止泻摄唾。

【主治病证】

（1）肾气虚寒之遗精滑精、遗尿、尿频、白浊。

（2）脾寒泄泻，腹中冷痛，脾虚口多涎唾。

【使用注意】温燥而易伤阴，故阴虚火旺、大便秘结者忌服。

知识拓展

药物		补骨脂	益智
相同点		①温补固涩之品，补肾助阳，固精缩尿 ②治肾阳虚衰之阳痿、不孕 ③治下元不固之遗精、遗尿、尿频 ④温脾止泻，治脾肾两虚之泄泻	
不同点		①补肾阳为主 ②纳气平喘，治肾虚作喘	①温脾散寒为主 ②善开胃摄唾，治口多涎唾

考点 9 蛤蚧 ★

【性味归经】咸，平。归肺、肾经。

【性能特点】既补肺益肾，纳气定喘，治肺虚咳嗽与肾虚作喘；又助肾阳、益精血，治肾阳不足及精血亏虚。

【功效】补肺益肾，纳气定喘，助阳益精。

【主治病证】

（1）肺肾不足，虚喘气促，劳嗽咳血。

（2）肾阳不足，精血亏虚之阳痿、遗精。

【用法】煎汤、入丸散或酒剂。

【使用注意】滋补助阳，故风寒、实热及痰湿喘咳者忌服。

考点10 菟丝子★★★

【性味归经】辛、甘，平。归肝、肾、脾经。

【性能特点】补益肝肾，安固胎元，治肾虚胎动不安；外用消风祛斑，治白癜风。

【功效】补益肝肾，固精缩尿，安胎，明目，止泻；外用消风祛斑。

【主治病证】

（1）肝肾不足之腰膝酸软、阳痿遗精、遗尿尿频、白带过多。

（2）肝肾不足之目昏不明、耳鸣。

（3）脾虚便溏或脾肾虚泻。

（4）肾虚之胎漏、胎动不安。

（5）外治白癜风。

【使用注意】虽曰平补阴阳，但仍偏补阳，且带涩性，故阴虚火旺、大便燥结、小便短赤者不宜服。

考点11 锁阳★★

【性味归经】甘，温。归肝、肾、大肠经。

【功效】补肾阳，益精血，润肠通便。

【主治病证】

（1）肾阳不足之阳痿滑精、不孕。

（2）精血亏虚之腰膝痿软、筋骨无力。

（3）肠燥便秘。

【使用注意】甘温助火滑肠，故阴虚阳亢、实热便秘及脾虚泄泻者忌服。

知识拓展

药物	肉苁蓉	锁阳
相同点	补肾助阳，润肠通便，治肾虚阳痿、不孕、腰膝痿软、肠燥便秘	
不同点	润肠通便力强	润肠通便力较弱

考点12 冬虫夏草★★

【性味归经】甘，平。归肺、肾经。

【性能特点】治肺肾亏虚之要药。

【功效】补肾益肺，止血化痰。

【主治病证】

（1）肾虚精亏之阳痿遗精、腰膝酸痛。

（2）肺肾两虚之久咳虚喘，肺阴不足之劳嗽咯血。

【使用注意】甘平补虚，<u>表邪未尽者慎服</u>，<u>阴虚火旺者不宜单独使用</u>。

考点13　核桃仁★

【性味归经】甘，温。归肾、肺、大肠经。

【功效】补肾，<u>温肺</u>，润肠。

【主治病证】

（1）肾阳不足之腰膝酸软，阳痿遗精。

（2）肺肾两虚之<u>虚寒喘嗽</u>。

（3）肠燥便秘。

【用法】<u>定喘止咳宜连皮用，润肠通便宜去皮用</u>。

【使用注意】性温滑润，故<u>阴虚火旺</u>、<u>痰热咳喘</u>及<u>大便稀溏者</u>不宜服用。

知识拓展

药物	蛤蚧	冬虫夏草	核桃仁
相同点	①补肺益肾，定喘止咳 ②治肺肾两虚之虚喘劳嗽、久咳不止 ③治肾阳虚衰之阳痿遗精、腰酸脚软		
不同点	①性平 ②功偏补肺气、定喘嗽 ③治肺肾两虚之久咳虚喘	①性平 ②功偏补肺阴而兼化痰止血 ③治劳嗽痰中带血 ④病后体虚调理之佳品	①性温 ②功偏温肺 ③治虚寒咳喘 ④润肠，治津枯肠燥便秘

考点14　紫河车★★

【性味归经】甘、咸，温。归肺、肝、肾经。

【功效】温肾补精，<u>益气养血</u>。

【主治病证】

（1）肾阳不足，精血亏虚，虚劳羸瘦，阳痿遗精，宫冷不孕。

（2）肺肾两虚，久咳虚喘，骨蒸劳嗽。

（3）<u>气血两虚</u>，产后乳少，面色萎黄，食少气短。

【用法用量】内服：<u>研末，2～3g</u>；或装入胶囊。

【使用注意】温热，故<u>阴虚火旺者</u>不宜单独应用。

知识拓展

药物	鹿茸	紫河车
相同点	①血肉有情之品，性温 ②补肾，益精血，治肾虚及精血亏虚诸证	
不同点	①补力最强 ②峻补元阳，益精填髓，为治肾阳虚衰、精血亏虚之要药 ③强筋健骨，调和冲任，治精血亏虚之筋骨无力、神疲羸瘦、眩晕耳鸣，小儿肾虚行迟、囟门不合，以及妇女经带诸病证	①平补气血阴阳 ②长于温肾益精、养血益气 ③补肺益肾而定喘嗽，治肺肾两虚之咳喘 ④治气血不足之萎黄消瘦、产后乳少

考点 15 沙苑子 ★

【性味归经】甘，温。归肝、肾经。

【功效】补肾助阳，固精缩尿，养肝明目。

【主治病证】

（1）肾虚腰痛，遗精早泄，遗尿尿频，白浊带下。

（2）肝肾亏虚之眩晕、目暗昏花。

【使用注意】温补固涩，故阴虚火旺及小便不利者忌服。

知识拓展

药物	菟丝子	沙苑子
相同点	①补肾助阳，固精缩尿，养肝明目 ②治肾阳虚衰、下元不固之腰痛、阳痿、遗精、尿频、带下 ③治肝肾不足之目暗不明	
不同点	①辛甘而平，兼补肾阴，不腻不燥，为平补阴阳之品 ②补脾止泻，治脾虚泄泻	甘温不燥，固涩力较强，善温补固涩

考点 16 仙茅 ★★

【性味归经】辛，热。有毒。归肾、肝、脾经。

【功效】补肾阳，强筋骨，祛寒湿。

【主治病证】

（1）肾虚之阳痿精冷。

（2）肾虚之筋骨痿软、腰膝冷痛、寒湿久痹。

（3）阳虚冷泻。

【用法用量】内服：煎汤，3~10g。

【使用注意】辛热燥散，易伤阴助火，故阴虚火旺者忌服；且燥烈有毒，不宜大量久服。

知识拓展

药物	淫羊藿	仙茅
相同点	①补肾壮阳，祛风除湿 ②治肾虚阳痿、尿频、腰膝无力；风寒湿痹	
不同点	性温无毒，补肾壮阳力较强	性热有毒，虽力强，但易助火伤阴

考点 17 海马 ★

【性味归经】甘、咸，温。归肝、肾经。

【功效】温肾壮阳，散结消肿。

【主治病证】

（1）肾阳虚亏之阳痿精少，尿频遗尿，肾虚作喘。

（2）癥瘕积聚，跌打损伤。

（3）痈肿疔疮（外用）。

【用法用量】外用，研末敷患处。

【使用注意】甘咸温补行散，故孕妇及阴虚阳亢者忌服。

知识拓展

药物	海马	锁阳
相同点	性温，补肾助阳，治肾阳虚之阳痿、不孕	
不同点	活血散结、消肿止痛	润肠通便

第三节 补血药

考点1 当归★★★

【性味归经】甘、辛，温。归肝、心、脾经。

【性能特点】既为妇科调经之要药，又为内科补血之佳品，还为外科、伤科消肿疗伤所常用。

【功效】补血活血，调经止痛，润肠通便。

【主治病证】

（1）血虚萎黄、眩晕心悸。

（2）月经不调，闭经，痛经。

（3）虚寒腹痛，瘀血作痛，跌扑损伤，风湿痹痛。

（4）痈疽疮疡。

（5）血虚肠燥便秘。

【配伍】

药物	配伍药物	意义
当归	黄芪	益气生血力强，治血虚或气血双亏

【用法】当归身补血，当归尾破血，全当归和血。一般宜生用，活血通经宜酒炒。

【使用注意】甘温补润，湿热中阻、肺热痰火、阴虚阳亢者不宜应用；又因润燥滑肠，大便溏泻者慎用。

考点2 熟地黄★★★

【性味归经】甘，微温。归肝、肾经。

【性能特点】善养血滋阴、益精填髓，为治血虚精亏或阴液不足之要药。

【功效】补血滋阴，益精填髓。

【主治病证】

（1）血虚之萎黄、心悸怔忡、月经不调、崩漏下血。

（2）肝肾阴虚之骨蒸潮热、盗汗、遗精，内热消渴。

（3）精血亏虚之腰膝酸软、眩晕、耳鸣、须发早白。

【用法】宜与健脾胃药，如砂仁、陈皮等同用。

【使用注意】质黏滋腻，易碍消化，故脾胃气滞、痰湿内阻之脘腹胀满、食少便溏者慎用。

知识拓展

药物	鲜地黄	干地黄	熟地黄
相同点	滋阴生津，治阴血津液亏虚诸证		
不同点	苦甘寒甚，滋阴力稍逊而长于清热凉血，且滋腻性小，血热或阴亏热盛者每用，尤宜热病伤阴、舌绛烦渴、斑疹及血热妄行之吐衄下血诸证	①甘苦性寒质润，长于滋阴，清热凉血力较鲜地黄逊，滋腻性稍强，凡血热津伤或精血阴液亏虚有热者宜用 ②治热病舌绛伤阴之重者 ③治阴虚发热、内热消渴、津伤口渴，以及血热妄行之吐衄下血、发斑发疹 ④润肠，治阴虚肠燥便秘	①味甘性微温，善养血滋阴、填精生髓，凡血虚兼寒或阴虚虚热不甚者皆宜 ②治肝血亏虚之萎黄、目眩、心悸、月经不调及崩漏 ③治肾阴不足之腰膝酸软、遗精盗汗、耳鸣耳聋 ④治精血亏虚之头晕眼花、须发早白 ⑤滋腻性强，每与少量开胃之砂仁或陈皮同用，以保胃气，促进药力吸收

药物	当归	熟地黄
相同点	味甘而善补血，治血虚面色萎黄、头晕眼花、心悸失眠	
不同点	①性温而少滋腻 ②活血调经止痛，治妇女月经不调、闭经、痛经诸证，以及跌打瘀痛、虚寒腹痛、血痹痛麻、疮痈 ③润肠燥，治肠燥便秘	①性微温而滋腻 ②滋阴补精益髓，治肾阴不足之腰膝酸软、潮热盗汗及精血亏虚之头晕眼花、须发早白

考点3 何首乌★★★

【性味归经】苦、甘、涩，微温。归肝、心、肾经。

【性能特点】制用微温，为滋补良药，善治精血不足证；化浊降脂，治高脂血症。生用善行泄而补虚力弱。

【功效】制何首乌：补肝肾，益精血，乌须发，强筋骨，化浊降脂。生何首乌：解毒，消痈，截疟，润肠通便。

【主治病证】

（1）血虚萎黄、眩晕耳鸣、须发早白、腰膝酸软、肢体麻木、崩漏带下，高脂血症。

（2）疮痈，瘰疬，风疹瘙痒。

（3）久疟体虚。

（4）肠燥便秘。

【用法用量】补益精血宜制用，解毒、截疟、润肠通便宜生用。

【使用注意】制用偏于补益，且兼收敛之性，湿痰壅盛者忌用；生用能滑肠，故大便溏泄者忌用。

考点4 白芍★★★

【性味归经】苦、酸，微寒。归肝、脾经。

【性能特点】味酸能收敛，苦微寒兼清泄，既养血调经、柔肝止痛，又敛阴止汗、平抑肝阳，略兼清热。

【功效】养血调经，敛阴止汗，柔肝止痛，平抑肝阳。

【主治病证】

（1）血虚萎黄，月经不调，痛经，崩漏。

（2）阴虚盗汗，表虚自汗。

（3）肝脾不和之胸胁脘腹疼痛，或四肢拘急作痛。

（4）肝阳上亢之头痛眩晕。

【用法】养血调经多炒用，平肝敛阴多生用。

【使用注意】不宜与藜芦同用。

知识拓展

药物	当归	白芍	赤芍
相同点	补血调经，治血虚证及月经不调		—
		古时通用，宋元始分，药性相似	
不同点	①性温，血虚有寒者宜用 ②活血止痛，治血虚夹瘀或血瘀作痛诸证 ③润肠通便，治肠燥便秘	①微寒，血虚有热者宜用 ②酸收敛阴、柔肝止痛、平抑肝阳，治阴虚盗汗、表虚自汗、脘腹或四肢挛急疼痛及肝阳上亢之眩晕	①清热行散 ②清热凉血、活血止痛，血热或血瘀疼痛者宜用 ③治热入营血、血热斑疹吐衄，以及瘀血闭经、痛经、跌打损伤

考点5 阿胶 ★★★

【性味归经】甘，平。归肺、肝、肾经。

【性能特点】血肉有情之品，为治血虚、阴虚诸证之要药。

【功效】补血滋阴，润燥，止血。

【主治病证】

（1）血虚萎黄，眩晕心悸，肌痿无力。

（2）吐血尿血，便血崩漏，妊娠胎漏。

（3）肺燥咳嗽，劳嗽咯血。

（4）阴虚之心烦失眠，虚风内动。

【用法用量】烊化兑服。止血宜蒲黄炒，润肺宜蛤粉炒。

【使用注意】性黏腻，有碍消化，脾胃虚弱便溏者慎用。

知识拓展

药物	何首乌	阿胶
相同点	补血，治血虚诸证	
不同点	①经蒸制者性微温，功偏补益精血，为滋补良药，善治血虚精亏诸证，尤宜精亏血虚之须发早白 ②生用解毒、截疟、润肠通便，治疮肿、瘰疬、久疟不止、肠燥便秘	①甘平滋腻，功偏补血止血，善治出血兼血虚者 ②滋阴润肺，治阴虚燥咳、虚劳喘咳

考点6 龙眼肉★

【性味归经】甘，温。归心、脾经。

【性能特点】治心脾两虚或气血不足之良药。

【功效】补益心脾，养血安神。

【主治病证】

（1）心脾两虚之心悸怔忡、失眠健忘。

（2）气血不足，血虚萎黄。

【使用注意】虽甘温无毒，但易助热生火，故湿盛中满或停饮、痰、火者忌用。

知识拓展

药物	龙眼肉	熟地黄
相同点	补血，治血虚证	
不同点	①性温，善补心脾、益气血 ②治心脾两虚之惊悸失眠及气血双亏之证	①性微温，善补血滋阴 ②治阴虚之潮热盗汗、遗精、消渴

第四节 补阴药

考点1 南沙参★★★

【来源】桔梗科植物轮叶沙参或沙参的新鲜或干燥根。新鲜者名鲜沙参。

【性味归经】甘，微寒。归肺、胃经。

【性能特点】凉补之品。善治肺胃阴虚有热诸证，兼气虚或夹痰者尤宜。

【功效】养阴清肺，益胃生津，化痰，益气。

【主治病证】

（1）肺热燥咳，阴虚劳嗽，干咳痰黏。

（2）胃阴不足，食少呕吐。

（3）气阴不足，烦热口干。

【用法用量】鲜用清热养阴生津力较好。

【使用注意】甘寒，故风寒咳嗽、脾胃虚寒及寒饮喘咳者慎用。不宜与藜芦同用。

考点2 北沙参★★★

【来源】伞形科植物珊瑚菜的干燥根。

【性味归经】甘，微苦，微寒。归肺、胃经。

【性能特点】凉补之品。善治肺胃阴虚有热诸证。

【功效】养阴清肺，益胃生津。

【主治病证】

（1）肺热燥咳，阴虚劳嗽痰血。

（2）胃阴不足，热病津伤之咽干口渴。

【使用注意】甘寒，故风寒咳嗽、脾胃虚寒及寒饮喘咳者不宜服用。不宜与藜芦同用。

知识拓展

药物	南沙参	北沙参
相同点	①性微寒，入肺、胃经 ②养阴清肺，益胃生津 ③治肺热燥咳、阴虚劳嗽，以及阴虚津伤之口干舌燥	
不同点	①源于桔梗科 ②益气祛痰 ③阴伤兼气虚之口干舌燥	①源于伞形科 ②长于滋阴，阴伤重症者宜用

考点3 麦冬★★★

【性味归经】甘，微苦，微寒。归心、肺、胃经。

【性能特点】滋养清润之品。既养阴生津而润肺益胃，又养阴清心而除烦安神，还滋润肠燥而通便。

【功效】养阴生津，润肺清心。

【主治病证】

（1）肺燥干咳，阴虚劳嗽，喉痹咽痛。

（2）胃阴虚之津伤口渴，内热消渴。

（3）心阴虚、心火旺之心烦失眠。

（4）肠燥津亏便秘。

【使用注意】微寒滋润，故脾胃虚寒泄泻、风寒感冒，以及痰湿咳喘者不宜服用。

考点4 石斛★★★

【性味归经】甘，微寒。归胃、肾经。

【性能特点】以清滋为用。通过滋阴清热，还能明目、强腰。鲜用药力较强。

【功效】益胃生津，滋阴清热。

【主治病证】

（1）热病伤津或胃阴不足之口干烦渴，食少干呕，内热消渴。

（2）病后虚热不退，阴虚火旺，骨蒸劳热。

（3）肾虚之目暗不明、筋骨痿软。

【用法用量】干品入汤剂宜先煎，单用可久煎。

【使用注意】甘补敛邪，故温热病不宜早用；能助湿，故湿温尚未化燥及脾虚便溏、舌苔厚腻者忌服。

考点5 黄精★★★

【性味归经】甘，平。归脾、肺、肾经。

【性能特点】平补气阴之品。滋补之良药，善治肺肾两虚、气阴两虚诸证。

【功效】补气养阴，健脾，润肺，益肾。

【主治病证】

（1）脾胃气虚之体倦乏力，胃阴不足之口干食少。

（2）肺虚燥咳，劳嗽咳血。

（3）肾精血亏虚之腰膝酸软、须发早白、头晕乏力。

（4）气阴两虚，内热消渴。

【使用注意】易助湿邪，故痰湿壅滞，中寒便溏、气滞腹胀者不宜服用。

考点6 枸杞子★★★

【性味归经】甘，平。归肝、肾经。

【功效】滋补肝肾，益精明目。

【主治病证】

（1）肝肾虚劳精亏之腰膝酸痛、眩晕耳鸣、阳痿遗精。

（2）内热消渴。

（3）血虚萎黄，目昏不明。

【使用注意】滋阴润燥，故大便溏薄者慎服。

考点7 女贞子★★★

【性味归经】甘、苦，凉。归肝、肾经。

【性能特点】凉补之品，善滋补肝肾之阴，清虚热、明目乌发。

【功效】滋补肝肾，明目乌发。

【主治病证】

（1）肝肾阴虚之眩晕耳鸣、腰膝酸软、须发早白。

（2）阴虚发热，骨蒸潮热，内热消渴。

（3）肝肾虚亏之目暗不明、视力减退。

【配伍】

药物	配伍药物	意义
女贞子	墨旱莲	滋补肝肾之阴力增，治肝肾阴虚证

【使用注意】虽补而不腻，但性凉，故脾胃虚寒泄泻者忌服。

知识拓展

药物	枸杞子	女贞子
相同点	①入肝、肾经，补肝肾，明目 ②治肝肾亏虚之头晕目眩、须发早白、腰膝酸软、目暗不明	
不同点	性平，兼润肺，治虚劳咳嗽	退虚热，治阴虚发热

考点8 龟甲★★★

【性味归经】咸、甘，微寒。归肝、肾、心经。

【性能特点】既滋肾阴、清虚热，又补肝肾、潜肝阳，善治阴虚阳亢、虚风内动、阴虚发热诸证。

【功效】滋阴潜阳，益肾强骨，养血补心，固经止崩。

【主治病证】

（1）阴虚阳亢之头晕目眩，热病伤阴之虚风内动。

（2）阴虚潮热，骨蒸盗汗。

（3）肾虚之腰膝痿弱、筋骨不健、小儿囟门不合。

（4）阴血不足之心悸、失眠、健忘。

（5）阴虚血热之崩漏、月经过多。

【用法】打碎先煎。

【使用注意】甘寒，故脾胃虚寒或内有寒湿者慎服。

考点9　鳖甲★★★

【性味归经】咸，微寒。归肝、肾经。

【性能特点】善治阴虚阳亢、虚风内动、阴虚发热、久疟疟母及癥瘕等。

【功效】滋阴潜阳，退热除蒸，软坚散结。

【主治病证】

（1）阴虚阳亢之头晕目眩，热病伤阴之虚风内动、手足瘛疭。

（2）阴虚发热，骨蒸劳热。

（3）久疟疟母，经闭，癥瘕。

【用法】打碎先煎。滋阴潜阳宜生用，软坚散结宜醋炙用。

【使用注意】性寒质重，故脾胃虚寒之食少便溏者及孕妇慎服。

知识拓展

药物	龟甲	鳖甲
相同点	①味咸寒，入肝、肾经 ②滋阴潜阳，清虚热，治阴虚阳亢、虚风内动及阴虚内热	
不同点	①滋阴力佳，善治阴虚阳亢之证 ②益肾健骨、养血补心、固经止崩，治肾虚骨弱、心血虚之心悸失眠、阴虚崩漏及月经过多	①长于清虚热，善治热病伤阴、夜热早凉 ②软坚散结，治久疟疟母、癥瘕

考点10　天冬★★

【性味归经】甘，苦，寒。归肺、肾经。

【功效】养阴润燥，清肺生津。

【主治病证】

（1）肺燥干咳，顿咳痰黏，劳嗽咯血。

（2）肾阴亏虚，腰膝酸痛，骨蒸潮热。

（3）内热消渴，热病伤津，咽干口渴，肠燥便秘。

【使用注意】性寒滋润，故脾虚便溏、虚寒泄泻及风寒咳嗽者忌服。

药物	麦冬	天冬
相同点	①滋养清润之品，入肺经 ②养阴清肺，润肠通便，治阴虚燥咳、劳嗽咯血，以及津枯肠燥便秘	
不同点	①性微寒，滋阴清热润燥之力较弱 ②益胃生津、清心而除烦安神，治胃阴虚之口渴、心阴虚或心火旺之心烦不眠	①性寒，滋阴清热润燥力强 ②滋阴降火，治顿咳痰黏、肾阴亏虚之骨蒸潮热、阴虚消渴

考点11 玉竹★★

【性味归经】甘，微寒。归肺、胃经。

【性能特点】古名"葳蕤"，不滋腻敛邪，与解表药同用，可收滋阴解表之功。

【功效】养阴润燥，生津止渴。

【主治病证】

（1）肺阴虚之燥热咳嗽，阴虚劳嗽，阴虚外感。

（2）胃阴耗伤之咽干口渴，内热消渴。

【使用注意】柔润多液，故脾胃虚弱、痰湿内蕴、中寒便溏者不宜服用。

药物	石斛	玉竹	黄精
相同点	入胃经，功善益胃生津，治胃阴虚之口干舌燥		—
	—	性平，善养阴润肺、益胃生津，治肺阴虚之燥咳、胃阴虚之口渴	
不同点	①微寒，入肾经 ②滋肾阴而退虚热、明目，治阴虚发热、肾虚目暗	①性平，入肺经，具滋阴不敛邪之特点 ②滋阴润肺，治阴虚燥咳 ③治阴虚外感发热	①入肾经， ②滋肾阴，治肾虚精亏之腰酸脚软、头晕目眩 ③补脾益气，治脾虚之证

考点12 百合★★

【性味归经】甘，寒。归肺、心经。

【功效】养阴润肺，清心安神。

【主治病证】

（1）肺虚久咳，阴虚燥咳，劳嗽咯血。

（2）虚烦惊悸，失眠多梦，精神恍惚。

【使用注意】寒润，故风寒咳嗽或中寒便溏者忌服。

药物	百合	麦冬
相同点	味甘，性微寒，润肺，清心，治肺燥咳嗽或劳嗽咯血、虚烦不眠	
不同点	①长于润肺止咳，治肺虚久咳 ②安神，治热病余热未清之虚烦不眠	①长于清心除烦，治心阴虚心火旺之心烦不眠 ②益胃生津、润肠通便，治胃阴虚口渴及肠燥便秘

考点13 墨旱莲★★

【性味归经】甘、酸，寒。归肾、肝经。

【功效】滋补肝肾，凉血止血。

【主治病证】

（1）肝肾阴虚之牙齿松动、须发早白、眩晕耳鸣、腰膝酸软。

（2）阴虚血热之吐血、衄血、尿血、便血、血痢、崩漏下血，外伤出血。

【使用注意】性寒，故虚寒腹泻者忌服。

知识拓展

药物	女贞子	墨旱莲
相同点	归肝、肾经，补肝肾，治肝肾阴虚之头晕目眩、须发早白（常相须为用）	
不同点	①性凉，长于滋阴 ②退虚热、明目，治阴虚内热及肝肾虚亏之视力减退	①性寒，长于清热 ②凉血止血，治阴虚或血热之出血证

考点14 桑椹★

【性味归经】甘、酸，寒。归心、肝、肾经。

【功效】滋阴补血，生津润燥。

【主治病证】

（1）阴虚血亏之眩晕耳鸣、心悸失眠、须发早白。

（2）津伤口渴，内热消渴。

（3）肠燥便秘。

【使用注意】性寒润滑，故脾胃虚寒溏泄者忌服。

知识拓展

药物	桑椹	墨旱莲
相同点	性寒，滋阴益肾，治肝肾亏虚之头晕目眩、须发早白	
不同点	①长于补阴生津，治津伤口渴 ②养血、润肠，治血虚失眠、肠燥便秘	①善清热、凉血止血 ②治阴虚或血热之出血证

考点15 哈蟆油★

【性味归经】甘、咸，平。归肺、肾经。

【功效】补肾益精，养阴润肺。

【主治病证】

（1）病后体弱，神疲乏力，心悸失眠，盗汗。

（2）肺肾阴伤，痨嗽咳血。

【用法】用水浸泡，炖服；或作丸剂服。

【使用注意】甘咸滋腻，故外有表邪、内有痰湿及食少便溏者慎服。

知识拓展

药物	哈蟆油	蛤蚧
相同点	味咸性平，补益肺肾，治肺肾亏虚之喘咳	
不同点	①善补肾益精补虚、养阴润肺止咳 ②多用于病后体虚、劳嗽久咳	①善补益肺肾、纳气平喘，助阳益精 ②多用于肺虚久咳、肾虚作喘、阳痿遗精

考点16 楮实子★

【性味归经】甘，寒。归肝、肾经。

【功效】补肾清肝，明目，利尿。

【主治病证】

（1）肝肾不足，腰膝酸软，虚劳骨蒸。

（2）头晕目昏，目生翳膜。

（3）水肿胀满。

【使用注意】甘寒滋腻，故脾胃虚寒、大便溏泄者慎服。

知识拓展

药物	楮实子	女贞子
相同点	寒凉之品，补益肝肾，明目，治肝肾虚亏之证	
不同点	①药性寒凉，长于清热，善治肝热目赤翳障 ②利水，治水肿	长于滋阴，善治阴虚内热及肝虚目暗不明

第十八章　收涩药

凡以收敛固涩为主要功效的药物，称为收涩药。亦称收敛药或固涩药。

性味、归经	味多酸涩，主入肺、大肠、脾、肾经	
功效	固表止汗、敛肺止咳、涩肠止泻、固精缩尿止带、收敛止血	
主治病证	①久病体虚、正气不固所致的自汗、盗汗、久泻、久痢、遗精、滑精、遗尿、尿频、久咳、虚喘 ②滑脱不禁之证，如崩带不止	
配伍	临证应用时，常与相应的补虚药配伍，以补涩并举、标本兼顾	
	气虚自汗	配补气药
	阴虚盗汗	配补阴药
	肺虚或肺肾两虚之久咳虚喘	配补肺气或补肺益肾之品
	脾肾阳虚之久泻、久痢	配温补脾肾药
	肾虚遗精滑精、遗尿尿频	配补肾药
	冲任不固、崩漏下血	配补肝肾、固冲任药
使用注意	涩而敛邪，凡表邪未解，湿热所致的泻痢、血热出血，以及郁热未清者不宜应用，以免"闭门留寇"	

考点1 五味子★★★

【性味归经】酸，甘，温。归肺、心、肾经。

【性能特点】上能敛肺止咳平喘，下能滋肾涩精止泻，外能固表收敛止汗，又能益气生津宁心安神。五味俱备，唯酸独胜。

【功效】收敛固涩，益气生津，补肾宁心。

【主治病证】

（1）肺虚久咳或肺肾两虚之咳喘。

（2）津伤口渴，消渴。

（3）表虚自汗，阴虚盗汗。

（4）肾虚之遗精、滑精。

（5）脾肾两虚之久泻不止。

（6）虚烦心悸，失眠多梦。

【使用注意】酸温涩敛，故表邪未解、内有实热、咳嗽初起及麻疹初发均不宜用。

考点2 乌梅★★★

【性味归经】酸、涩，平。归肝、脾、肺、大肠经。

【性能特点】上敛肺气以止咳，下涩大肠以止泻，并能收敛以止血。酸味独重，善安蛔、生津。

【功效】敛肺，涩肠，生津，安蛔。

【主治病证】

（1）肺虚久咳。

（2）久泻久痢。

（3）虚热消渴。

（4）蛔厥呕吐腹痛。

【用法用量】止泻止血宜炒炭用，生津安蛔宜生用。

【使用注意】酸涩收敛，故表邪未解及实热积滞者不宜使用。

知识拓展

药物	五味子	乌梅
相同点	①味酸收涩，敛肺，涩肠，生津 ②治肺虚久咳、久泻久痢 ③治津伤口渴	
不同点	①酸温滋润而补敛 ②益气、滋肾、涩精，治肺肾两虚之咳喘及正虚滑脱诸证 ③宁心安神，治阴血虚亏之心悸失眠	①酸收性平 ②生津止渴，治虚热消渴 ③安蛔，治蛔厥腹痛

考点3 诃子★★★

【性味归经】苦、酸、涩，平。归肺、大肠经。

【性能特点】煨用平偏温，善涩肠止泻，久泻久痢有寒者宜用。生用平偏凉，善敛肺下气降火而止咳逆、利咽、开音，咳逆兼咽痛喑哑者宜用。

【功效】涩肠止泻，敛肺止咳，降火利咽。

【主治病证】

（1）久泻久痢，便血脱肛。

（2）肺虚喘咳，久嗽不止，咽痛音哑。

【用法用量】敛肺清火开音宜生用，涩肠止泻宜煨用。

【使用注意】收涩，故外有表邪、内有湿热积滞者忌服。

知识拓展

药物	诃子	白果
相同点	性平，敛肺，治久咳虚喘	
不同点	①清肺利咽开音，治肺虚久咳失音或兼热者 ②涩肠止泻，治久泻不止	①平喘化痰，治气逆痰喘 ②除湿、收涩止带，治妇女带下

考点4 椿皮★★★

【性味归经】苦、涩，寒。归大肠、胃、肝经。

【性能特点】燥泄与涩敛兼能之品。善清热燥湿、涩肠而止泻、止带，能凉血收敛而止血，并兼杀虫。

【功效】清热燥湿，收敛止带，止泻，止血。

【主治病证】

（1）赤白带下。

（2）湿热泻痢，久泻久痢。

（3）便血，崩漏。

此外，尚治蛔虫病、疮癣作痒。

【使用注意】味苦性寒，故脾胃虚寒者慎用。

考点5 赤石脂★★★

【性味归经】甘、酸、涩，温。归大肠、胃经。

【性能特点】功专收敛，最善固涩下焦滑脱。

【功效】涩肠止泻，收敛止血，生肌敛疮。

【主治病证】

（1）久泻久痢。

（2）大便出血，崩漏带下。

（3）疮疡久溃不敛，湿疮脓水浸淫。

【用法用量】外用，研末调敷患处。

【使用注意】湿热积滞泻痢者不宜使用。孕妇慎用。不宜与肉桂同用。

知识拓展

药物	椿皮	赤石脂
相同点	味涩，涩肠止泻、止血，治久泻久痢、崩漏下血	
不同点	①性寒，兼苦味 ②收涩固脱，治滑脱不固兼热象者尤宜 ③清热燥湿、止带、杀虫，治湿热泻痢、血热崩漏便血、赤白带下、蛔虫病、疮癣	①性温，兼甘酸味 ②收涩固脱兼散寒，治滑脱不固兼寒者尤宜 ③收湿敛疮，治湿疮流水、溃疡不敛及外伤出血（外用）

考点6 莲子★★★

【性味归经】甘、涩，平。归脾、肾、心经。

【性能特点】补虚与固涩兼具，为药食两用之品。

【功效】补脾止泻，止带，益肾涩精，养心安神。

【主治病证】

（1）脾虚泄泻。

（2）带下。

（3）肾虚遗精、滑精。

（4）虚烦，心悸，失眠。

【使用注意】甘涩，大便燥结者不宜使用。

考点7 山茱萸★★★

【性味归经】酸、涩，微温。归肝、肾经。

【性能特点】既补肾阳，又补肾精，为阴阳并补之品。

【功效】补益肝肾，收涩固脱。

【主治病证】

（1）肝肾亏虚，眩晕耳鸣、腰膝酸痛。

（2）阳痿遗精、遗尿尿频。

（3）崩漏带下。

（4）大汗虚脱。

（5）内热消渴。

【用法用量】煎汤，或入丸散。

【使用注意】温补固涩，故命门火炽、素有湿热及小便不利淋涩者不宜使用。

考点8 桑螵蛸★★★

【性味归经】甘、咸，平。归肝、肾经。

【性能特点】善补肾助阳、固涩下焦，为治肾阳亏虚、精滑不固之要药。

【功效】固精缩尿，补肾助阳。

【主治病证】

（1）肾虚不固，遗精滑精，遗尿尿频，小便白浊。

（2）阳痿。

【使用注意】助阳固涩，故阴虚火旺或内有湿热之遗精滑精、膀胱湿热、小便短数者不宜使用。

考点9 海螵蛸★★★

【性味归经】咸、涩，温。归脾、肾经。

【性能特点】功长收涩，尤善止血止带，治崩漏带下效佳，堪称妇科之良药。内服又善制酸止痛，外用又能收湿敛疮。

【功效】收敛止血，涩精止带，制酸止痛，收湿敛疮。

【主治病证】

（1）吐血衄血，崩漏便血。

（2）遗精滑精，赤白带下。

（3）胃痛吞酸。

（4）外治损伤出血，湿疹湿疮，溃疡不敛。

【用法】外用，研末敷。

知识拓展

药物	桑螵蛸	海螵蛸
相同点	味咸，归肝、肾经，固精止带，治肾虚遗精、滑精、带下	

续表

药物	桑螵蛸	海螵蛸
不同点	①昆虫卵鞘，性平，补敛并举 ②补肾助阳，治肾虚阳痿 ③缩尿，治遗尿、尿频	①乌贼的内壳，性微温，功专收涩而力强，无补力 ②收敛止血、制酸止痛，治崩漏下血、外伤出血、胃痛吐酸 ③收湿敛疮，治湿疮、湿疹及溃疡多脓

考点10 肉豆蔻★★

【性味归经】辛，温。归脾、胃、大肠经。

【性能特点】既温中涩肠，治阳虚久泻；又温中行气，治虚寒气滞，为标本兼顾之品。

【功效】温中行气，涩肠止泻。

【主治病证】

（1）脾胃虚寒，久泻不止。

（2）脘腹胀痛，食少呕吐。

【配伍】

药物	配伍药物	意义
肉豆蔻	补骨脂	温肾暖脾止泻之功显著，治脾肾两虚泄泻

【用法】温中止泻宜煨用。

【使用注意】温中固涩，故湿热泻痢者不宜使用。

知识拓展

药物	肉豆蔻	豆蔻
相同点	①辛温，归脾、胃经，温中行气 ②治脾胃寒湿气滞之脘腹胀痛、食少呕吐或泄泻	
不同点	①归大肠经 ②温中与固涩兼具，作用偏于中下二焦 ③涩肠止泻，治虚寒久泻不止	①兼归肺经 ②芳香化湿而无固涩之力，作用偏于中上二焦 ③化湿止呕，治胃寒呕吐宜用

考点11 芡实★★

【性味归经】甘、涩，平。归脾、肾经。

【功效】益肾固精，补脾止泻，除湿止带。

【主治病证】

（1）遗精滑精，遗尿尿频。

（2）脾虚久泻。

（3）白浊，带下。

【配伍】

药物	配伍药物	意义
芡实	金樱子	补肾固涩止遗，治肾虚遗精、带下

知识拓展

药物	莲子	芡实
相同点	①甘涩性平，归脾、肾经，补脾止泻，益肾固精 ②治脾虚久泻，肾虚遗精、滑精、带下等证	
不同点	①补脾力较强，既治脾虚泄泻，又治脾虚食少 ②养心安神，治虚烦、惊悸、失眠	①虽补脾力弱，但能祛湿止带

考点12 覆盆子★★

【性味归经】甘、酸，温。归肝、肾、膀胱经。

【功效】益肾固精缩尿，养肝明目。

【主治病证】

（1）遗精滑精，遗尿尿频。

（2）阳痿早泄。

（3）目暗昏花。

【使用注意】性温固涩，故肾虚有火、小便短涩者不宜服用。

知识拓展

药物	山茱萸	覆盆子
相同点	①味酸性微温，归肝、肾经 ②补肝肾、助肾阳，治肝肾虚亏之头晕目眩、腰膝酸软、阳痿、不孕 ③收涩而固精缩尿，治遗精滑精、遗尿尿频	
不同点	①补收之力皆强 ②治妇女崩漏、月经过多 ③治体虚欲脱、虚汗不止	①补力较缓 ②明目，治肝肾虚亏之目暗不明

考点13 浮小麦★

【性味归经】甘，凉。归心经。

【功效】固表止汗，益气，除热。

【主治病证】

（1）自汗，盗汗。

（2）阴虚发热，骨蒸劳热。

考点14 金樱子★

【性味归经】酸、甘、涩，平。归肾、膀胱、大肠经。

【性能特点】功专固涩下焦，善治下焦滑脱不禁诸证。

【功效】固精缩尿，固崩止带，涩肠止泻。

【主治病证】

（1）遗精滑精，遗尿尿频。

（2）崩漏带下。

（3）久泻久痢。

【使用注意】功专收敛，凡有实火、实邪者不宜使用。

知识拓展

药物	金樱子	覆盆子	桑螵蛸
相同点	固精缩尿，治遗精滑精、尿频遗尿等		
	–	敛中有补，补肾助阳，治肾虚阳痿	
不同点	性平，功专固涩而不补虚	补肝肾明目，治肝肾不足之目暗不明	涩肠止泻，治久泻久痢

考点15 五倍子★★

【性味归经】酸、涩，寒。归肺、大肠、肾经。

【功效】敛肺降火，涩肠止泻，敛汗，固精止遗，止血，收湿敛疮。

【主治病证】

（1）肺虚久咳，肺热痰嗽。

（2）久泻久痢。

（3）自汗，盗汗。

（4）遗精，滑精。

（5）崩漏，便血痔血，外伤出血。

（6）痈肿疮毒，皮肤湿烂。

（7）消渴。

【用法用量】外用，煎汤熏洗，或研末敷。

【使用注意】酸涩收敛，故外感风寒或肺有实热之咳嗽，以及积滞未清、湿热内蕴之泻痢不宜使用。

知识拓展

药物	五味子	五倍子
相同点	敛肺涩肠，涩精敛汗，治久咳虚喘、久泻久痢、遗精滑精、虚汗不止	
不同点	①性温，收敛补虚兼备 ②善治正虚滑脱诸证 ③益气、滋肾、生津，治津伤口渴、消渴 ④宁心安神，治阴血亏虚之心悸失眠	①性寒，酸收降火并举，无滋补之力 ②善治久咳或滑脱不禁兼热者 ③止血，治崩漏下血、痔血、便血、外伤出血

考点16 麻黄根★

【性味归经】甘、涩，平。归心、肺经。

【功效】固表止汗。

【主治病证】自汗，盗汗。

【用法用量】外用，研末撒扑。

【使用注意】功专收敛，故有表邪者不宜使用。

考点17　糯稻根 ★

【性味归经】甘，平。归肺、胃、肾经。

【功效】固表止汗，益胃生津，退虚热。

【主治病证】

（1）自汗、盗汗。

（2）虚热不退，骨蒸潮热。

知识拓展

药物	浮小麦	麻黄根	糯稻根
相同点	善止虚汗，治气虚自汗、阴虚盗汗（常相须为用）		
不同点	①性凉，归心经 ②善益气除热而止汗 ③益气退虚热，治骨蒸劳热	①性平，归肺经 ②功专走表而收敛止汗 ③内服或研末外扑皆可	①性平偏凉，归肺、胃、肾经 ②善止汗退热，兼益胃生津 ③治虚热不退、骨蒸潮热

考点18　罂粟壳 ★★★

【性味归经】酸、涩，平。有毒。归肺、大肠、肾经。

【性能特点】善敛肺而止咳，能涩肠而止泻，且止痛力强，为治痛证之要药。

【功效】敛肺，涩肠，止痛。

【主治病证】

（1）久咳。

（2）久泻，脱肛。

（3）脘腹疼痛。

【用法用量】内服：煎汤，3～6g。止咳宜蜜炙用，止泻、止痛宜醋炒用。

【使用注意】酸涩收敛，故咳嗽与泻痢初起者忌服。有毒并易成瘾，不宜大量服用或久服。孕妇及儿童禁用。运动员慎用。

知识拓展

药物	诃子	罂粟壳
相同点	酸涩性平，善敛肺、涩肠，治肺虚久咳及久泻久痢	
不同点	①无毒 ②清肺下气、利咽开音，治久咳失音兼热者尤宜	①有毒 ②善止痛，治脘腹疼痛效佳

考点19　石榴皮 ★

【性味归经】酸、涩，温。归大肠经。

【功效】涩肠止泻，止血，驱虫。

【主治病证】

（1）久泻，久痢。

（2）便血，脱肛。

（3）崩漏带下。

（4）虫积腹痛。

【使用注意】收涩，泻痢初起、邪气壅盛者不宜使用。

知识拓展

药物	赤石脂	石榴皮
相同点	酸涩性温，归胃、大肠经，善涩肠止泻，治久泻久痢、便血脱肛	
不同点	①质重下沉 ②长于固下焦滑脱（内服） ③止血，治虚寒下痢脓血及崩漏 ④收湿生肌敛疮，治疮疡久不收口（外用）	①长于收敛止泻 ②杀虫，治虫积腹痛

第十九章 涌吐药

凡以促使呕吐为主要功效的药物，称为涌吐药。

性味、归经	味苦性寒，药势升浮上涌
功效	涌吐毒物、宿食及痰涎
主治病证	①误食毒物，停留胃中，未被吸收 ②宿食停滞不化，尚未入肠，脘部胀痛 ③痰涎壅盛，阻碍呼吸 ④癫痫发狂
使用注意	①只宜用于正气未衰而邪盛者，老人、妇女胎前产后、体质虚弱者均当忌用 ②严格用法用量，一般宜从小量渐增，防其中毒或涌吐太过 ③服药后宜多饮开水以助药力，或利用他物探喉助吐 ④只可暂投，中病即止，不可连服、久服 ⑤若呕吐不止，当及时解救 ⑥吐后不宜马上进食，待胃气恢复后，再进流质或易消化的食物，以养胃气

考点1 常山★★★

【性味归经】苦、辛，寒。有毒。归肺、肝、心经。

【性能特点】既涌吐痰饮，为治胸中痰饮所常用；又攻毒行痰而截疟，为治疟疾寒热之要药。

【功效】涌吐痰涎，截疟。

【主治病证】

（1）痰饮停聚，胸膈痞塞。

（2）疟疾。

【用法用量】内服：煎汤，5～9g。涌吐宜生用，截疟宜酒炒用。

【使用注意】有毒而涌吐，易损伤正气，故用量不宜过大，孕妇禁用，体弱者慎用。

考点2 瓜蒂★★★

【性味归经】苦，寒。有毒。归心、胃、胆经。

【性能特点】内服可涌吐热痰宿食，外用吹鼻能引去湿热。

【功效】涌吐痰食，祛湿退黄。

【主治病证】

（1）风痰壅盛，宿食停滞，食物中毒，痰热癫痫。

（2）湿热黄疸。

【用法用量】内服：煎汤，2.5～5g；入丸散，0.3～1g。外用：少量，研末吹鼻，待鼻中流出黄水即停药。

【使用注意】作用强烈，易损伤正气，故孕妇、体虚、心脏病、失血及上部无实邪者忌用。

考点3 藜芦 ★★★

【性味归经】辛、苦，寒。有毒。归肺、胃、肝经。

【性能特点】善治风痰所致的癫痫、中风、喉痹。

【功效】涌吐风痰，杀虫疗癣。

【主治病证】

（1）中风，癫痫，喉痹。

（2）疥癣，秃疮。

【用法用量】内服：入丸散，0.3～0.6g。外用：适量，研末油调敷。

【使用注意】有毒，内服宜慎。孕妇及体弱者禁用。不宜与细辛、赤芍、白芍、人参、西洋参、党参、丹参、玄参、南沙参、北沙参、苦参同用。

知识拓展

药物	常山	瓜蒂	藜芦
相同点	性寒，有毒，善涌吐		
不同点	①善涌吐胸中痰饮，治胸中痰饮积聚 ②截疟，治疟疾寒热	①善涌吐风痰、宿食，治痰热郁于胸中之癫痫发狂、宿食停滞之胃脘胀痛嗳腐 ②外用吹鼻，引去湿热而退黄，治湿热黄疸	①善涌吐风痰 ②杀虫疗癣

第二十章　杀虫燥湿止痒药

凡以攻毒杀虫、燥湿止痒为主要功效的药物，称为杀虫燥湿止痒药。

性味、归经	寒温不一，大多有毒	
功效	主要功效	攻毒杀虫、燥湿止痒
	次要功效	（部分药物）截疟、壮阳
主治病证	①疥癣、湿疹、痈肿疮毒、麻风、梅毒及毒蛇咬伤 ②（部分药物）疟疾、肾阳虚弱	
使用注意	①毒性剧烈者，外用时尤当慎重，既不能过量，也不能大面积涂敷，还不宜在头面及五官使用，以防吸收中毒 ②应严格遵守炮制方法、控制剂量、注意使用方法与宜忌，以避免因局部过强刺激而引起严重反应 ③可内服的有毒之品，更应严格遵守炮制方法、控制剂量、注意使用方法与宜忌，并宜制成丸剂，以缓解其毒性 ④应避免持续服用，以防蓄积中毒	

考点1 雄黄 ★★★

【来源】硫化物类矿物雄黄族雄黄，主含二硫化二砷。

【性味归经】辛、温。有毒。归肝、大肠经。

【性能特点】多作外用，少作内服。

【功效】解毒杀虫，燥湿祛痰，截疟。

【主治病证】

（1）痈肿疔疮，蛇虫咬伤。

（2）虫积腹痛。

（3）惊痫，疟疾。

【配伍】

药物	配伍药物	意义
雄黄	白矾	寒温并用，研末外用可增解毒收湿止痒之功，治湿疹、疥癣瘙痒等

【用法用量】外用：适量，研末敷，或调涂。内服：入丸散，0.05～0.1g。

【使用注意】有毒，故外用不可大面积或长期涂敷；内服宜慎，不可久用，孕妇禁用。煅后生成三氧化二砷而使其毒性剧增，故入药忌火煅。

考点2 硫黄 ★★★

【来源】自然元素类矿物硫族自然硫，采挖后，加热熔化，除去杂质；或用含硫矿物经加工制得。

【性味归经】酸，温。有毒。归肾、大肠经。

【性能特点】外用善杀虫止痒，治疥癣湿疹瘙痒；内服能壮阳通便，治肾阳不足诸证。

【功效】外用解毒杀虫疗疮；内服补火助阳通便。

【主治病证】

（1）疥癣，秃疮，阴疽恶疮。

（2）阳痿足冷，虚喘冷哮。

（3）虚寒便秘。

【配伍】

药物	配伍药物	意义
硫黄	大黄	外用善清热杀虫、燥湿止痒，治酒皶鼻、粉刺

【用法用量】内服：炮制后入丸散，1.5～3g。外用：适量，研末油调涂敷患处。

【使用注意】性温有毒，故孕妇慎用，阴虚火旺者忌用。不宜与芒硝、玄明粉同用。

知识拓展

药物	硫黄	雄黄
相同点	性温，有毒，外用能解毒杀虫，治疥癣、疮疽	
不同点	①毒性较小，擅长杀虫止痒，为治疥癣瘙痒之要药 ②内服补火助阳通便，治肾虚之阳痿、尿频、喘促及虚冷便秘	①毒性较强，攻毒力强，善治痈疽疮疖、虫蛇咬伤 ②内服燥湿祛痰、截疟，治哮喘、疟疾、惊痫

考点 3 白矾 ★★★

【来源】硫酸盐类矿石明矾石的加工提炼品，主含含水硫酸铝钾。煅后名枯矾。

【性味归经】酸、涩，寒。归肺、脾、肝、大肠经。

【性能特点】酸涩收敛，寒清质燥，药力较强，应用广泛。

【功效】外用解毒杀虫，燥湿止痒；内服止血止泻，祛除风痰。

【主治病证】

（1）湿疹，疥癣，脱肛，痔疮，聤耳流脓。

（2）久泻不止，便血，崩漏。

（3）癫痫发狂。

此外，枯矾收湿敛疮、止血化腐。用于湿疹湿疮，脱肛，痔疮，聤耳流脓，阴痒带下，鼻衄齿衄，鼻瘜肉。

【用法用量】内服：入丸散，0.6～1.5g。外用：适量，研末敷，或化水洗患处。

【使用注意】酸寒收敛性强，故体虚胃弱及无湿热痰火者慎用。

考点 4 蛇床子 ★★

【性味归经】辛、苦，温。有小毒。归肾经。

【功效】燥湿祛风，杀虫止痒，温肾壮阳。

【主治病证】

（1）阴痒带下，湿疹瘙痒。

（2）湿痹腰痛。

（3）肾虚阳痿，宫冷不孕。

【用法用量】内服：煎汤，3～10g。外用：适量，煎汤熏洗或研末调敷。

【使用注意】本品性温，故阴虚火旺及下焦湿热者不宜使用。

知识拓展

药物	蛇床子	硫黄
相同点	①性温 ②（外用）杀虫止痒，治湿疹、疥癣 ③（内服）温肾壮阳，治肾虚阳痿	
不同点	①苦温，善燥湿止痒，为治阴部湿痒之佳品 ②散寒祛风，治湿痹腰痛	①有毒，善杀虫止痒，兼解毒，为治疥癣瘙痒之要药 ②补火助阳通便，治肾虚阳痿足冷、喘促及虚冷便秘

考点5 土荆皮 ★

【性味归经】辛，温。有毒。归肺、脾经。

【功效】杀虫，疗癣，止痒。

【主治病证】疥癣瘙痒。

【用法用量】外用适量，醋或酒浸涂擦，或研末调涂患处。

【使用注意】不可内服。

考点6 蜂房 ★

【性味归经】甘，平。归胃经。

【功效】攻毒杀虫，祛风止痛。

【主治病证】

（1）疮疡肿毒，乳痈，瘰疬。

（2）皮肤顽癣，鹅掌风。

（3）牙痛，风湿痹痛。

【用法用量】内服：煎汤，3～5g。外用：适量，研末调敷，或煎水漱口或洗患处。

考点7 大蒜 ★

【性味归经】辛，温。归脾、胃、肺经。

【功效】解毒消肿，杀虫，止痢。

【主治病证】

（1）痈肿疮疡，疥癣。

（2）肺痨，顿咳。

（3）泄泻，痢疾。

【用法用量】内服：生食、煎汤，9～15g。外用：适量，捣烂外敷，或切片擦、隔蒜灸。

【使用注意】本品外敷能引赤发疱，故不可久敷。且性温辛辣，故阴虚火旺者，以及有目、口齿、喉舌诸疾者不宜服用。孕妇不宜以其汁灌肠。

第二十一章　拔毒化腐生肌药

凡以拔毒化腐、消肿敛疮为主要功效的药物，称为拔毒化腐生肌药。

性味、归经	寒温不一，大多有毒	
功效	主要功效	拔毒化腐、消肿敛疮
	次要功效	（部分药物）止痛、开窍、破血
主治病证	①痈疽疮疖肿痛或脓成不溃、腐肉不尽或久溃不敛等 ②（部分药物）各种疼痛、痧胀吐泻昏厥、闭经、癥瘕、痹痛拘挛等	
使用注意	①毒性剧烈者，外用时尤当慎重，既不能过量，也不能大面积涂敷，还不宜在头面及五官使用，以防吸收中毒 ②应严格遵守炮制方法、控制剂量、注意使用方法与宜忌，以避免因局部过强刺激而引起严重反应 ③可内服的有毒之品，更应严格遵守炮制方法、控制剂量、注意使用方法与宜忌，并宜制成丸剂，以缓解其毒性 ④应避免持续服用，以防蓄积中毒	

考点1　轻粉 ★★★

【来源】水银、白矾、食盐等经升华法制成的氯化亚汞。

【性味归经】辛，寒。有毒。归大肠、小肠经。

【性能特点】外用善攻毒杀虫敛疮，治疥癣梅毒、疮疡溃烂；内服能祛痰消积、逐水通便，治痰涎积滞、水肿鼓胀。

【功效】外用杀虫，攻毒，敛疮；内服祛痰消积，逐水通便。

【主治病证】

（1）疥疮，顽癣，瘰疮，梅毒，疮疡，湿疹。

（2）痰涎积滞，水肿鼓胀，二便不利。

【用法用量】外用：适量，研末掺敷患处。内服：入丸剂或装胶囊，每次0.1~0.2g，每日1~2次。

【使用注意】有毒，不可过量或久服，内服慎用，外用不可大面积或长久涂敷；孕妇及肝肾功能不全者禁服；服后要及时漱口，以免口腔糜烂。

考点2　红粉 ★★★

【来源】水银、火硝、明矾各等分混合升华而成，主含氧化汞。

【性味归经】辛，热。有大毒。归肺、脾经。

【性能特点】善拔毒去腐，为治疮疡溃烂、腐肉不去之要药。

【功效】拔毒，除脓，去腐，生肌。

【主治病证】

（1）痈疽疔疮，梅毒下疳。

（2）一切恶疮，肉暗紫黑，腐肉不去，窦道瘘管，脓水淋漓，久不收口。

【用法用量】外用：适量，研极细粉单用或与其他药物配成散剂或制成药捻。

【使用注意】有大毒，只可外用，不可内服；外用亦不宜久用；孕妇禁用。

考点3 炉甘石★★

【来源】碳酸盐类矿物方解石族菱锌矿石，主含碳酸锌。

【性味归经】甘，平。归肝、脾经。

【性能特点】明目退翳，为眼科之要药；善生肌敛疮、收湿止痒，为外科治疗疮疹湿痒所常用。

【功效】解毒明目退翳，收湿止痒敛疮。

【主治病证】

（1）目赤肿痛，睑弦赤烂，翳膜遮睛，胬肉攀睛。

（2）溃烂不敛，脓水淋漓，湿疮瘙痒。

【用法用量】外用：适量，研末撒或调敷，水飞点眼。

考点4 砒石★

【来源】天然含砷矿物砷华等矿石的加工品，主含三氧化二砷。

【性味归经】辛，大热。有大毒。归肺、脾、肝经。

【功效】外用攻毒杀虫，蚀疮去腐；内服劫痰平喘，攻毒抑癌。

【主治病证】

（1）恶疮腐肉，瘰疬，顽癣，牙疳，痔疮。

（2）寒痰哮喘。

（3）癌肿。

【用法用量】外用：适量，研末撒或调敷、入膏药。内服：入丸散，每次 $0.002 \sim 0.004g$。

【使用注意】有大毒，外用不宜过量或长时间大面积涂敷。内服不能浸酒，不可超量或持续使用。孕妇禁用。不宜同水银同用。

知识拓展

药物	红粉	砒石
相同点	辛热大毒之品，去腐，治疮疡溃烂	
不同点	①多作外用 ②善拔毒去腐，治疮疡溃后、脓出不畅或腐肉不去、新肉难生，为外科拔毒化腐排脓之良药	①外用善蚀疮去腐，治恶疮、瘰疬、牙疳、痔疮 ②内服劫痰平喘、攻毒抑癌，治寒哮痰多及癌肿

考点5 硼砂★★

【来源】天然硼砂矿石的精制结晶体，主含四硼酸钠。

【性味归经】甘、咸，凉。归肺、胃经。

【功效】外用清热解毒，内服清肺化痰。

【主治病证】

（1）咽喉肿痛，口舌生疮，目赤翳障。

（2）痰热咳嗽。

【用法用量】外用：适量，研极细末，干撒或调涂；或沸水溶解，待温，冲洗创面。内服：入丸散，每次 1.5～3g。

【使用注意】多作外用，内服宜慎。

考点6 铅丹 ★★★

【来源】纯铅加工制成的四氧化三铅。

【性味归经】辛、咸，寒。有毒。归心、脾、肝经。

【功效】外用拔毒生肌，杀虫止痒；内服坠痰镇惊。

【主治病证】

（1）痈疮肿毒，溃疡不敛，湿疹瘙痒，疥癣。

（2）惊痫癫狂。

【用法用量】外用：适量，研末撒敷或调敷。内服：入丸散，每次 0.9～1.5g。

【使用注意】本品有毒，故外用不宜大面积或长期涂敷，内服宜慎，不可过量或持续内服，以防蓄积中毒。孕妇禁用。

第二部分

常用中成药

第二十二章　内科常用中成药

第一节　解表剂

凡以疏散表邪，治疗表邪所致的各种表证为主要作用的中药制剂，称为解表剂。

本类中成药主要具有疏散表邪之功，兼有清热、祛风胜湿、止咳平喘、解暑等作用，适用于外感六淫等引发的病证。

类型	功能	主治	临床表现
辛温解表剂	发汗解表、祛风散寒	外感风寒所致的感冒	恶寒发热、鼻塞、流清涕、头项强痛、肢体疼痛，舌淡、苔白、脉浮
辛凉解表剂	疏风解表、清热解毒	外感风热或温病初起	发热、头痛、微恶风寒、有汗或汗出不畅、口渴咽干、咳嗽，舌边尖红、苔薄黄、脉浮数
解表胜湿剂	祛风解表、散寒除湿	外感风寒挟湿所致的感冒	恶寒、发热、头痛、头重、肢体酸痛，或伴见胸脘满闷，舌淡、苔白或腻、脉浮
祛暑解表剂	解表、化湿、和中	①外感风寒、内伤湿滞所致的感冒 ②夏伤暑湿所致的感冒	发热、头痛昏重、胸膈痞闷、脘腹胀痛、呕吐泄泻，舌淡、苔腻、脉濡
扶正解表剂	益气解表	体虚感冒	恶寒发热、头痛、鼻塞、咳嗽、倦怠无力、气短懒言，舌淡、苔白、脉弱

本类中成药大多辛香发散，有伤阳耗气伤津之弊，故体虚多汗及热病后期津液亏耗者慎用；久患疮痈、淋病及大失血者，也应慎用。同时，应注意禁食生冷、油腻之品，以免影响药物的吸收和药效的发挥。

一、辛温解表剂

考点1 桂枝合剂（颗粒）★★★

【药物组成】桂枝、白芍、生姜、大枣、甘草。

【功能】解肌发表，调和营卫。

【主治】感冒风寒表虚证，症见头痛发热、汗出恶风、鼻塞干呕。

【方义简释】

类型	药物	方解	配伍意义
君药	桂枝	散风寒、助阳而解肌发表	散收并举，调和营卫，邪正兼顾，相辅相成
臣药	白芍	益阴敛营	
佐药	生姜	发表散寒，温胃止呕	助桂芍解肌发表、调和营卫；温胃止呕
	大枣	补中益气，养血益营	

续表

类型	药物	方解	配伍意义
使药	甘草	调和诸药	①合桂枝以解肌 ②合芍药以益营

全方配伍，辛甘发散，酸甘和营，散收并举，共奏解肌发表、调和营卫之功。

【注意事项】表实无汗或温病内热口渴者慎用。服药期间，忌食生冷、油腻之物。服药后多饮热开水或热粥，覆被保暖，取微汗为度。

考点2 表实感冒颗粒 ★★

【功能】发汗解表，祛风散寒。

【主治】感冒风寒表实证，症见恶寒重发热轻、无汗、头项强痛、鼻流清涕、咳嗽、痰白稀。

【用法用量】儿童酌减。

【注意事项】风热感冒及寒郁化热明显者慎用。服药期间，忌食辛辣、油腻；可食热粥，以助汗出。因含麻黄，故高血压、心脏病患者慎服。运动员禁用。

知识拓展

中成药	配伍特点	功能	主治
桂枝合剂	桂芍合用	解肌发表，调和营卫	外感风寒，发热有汗而恶风之表虚证
表实感冒颗粒	麻桂并用	发汗解表，祛风散寒	外感风寒，恶寒重发热轻、无汗之表实证

考点3 感冒清热颗粒（口服液、胶囊、咀嚼片）★★

【功能】疏风散寒，解表清热。

【主治】风寒感冒，头痛发热，恶寒身痛，鼻流清涕，咳嗽咽干。

【用法用量】咀嚼片：咀嚼后溶化吞服。

【注意事项】风热感冒者不适用。糖尿病患者，以及高血压、心脏病、肝病、肾病等患者，或正在接受其他治疗的患者，均应在医师指导下服用。不宜在服药期间同时服用滋补性中药。儿童、孕妇、哺乳期妇女、年老体弱者应在医师或药师指导下服用。服药3天后症状无改善，或出现发热咳嗽加重，并有其他严重症状，如胸闷、心悸等时，应去医院就诊。发热体温超过38.5℃的患者，应去医院就诊。对本品及所有成分过敏者禁用，过敏体质者慎用。当使用本品出现不良反应时，应停药并及时就医。

考点4 正柴胡饮颗粒 ★

【功能】发散风寒，解热止痛。

【主治】外感风寒所致的发热恶寒、无汗、头痛、鼻塞、喷嚏、咽痒咳嗽、四肢酸痛；流感初起、轻度上呼吸道感染见上述证候者。

【用法用量】小儿酌减或遵医嘱。

【注意事项】风热感冒慎用。服药期间，忌食辛辣、油腻食物。

考点 5 感冒疏风丸（片、颗粒）★

【功能】散寒解表，宣肺止咳。

【主治】风寒感冒，症见恶寒发热、咳嗽气促、头痛鼻塞、鼻流清涕、骨节痛、四肢倦怠。

【注意事项】孕妇慎用。运动员禁用。风热感冒慎用。服药期间，忌烟、酒及辛辣、生冷、油腻食物。

二、辛凉解表剂

考点 6 银翘解毒丸（颗粒、胶囊、软胶囊、片、浓缩丸）★★★

【药物组成】金银花、连翘、薄荷、荆芥、淡豆豉、牛蒡子（炒）、桔梗、淡竹叶、甘草。

【功能】疏风解表，清热解毒。

【主治】风热感冒，症见发热头痛、咳嗽口干、咽喉疼痛。

【方义简释】

类型	药物	方解	配伍意义
君药	金银花	芳香清解	疏散风热，清热解毒，芳香辟秽，切中温热病邪易蕴结成毒及多夹秽浊之病机
	连翘	清泄轻疏	
臣药	薄荷	疏散风热、清利头目而利咽	①助君药疏风解表、清热解毒 ②宣肺止咳、消肿利咽
	炒牛蒡子	散风清热、宣肺祛痰、解毒消肿、利咽	
	荆芥	散风发表	
	淡豆豉	解表、除烦、宣发郁热	
佐使药	淡竹叶	清心降火	①增君臣药的清热解毒利咽之效 ②宣肺祛痰止咳 ③调和诸药
	桔梗	宣肺祛痰、止咳利咽	
	甘草	祛痰止咳、泻火解毒、调和诸药	

全方配伍，疏散与清解并举，共奏疏风解表、清热解毒之功。

【用法用量】浓缩丸用芦根汤或温开水送服。

【注意事项】孕妇慎用。风寒感冒者慎用。

考点 7 桑菊感冒片（颗粒、丸、合剂）★★★

【药物组成】桑叶、菊花、薄荷素油、苦杏仁、桔梗、连翘、芦根、甘草。

【功能】疏风清热，宣肺止咳。

【主治】风热感冒初起，头痛，咳嗽，口干，咽痛。

【方义简释】

类型	药物	方解	配伍意义
君药	桑叶	疏散上焦风热，清润肺气而止咳嗽	相须为用，善疏散风热、清解热毒、润肺止咳
	菊花	疏散风热、清热解毒	
臣药	薄荷素油	疏风、散热、止痛	①疏散与宣降并施 ②助君药疏散上焦风热 ③复肺之宣降功能而止咳
	桔梗	宣肺祛痰、止咳利咽	
	苦杏仁	降气止咳平喘，兼解肌表之邪	
佐药	连翘	疏散风热、清热解毒、散结利尿	①助君臣药清透上焦热邪 ②防热伤津液 ③导热邪从小便出
	芦根	清热生津利尿，兼透散表邪	
使药	甘草	调和诸药	伍桔梗能宣肺祛痰、清利咽喉

全方配伍，主以辛凉清散，兼以辛苦宣降，共奏疏风清热、宣肺止咳之功。

【用法用量】合剂：用时摇匀。

【注意事项】风寒外感者慎用。服药期间，忌食辛辣、油腻食物。

知识拓展

中成药	银翘解毒丸	桑菊感冒片
相同点	治疗风热表证	
不同点	解表力大，且能清热解毒	解表力小，重在轻清疏肺，宣肺止咳
主治病证	风热感冒，热重寒轻、咳嗽、咽痛	风热感冒初起，头痛、咳嗽、口干、咽痛

考点8 双黄连合剂（口服液、颗粒、胶囊、片）★★

【药物组成】金银花、黄芩、连翘。

【功能】疏风解表，清热解毒。

【主治】外感风热所致的感冒，症见发热、咳嗽、咽痛。

【用法用量】小儿酌减或遵医嘱。

【注意事项】风寒感冒禁用。对本品及所含成分过敏者禁用。过敏体质者慎用。服药期间，忌服滋补性中药，饮食宜清淡，忌食辛辣食物。

考点9 羚羊感冒胶囊（片）★★

【功能】清热解表。

【主治】流行性感冒，症见发热恶风、头痛头晕、咳嗽、胸闷、咽喉肿痛。

【注意事项】风寒外感者慎用。服药期间，忌食辛辣、油腻食物。

考点10 连花清瘟胶囊（颗粒）★★

【功能】清瘟解毒，宣肺泄热。

【主治】流行性感冒属热毒袭肺证，症见发热、恶寒、肌肉酸痛、鼻塞流涕、咳嗽、头痛、咽干咽痛、舌偏红、苔黄或黄腻。

【注意事项】运动员禁用。风寒感冒者慎用。服药期间，忌食辛辣、油腻食物。

知识拓展

中成药	功能	主治
羚羊感冒胶囊	清热解表	流行性感冒属风热证
连花清瘟胶囊	清瘟解毒，宣肺泄热	流行性感冒属热毒袭肺证

考点11 柴银口服液★★

【功能】清热解毒，利咽止咳。

【主治】上呼吸道感染外感风热证，症见发热恶风、头痛、咽痛、汗出、鼻塞流涕、咳嗽、舌边尖红、苔薄黄。

【用法用量】一次20ml，一日3次，连服3天。

【注意事项】脾胃虚寒者宜温服。

三、解表胜湿剂

考点12 九味羌活丸（颗粒、口服液）★★★

【药物组成】羌活、防风、苍术、细辛、川芎、白芷、黄芩、甘草、地黄。

【功能】疏风解表，散寒除湿。

【主治】外感风寒挟湿所致的感冒，症见恶寒、发热、无汗、头重而痛、肢体酸痛。

【方义简释】

类型	药物	方解	配伍意义
君药	羌活	除在表之风寒湿邪而解表通痹止痛	－
臣药	防风	祛风发表、胜湿止痛	①助君药散风寒湿、解表 ②通痹止痛
	苍术	祛风湿、解表	
佐药	细辛	祛风散寒、通窍止痛	①助君臣药散风寒湿而通痹止痛 ②清热生津而除口苦、口渴 ③防辛温苦燥伤津
	川芎	活血理气、祛风止痛	
	白芷	散风寒发表、通窍止痛	
	黄芩	清热燥湿	
	地黄	清热凉血、滋阴生津	
使药	甘草	调和诸药	－

全方配伍，辛温燥散，兼清热邪，主疏风解表、散寒除湿，兼清里热，故善治外感风寒挟湿所致的感冒，或原患风湿痹痛又感风寒，并兼里热者。

【用法用量】丸剂、颗粒剂：姜葱汤或温开水送服。

【注意事项】风热感冒或湿热证慎用。服药期间，忌食辛辣、生冷、油腻食物。

考点13 荆防颗粒（合剂）★★★

【药物组成】荆芥、防风、羌活、独活、川芎、柴胡、前胡、桔梗、茯苓、枳壳、甘草。

【功能】解表散寒，祛风胜湿。

【主治】外感风寒挟湿所致的感冒，症见头身疼痛、恶寒无汗、鼻塞流涕、咳嗽。

【方义简释】

类型	药物	方解	配伍意义	
君药	荆芥	散风解表	相须为用，药力更强，治外感风寒或兼湿邪者功著	
	防风	祛风胜湿、发表止痛		
臣药	羌活	除在上在表之风寒湿邪	①解表散寒 ②散一身上下之风湿 ③通利关节而止痹痛	助君药散风寒、祛风湿、止痹痛
	独活	散在里在下之风寒湿邪		
	川芎	活血行气、祛风止痛	–	
佐药	柴胡	解表退热	助君臣药解表散寒、祛风胜湿、止痛	
	前胡	疏风宣肺		
	桔梗	开宣肺气、祛痰止咳		
	茯苓	健脾利湿		
	枳壳	理气行滞，气畅则湿散		
使药	甘草	调和诸药	–	

全方配伍，辛温燥散，共奏解表散寒、祛风胜湿之功。

【用法用量】合剂，用时摇匀。

【注意事项】风热感冒或湿热证慎用。服药期间，忌食辛辣、生冷、油腻食物。

知识拓展

中成药	功能	主治
九味羌活丸	疏风解表，散寒除湿	外感风寒挟湿所致的感冒
荆防颗粒	解表散寒，祛风胜湿。	

考点14 午时茶颗粒★

【功能】祛风解表，化湿和中。

【主治】外感风寒，内伤食积证，症见恶寒发热、头痛身楚、胸脘满闷、恶心呕吐、腹痛腹泻。

【注意事项】孕妇慎用。风热感冒者慎用。服药期间，忌烟酒及辛辣、生冷、油腻食物。

四、祛暑解表剂

考点15 藿香正气水（滴丸、片、口服液、颗粒、软胶囊）★★★

【药物组成】广藿香油、苍术、陈皮、厚朴（姜制）、紫苏叶油、白芷、茯苓、大腹皮、生半夏、甘草浸膏。藿香正气水为酊剂又含乙醇。

【功能】解表化湿，理气和中。

【主治】外感风寒，内伤湿滞或夏伤暑湿所致的感冒，症见头痛昏重、胸膈痞闷、脘腹胀痛、呕吐泄泻；胃肠型感冒见上述证候者。

【方义简释】

类型	药物	方解	配伍意义
君药	广藿香油	解表化湿，理气和中	–
臣药	苍术	燥湿健脾，散风寒而除痹发表	既燥湿利湿，又行气和中而运化除湿，以助君药内化湿浊而止吐泻
	姜厚朴	燥湿、下气	
	生半夏	燥湿化痰、降逆止呕	
	陈皮	理气运脾、燥湿化痰	
	茯苓	健脾利湿	
	大腹皮	行气燥湿、除满消胀	
佐药	紫苏叶油	发表散寒、行气宽中	助君臣药外散风寒而解表，内除湿理气而和中
	白芷	散风解表、燥湿	
使药	甘草浸膏	既和中，又调和诸药	–
	乙醇	（藿香正气水含）散寒通脉、行药势	–

全方配伍，辛香温燥，共奏解表化湿、理气和中之功。

【用法用量】水（酊剂）。儿童酌减。

【注意事项】

藿香正气水不建议儿童、孕妇及哺乳期妇女使用。藿香正气口服液（软胶囊、滴丸）儿童、孕妇、哺乳期妇女慎用，且应有医师指导。年老体弱者应在医师指导下服用。忌烟、酒及辛辣、生冷、油腻食物，饮食宜清淡。不宜在服药期间同时服用滋补性中药。有高血压、心脏病、肝病、糖尿病、肾病等慢性病严重者应在医师指导下服用。吐泻严重者应及时去医院就诊。藿香正气水含乙醇（酒精）40%～50%，服药期间不得与头孢菌素类（如头孢氨苄、头孢呋辛、头孢他啶等）、甲硝唑、替硝唑、酮康唑、呋喃唑酮等药联合使用，以免导致双硫仑样反应。此外，服药后不得从事驾驶机、车、船，从事高空作业、机械作业及操作精密仪器。本品含生半夏，应严格按用法、用量服用，不宜过量或长期服用。服药后如出现说明书描述的不良反应或其他不适时应停药，症状严重者应及时去医院就诊。服药3天症状无缓解，应去医院就诊。对本品及酒精过敏者禁用藿香正气水，过敏体质者慎用藿香正气水。本品性状发生改变时禁止使用。儿童必须在成人监护下使用。将本品放在儿童不能接触的地方。如正在使用其他药品，使用本品前应咨询医师或药师。

考点16 保济丸（口服液）★★

【功能】解表，祛湿，和中。

【主治】暑湿感冒，症见发热头痛、腹痛腹泻、恶心呕吐、肠胃不适；亦可用于晕车晕船。

【注意事项】孕妇忌服。哺乳期妇女慎用。外感燥热者不宜服用。对本品及所含成分过敏者禁用。忌食生冷、油腻、不易消化食物。不适用于急性肠道传染病之剧烈恶心、呕吐、水泻不止。

知识拓展

中成药	功能	主治
藿香正气水	解表化湿，理气和中	外感风寒，内伤湿滞或夏伤暑湿所致的感冒
保济丸	解表，祛湿，和中	暑湿感冒

五、扶正解表剂

考点17 参苏丸（胶囊）★★★

【药物组成】紫苏叶、葛根、前胡、半夏（制）、桔梗、陈皮、枳壳（炒）、党参、茯苓、木香、甘草。

【功能】益气解表，疏风散寒，祛痰止咳。

【主治】身体虚弱，感受风寒所致的感冒，症见恶寒发热、头痛鼻塞、咳嗽痰多、胸闷呕逆、乏力气短。

【方义简释】

类型	药物	方解	配伍意义
君药	紫苏叶	发表散寒、行气宽中	益气解表、疏风散寒
	党参	益气健脾	
臣药	葛根	解肌发表、升举清阳	助君药疏风解表、祛痰止咳
	制半夏	燥湿化痰、降逆止呕	
	前胡	宣散风热、降气祛痰	
	桔梗	宣肺祛痰、止咳利咽	
佐药	木香	醒脾开胃、行气和中	①化痰与理气兼顾 ②寓"治痰先治气"之意，使升降复常 ③有助于表邪之宣散、肺气之开合
	炒枳壳	理气化痰宽中	
	陈皮	理气燥湿化痰	
	茯苓	健脾渗湿以助消痰	
使药	甘草	祛痰止咳、补气安中、调和诸药	－

全方配伍，辛苦温散甘补，散补并行，气津并调，共奏益气解表、疏风散寒、祛痰止咳之功。

【注意事项】孕妇慎用。风热感冒者慎用。服药期间，忌烟酒及辛辣、生冷、油腻食物。

考点18 表虚感冒颗粒★★

【功能】散风解肌，和营退热。

【主治】感冒风寒表虚证，症见发热恶风、有汗、头痛项强、咳嗽痰白、鼻鸣干呕、苔薄白、脉浮缓。

【注意事项】服药后多饮热开水或热粥，覆被保暖，取微汗，不可发大汗，慎防重感。忌食生冷、油腻。

第二节　祛暑剂

凡以祛除暑邪，治疗暑邪所致的暑病为主要作用的中药制剂，称为祛暑剂。

本类中成药主要具有祛除暑邪之功，兼有化湿、利湿等作用，适用于暑湿、暑温等引发的病证。

类型	功能	主治	临床表现
祛暑除湿剂	清暑、利湿	暑邪挟湿所致的暑湿	身热肢酸、口渴、胸闷腹胀、咽痛、尿赤或身目发黄，舌淡、苔黄腻或厚腻、脉濡数或脉滑数
祛暑辟秽剂	清暑、辟瘟解毒	暑热秽浊之邪，气机闭塞，升降失常	脘腹胀痛、胸闷、恶心、呕吐，或暴泻，甚则神昏晉闷，舌红、苔黄腻、脉濡数或滑数
祛暑和中剂	清暑、化湿和中	内伤湿滞，复感外寒所致的感冒	腹泻、腹痛、胸闷、恶心呕吐、不思饮食、恶寒发热，头痛，舌淡、苔腻、脉濡数
清暑益气剂	清暑、益气、生津	感受暑湿，暑热伤气所致的中暑发热，气津两伤	头晕、身热、微恶风、汗出不畅、头昏重胀痛、四肢倦怠、自汗、心烦、咽干、口渴、口中黏腻、胸闷、小便短赤，舌苔薄白微黄、脉虚数

本类中成药大多辛香温燥，易伤阴津，故阴虚血燥者慎用。祛暑辟秽剂辛香走窜，含有毒药物，故孕妇忌用，不宜过量服用、久用。中暑严重，属于热衰竭或热射病状态，非祛暑剂所能单独救治，应紧急住院抢救治疗。

一、祛暑除湿剂

考点1　六一散★★★

【药物组成】滑石粉、甘草。

【功能】清暑利湿。

【主治】感受暑湿所致的发热、身倦、口渴、泄泻、小便黄少；外用治痱子。

【方义简释】

类型	药物	方解
君药	滑石粉	①清解暑热，治暑热烦渴 ②通利水道，使三焦湿热从小便而泄，以疗暑湿所致的小便不利及泄泻
臣药	甘草	①清热和中 ②伍滑石成甘寒生津之用，使小便利而津液不伤，还可防滑石之寒滑重坠以伐胃

全方配伍，甘寒渗利清解，清心利湿，共奏清暑利湿之功。

【用法用量】调服或包煎服。一次6～9g，一日1～2次。外用，扑撒患处。

【注意事项】孕妇慎用。小便清长者慎用。服药期间，忌食辛辣食物。

考点2 甘露消毒丸★

【功能】芳香化湿，清热解毒。

【主治】暑湿蕴结，身热肢酸、胸闷腹胀、尿赤黄疸。

【注意事项】孕妇禁用。寒湿内阻者慎用。服药期间，忌食辛辣、生冷、油腻食物。

二、祛暑辟秽剂

考点3 紫金锭（散）★★

【功能】辟瘟解毒，消肿止痛。

【主治】中暑，脘腹胀痛，恶心呕吐，痢疾泄泻，小儿痰厥；外治疔疮疖肿，痄腮，丹毒，喉风。

【用法用量】锭剂：口服，一次0.6～1.5g，一日2次；外用，醋磨调敷患处。散剂：口服，一次1.5g，一日2次；外用，醋磨调敷患处。

【注意事项】孕妇忌服。因其含雄黄、朱砂等峻烈有毒之品，故不宜过量使用、久用。气血虚弱及肝肾功能不全者慎用。

三、祛暑和中剂

考点4 六合定中丸★★

【功能】祛暑除湿，和中消食。

【主治】夏伤暑湿，宿食停滞，寒热头痛，胸闷恶心，吐泻腹痛。

【注意事项】湿热泄泻、实热积滞胃痛者慎服。服药期间，饮食宜清淡，忌食辛辣、油腻食物。肠炎脱水严重者应配合适当补液。

考点5 十滴水（软胶囊）★

【功能】健胃，祛暑。

【主治】中暑引起的头晕、恶心、腹痛、胃肠不适。

【用法用量】口服。酊剂：一次2～5ml；儿童酌减。软胶囊剂：一次1～2粒；儿童酌减。

【注意事项】孕妇忌服。驾驶员、高空作业者及过敏体质者慎用。酒精过敏者禁用。不宜过量服用、久服。服药期间，忌食辛辣、油腻食物。

四、清暑益气剂

考点6 清暑益气丸★★

【功能】祛暑利湿，补气生津。

【主治】中暑受热，气津两伤，症见头晕身热、四肢倦怠、自汗心烦、咽干口渴。

【用法用量】姜汤或温开水送服。一次1丸，一日2次。

【注意事项】孕妇慎用。服药期间，忌食辛辣、油腻食物。

中成药	功能	主治	类型
六一散	清暑利湿	暑湿证	祛暑湿
甘露消毒丸	芳香化湿、清热解毒	暑湿蕴结	
六合定中丸	祛暑除湿、和中消食	夏伤暑湿、宿食停滞	
紫金锭	辟瘟解毒、消肿止痛	中暑	治中暑
十滴水	健胃、祛暑	中暑	
清暑益气丸	祛暑利湿、补气生津	中暑发热、气津两伤	

第三节 表里双解剂

凡以表里同治，治疗表里同病所致的各种病证为主要作用的中药制剂，称为表里双解剂。

本类中成药主要具有解表、清里、攻里、温里等作用，适用于表证未除，又有里证引发的病证。

类型	功能	主治	临床表现
解表清里剂	发散表邪、清除里热	外感表证未解，又见里热	①恶寒发热、咳嗽、痰黄、头痛、口渴，舌红，苔黄或黄白苔相兼，脉浮滑或浮数 ②身热、泄泻腹痛、便黄而黏、肛门灼热，苔黄，脉数
解表攻里剂	疏风解表、泻热通便	表热里实	恶寒壮热、头痛咽干、小便短赤、大便秘结，舌红，苔黄厚，脉浮紧或弦数

本类中成药大多辛散兼清热、或兼温燥、或兼攻下，有耗气伤津之弊，故气虚津伤者慎用。

一、解表清里剂

考点1 葛根芩连丸（微丸）★★★

【药物组成】葛根、黄芩、黄连、炙甘草。

【功能】解肌透表，清热解毒，利湿止泻。

【主治】湿热蕴结所致的泄泻腹痛、便黄而黏、肛门灼热；以及风热感冒所致的发热恶风、头痛身痛。

【方义简释】

类型	药物	方解	配伍意义
君药	葛根	解表清热，又升发脾胃清阳之气而治泄泻	–
臣药	黄芩	清热解毒、燥湿止泻	相须为用，助君药清热解毒而止泄泻
	黄连		
佐使药	炙甘草	解毒、缓急和中、调和诸药	–

全方配伍，外疏内清，表里同治，共奏解肌透表、清热解毒、利湿止泻之功。

【用法用量】口服。丸剂：一次3袋；小儿一次1袋，一日3次；或遵医嘱。

【注意事项】脾胃虚寒腹泻、慢性虚寒性痢疾慎用。服药期间，忌食生硬、辛辣、油腻食物。不可过量服用、久用。严重脱水者，应采取相应的治疗措施。

考点 2 双清口服液 ★★

【功能】疏透表邪，清热解毒。

【主治】风温肺热，卫气同病，症见发热、微恶风寒、咳嗽、痰黄、头痛、口渴、舌红苔黄或黄白苔相兼，脉浮滑或浮数；急性支气管炎见上述证候者。

【注意事项】孕妇慎用。风寒感冒、脾胃虚寒者慎用。服药期间，忌烟酒及辛辣、生冷、油腻食物。

二、解表攻里剂

考点 3 防风通圣丸（浓缩丸、颗粒）★★★

【药物组成】麻黄、荆芥穗、防风、薄荷、大黄、芒硝、滑石、栀子、石膏、黄芩、连翘、桔梗、当归、白芍、川芎、白术（炒）、甘草。

【功能】解表通里，清热解毒。

【主治】外寒内热，表里俱实，恶寒壮热，头痛咽干，小便短赤，大便秘结，瘰疬初起，风疹湿疮。

【方义简释】

类型	药物	方解	配伍意义
君药	麻黄	发汗解表、宣散肺气	①使外邪从汗而解 ②散风止痒
	荆芥穗	散风解表、止痒	
	防风	祛风胜湿解表	
	薄荷	疏风解表、清利头目与咽喉	
臣药	大黄	泻下攻积、泻火解毒	①清热泻火，使里热从内而解 ②通利二便，使里热从二便分消
	芒硝	泻热通便	
	滑石	利水渗湿、清解暑热	
	栀子	清热泻火利湿	
	石膏	清热泻火	清热泻火、解毒散结，兼透散表邪而助君药
	黄芩	清热燥湿、泻火解毒	
	连翘	清热解毒、疏散风热、散结利尿	
	桔梗	开宣肺气、利咽	
佐药	当归	补血活血	①养血活血、健脾和中、祛风除湿 ②与君臣药同用，则发汗而不伤正，清下而不伤里，从而达到疏风解表、泻热通便之效
	白芍	养血敛阴	
	川芎	活血行气、祛风止痛	
	炒白术	健脾燥湿利湿	
使药	甘草	伍桔梗清热解毒利咽，并调和诸药	—

全方配伍，汗下与清利共施，共奏解表通里、清热解毒之功。

【注意事项】孕妇慎用。运动员禁用。虚寒证者慎用。服药期间，忌烟酒及辛辣、生冷、油腻食物。

知识拓展

中成药	功能	主治	配伍特点
葛根芩连丸	解肌透表、清热解毒、利湿止泻	泄泻、痢疾属里热为主，而表证未解	-
双清口服液	疏透表邪、清热解毒	风温肺热、卫气同病	-
防风通圣丸	解表通里、清热解毒	外寒内热、表里俱实	汗、下、清、利四法并举之剂

第四节　泻下剂

凡以通导大便，治疗里实所致的各种病证为主要作用的中药制剂，称为泻下剂。

本类中成药主要具有通便之功，兼有泻热、攻积、逐水等作用，适用于肠胃积滞、实热壅盛、肠燥津亏或肾虚津亏、水饮停聚等引发的病证。

类型	功能	主治	临床表现
寒下通便剂	泻下、清热	邪热蕴结于肠胃所致的大便秘结	大便秘结、腹痛拒按、腹胀纳呆、口干口苦、牙龈肿痛、小便短赤，舌红苔黄、脉弦滑数
润肠通便剂	润肠通便	肠燥津亏或年老体虚所致的大便秘结	大便干结难下，兼见口渴咽干、口唇干燥、身热、心烦、腹胀满、小便短赤，或兼见面色㿠白、周身倦怠，舌红苔黄或舌红少津或舌淡苔少、脉滑数或细数
峻下通便剂	攻逐水饮	肺、脾、肾等功能失调，水液代谢失常所致的水饮壅盛于里之实证	蓄水腹胀、四肢浮肿、胸腹胀满、饮停喘急、大便秘结、小便短少，舌淡红或边红、苔白滑或黄腻、脉沉数或滑数
通腑降浊剂	通腑降浊、活血化瘀	脾肾亏损，湿浊内停，瘀血阻滞	少气乏力、腰膝酸软、恶心呕吐、肢体浮肿、面色萎黄，舌淡苔腻、脉弱或弦

本类中成药大多苦寒降泄，能伤正气及脾胃，或有滑胎之弊，故久病体弱、脾胃虚弱者慎用，孕妇慎用或禁用。

一、寒下剂

考点1 通便宁片★★

【功能】宽中理气，泻下通便。

【主治】肠胃实热积滞所致的便秘，症见大便秘结、腹痛拒按、腹胀纳呆、口干苦、小便短赤，舌红苔黄、脉弦滑数。

【用法用量】口服。一次4片，一日1次；如服药8小时后不排便再服一次，或遵医嘱。

【注意事项】孕妇忌服。完全肠梗阻者禁用。初次服用者及便秘轻症者一次服1~2片；

痔疮较重者慎用，或遵医嘱。脾胃虚寒冷积便秘者慎服。体虚者忌长期服用。服药期间，忌食辛辣、油腻及不宜消化食物。

考点 2 当归龙荟丸★

【功能】泻火通便。

【主治】肝胆火旺，心烦不宁、头晕目眩、耳鸣耳聋、胁肋疼痛、脘腹胀痛、大便秘结。

【注意事项】孕妇禁用。本品含人工麝香，运动员慎用。冷积便秘、阴虚阳亢之眩晕、素体脾虚及年迈体弱者慎用。儿童、哺乳期妇女应在医师指导下服用。有高血压、心脏病、肝病、糖尿病、肾病等慢性病严重者应在医师指导下服用。服药期间，忌食辛辣、油腻食物。

考点 3 九制大黄丸★

【功能】泻下导滞。

【主治】胃肠积滞所致的便秘、湿热下痢、口渴不休、停食停水、胸热心烦、小便赤黄。

【注意事项】孕妇禁服。脾胃虚寒冷积便秘者慎服。久病、体弱者慎服。不宜久服。服药期间，忌食生冷、辛辣、油腻食物。

知识拓展

中成药	功能	主治
通便宁片	宽中理气、泻下通便	肠胃实热积滞所致的便秘
九制大黄丸	攻积导滞、通肠泻热	胃肠积滞所致的便秘，以及湿热下痢
当归龙荟丸	泻火通便	肝经实火证

二、润下剂

考点 4 麻仁胶囊（软胶囊、丸）★★★

【药物组成】火麻仁、大黄、苦杏仁、炒白芍、枳实（炒）、姜厚朴。

【功能】润肠通便。

【主治】肠热津亏所致的便秘，症见大便干结难下、腹部胀满不舒；习惯性便秘见上述证候者。

【方义简释】

类型	药物	方解	配伍意义
君药	火麻仁	润肠通便	-
臣药	大黄	通便泻热	既增君药润肠通便之功，又清泻肠热
	苦杏仁	降气润肠通便	
	炒白芍	养血敛阴、缓急止痛	
佐药	炒枳实	破气消积、除痞	行胃肠滞气，促进津液输布，以增润肠通便之力
	姜厚朴	行气消积除满	

全方配伍，甘润苦降兼清泄，共奏润肠通便之功。

【用法用量】口服。胶囊剂：一次2~4粒，早、晚各一次，或睡前服用。软胶囊剂：一次3~4粒，早、晚各一次；小儿服用减半，并搅拌溶解在开水中加适量蜂蜜后服用。丸剂：水蜜丸一次6g，小蜜丸一次9g，大蜜丸一次1丸，一日1~2次。

【注意事项】孕妇慎用。虚寒性便秘慎服。忌食辛辣、香燥、刺激性食物。

考点5 麻仁滋脾丸★★

【功能】润肠通便，消食导滞。

【主治】胃肠积热、肠燥津伤所致的大便秘结、胸腹胀满、饮食无味、烦躁不宁、舌红少津。

【注意事项】孕妇慎用。脾胃虚寒性便秘慎用。忌食辛辣、香燥、刺激性食物。

考点6 增液口服液（颗粒）★★

【功能】养阴生津，清热润燥。

【主治】高热后，阴津不足所引起的阴虚内热，口干咽燥，大便燥结；亦可用于感染性疾患高热所致体液耗损的辅助用药。

【注意事项】服药期间，忌食辛辣、刺激性食物。

考点7 通便灵胶囊★★

【功能】泻热导滞，润肠通便。

【主治】热结便秘，长期卧床便秘，一时性腹胀便秘，老年习惯性便秘。

【注意事项】孕妇禁用。哺乳期、月经期妇女禁用。脾胃虚寒者慎用。忌食辛辣、油腻食物。

考点8 苁蓉通便口服液★

【功能】滋阴补肾，润肠通便。

【主治】中老年人、病后产后等虚性便秘及习惯性便秘。

【用法用量】口服。一次10~20ml，一日1次。睡前或清晨服用。

【注意事项】孕妇慎用。实热积滞致大便燥结者慎用。

知识拓展

中成药	功能	主治
麻仁胶囊	润肠通便	肠热津亏所致的便秘
麻仁滋脾丸	润肠通便、消食导滞	胃肠积热、肠燥津伤所致的大便秘结
增液口服液	养阴生津、增液润燥	高热后，阴津亏损所致的大便秘结
通便灵胶囊	泄热导滞、润肠通便	热结津伤便秘，长期卧床便秘，一时性腹胀便秘，老年习惯性便秘
苁蓉通便口服液	滋阴补肾、润肠通便	中老年人、病后产后等虚性便秘；习惯性便秘证属精血亏虚者

三、峻下剂

考点9 舟车丸 ★★★

【药物组成】甘遂(醋制)、红大戟(醋制)、芫花(醋制)、牵牛子(炒)、大黄、青皮(醋制)、陈皮、木香、轻粉。

【功能】行气逐水。

【主治】水停气滞所致的水肿，症见蓄水腹胀、四肢浮肿、胸腹胀满、停饮喘急、大便秘结、小便短少。

【方义简释】

类型	药物	方解	配伍意义
君药	醋甘遂	毒大力强，善行经隧之水湿而泻水逐饮	三药峻烈，各有专攻，合而用之，攻逐脘腹经隧之水饮
	醋红大戟	毒较小而力缓，善泻脏腑之水邪	
	醋芫花	毒大力强，善消胸胁伏饮痰癖	
臣药	炒牵牛子	泻下逐水、通利二便	善泻热通利大小便，使水热实邪从二便分消而去，以助君药之力
	大黄	荡涤胃肠、泻热攻下	
佐使药	醋青皮	破气散结	使气畅水行，则肿胀可消
	陈皮	行脾肺之气而畅胸膈	
	木香	疏利三焦而导滞	
	轻粉	毒大力强，善通利二便、逐水退肿，助诸药分消下泄	-

全方配伍，主峻下逐水，兼辛行调气，共奏行气逐水之功。

【注意事项】孕妇禁用。水肿属阴水者慎用。所含甘遂、大戟、芫花及轻粉均有一定毒性，故不可过量久服。服药期间，宜清淡饮食、低盐饮食，注意服药后对脾胃的调理。服药时应从小剂量开始，逐渐加量为宜。

四、通腑降浊剂

考点10 尿毒清颗粒 ★★★

【功能】通腑降浊，健脾利湿，活血化瘀。

【主治】脾肾亏损，湿浊内停，瘀血阻滞所致的少气乏力、腰膝酸软、恶心呕吐、肢体浮肿、面色萎黄；以及慢性肾功能衰竭(氮质血症期或尿毒症早期)见上述证候者。

【用法用量】温开水冲服。一日4次：6时、12时、18时各服1袋；22时服2袋。每日最大服用量为8袋；也可另定服药时间，但两次服药间隔勿超过8小时。

【注意事项】肝肾阴虚证慎用。因服药每日大便超过2次者，可酌情减量，避免营养吸收不良和脱水。24小时尿量＜1500ml的患者，服药时应监测血钾。慢性肾功能衰竭尿毒症晚期非本品所宜。避免与肠道吸附剂同时服用。忌食肥肉、动物内脏、豆类及坚果果实等高蛋白食物。应进食低盐饮食，并严格控制入水量。

第五节　清热剂

以清除里热，治疗里热所致的各种病证为主要作用的中药制剂，称为清热剂。

本类中成药主要具有清热、泻火、凉血、解毒之功，兼有利水、通便、消肿等作用，适用于温、热、火邪，以及外邪入里化热等引发的病证。

类型	功能	主治	临床表现
清热泻火解毒剂	清热、泻火、凉血、解毒	火热毒邪壅盛所致的里热证	①火热内盛，充斥三焦，常累及多个脏腑 ②外感热毒、温毒所致的瘟疫、疮疡疔毒 ③脏腑火热病证
解毒消癥剂	解毒消肿、散瘀止痛	热毒瘀血壅结	痈疽疔毒、瘰疬、流注、癥肿等

本类中成药大多苦寒清泄，有伤阳败胃之弊，故阳虚有寒或脾胃虚寒者慎用。

一、清热泻火解毒剂

考点1　龙胆泻肝丸（胶囊、颗粒、口服液）★★★

【药物组成】龙胆、黄芩、栀子（炒）、盐车前子、泽泻、木通、酒当归、地黄、柴胡、炙甘草。

【功能】清肝胆，利湿热。

【主治】肝胆湿热，头晕目赤、耳鸣耳聋、耳肿疼痛、胁痛口苦、尿赤涩痛、湿热带下。

【方义简释】

类型	药物	方解	配伍意义
君药	龙胆	清肝胆实火，除肝胆及膀胱湿热，切中病机	—
臣药	黄芩	泻火解毒、清热燥湿	清热泻火、除湿，以增君药之功
	炒栀子	清热泻火、凉血解毒、利尿	
佐药	盐车前子	利水清热通淋	①清热利湿，导湿热下行而从小便出 ②养血滋阴润肠，防苦燥伤阴生热 ③舒畅肝胆之气，以利于肝之调达功能复常
	泽泻	利水渗湿泄热	
	木通	利尿通淋	
	酒当归	补血活血、止痛润肠	
	地黄	清热凉血、益阴润肠	
	柴胡	和解退热、疏肝解郁、升举清阳	
使药	炙甘草	和中缓急、调和诸药	—

全方配伍，苦寒清泄利燥兼补，共奏疏肝利胆、清热除湿之功。

【注意事项】孕妇慎用。脾胃虚寒及年老体弱者慎用。服药期间，饮食宜用清淡，忌食辛辣、油腻之品。体质壮实者，应中病即止，不可久服。高血压剧烈头痛，服药后头痛不见减轻，伴有呕吐、神志不清，或口眼歪斜、瞳仁大小不等症状的高血压危象者，应立即停药并采取相应急救措施。用本品治疗急性结膜炎时，可配合使用外滴眼药；治疗化脓性中耳炎时，服药期间宜配合清洗耳道；治疗阴道炎时，亦可使用清洗剂冲洗阴道。

考点2 黄连上清丸（颗粒、胶囊、片）★★★

【功能】散风清热，泻火止痛。

【主治】风热上攻、肺胃热盛所致的头晕目眩、暴发火眼、牙齿疼痛、口舌生疮、咽喉肿痛、耳痛耳鸣、大便秘结、小便短赤。

【注意事项】孕妇慎用。脾胃虚寒者禁用。对本品及所含成分过敏者禁用。过敏体质者、孕妇、老年人、儿童、阴虚火旺者慎用。服药期间，忌食辛辣、油腻食物。

考点3 一清颗粒（胶囊、片）★★

【功能】清热泻火解毒，化瘀凉血止血。

【主治】火毒血热所致的身热烦躁、目赤口疮、咽喉及牙龈肿痛、大便秘结、吐血、咯血、衄血、痔血；咽炎、扁桃体炎、牙龈炎见上述证候者。

【注意事项】孕妇慎用。阴虚火旺、体弱年迈者慎用。中病即止，不可过量服用、久用。出现腹泻时可酌情减量。出血量多者，应采取综合急救措施。服药期间，忌食辛辣、油腻之品，并戒烟酒，以免加重病情。

考点4 黛蛤散★

【功能】清肝利肺，降逆除烦。

【主治】肝火犯肺所致的头晕耳鸣、咳嗽吐衄、痰多黄稠、咽膈不利、口渴心烦。

【用法用量】口服。一次6g，一日1次，随处方入煎剂。

【注意事项】孕妇慎用。阳气虚弱者慎用。服药期间，忌食辛辣、生冷、油腻食物。

考点5 牛黄上清丸（胶囊、片）★★

【功能】清热泻火，散风止痛。

【主治】热毒内盛、风火上攻所致的头痛眩晕、目赤耳鸣、咽喉肿痛、口舌生疮、牙龈肿痛、大便燥结。

【注意事项】孕妇慎用。哺乳期妇女慎用。阴虚火旺所致的头痛、眩晕、牙痛、咽痛忌用。脾胃虚寒者慎用。不可过量服用或久用。

知识拓展

中成药	功能	主治
黄连上清丸	散风清热、泻火止痛	风热上攻、肺胃热盛所致的上部风热火毒病证
牛黄上清丸	清热泻火、散风止痛	主治热毒内盛、风火上攻所致的上部火热病证

考点 6 清胃黄连丸（片）★★

【功能】清胃泻火，解毒消肿。

【主治】肺胃火盛所致的口舌生疮，齿龈、咽喉肿痛。

【注意事项】孕妇慎用。体弱、年迈及阴虚火旺者慎用。不可过量使用或久用。

考点 7 牛黄解毒丸（胶囊、软胶囊、片）★★

【功能】清热解毒。

【主治】火热内盛，咽喉肿痛，牙龈肿痛，口舌生疮，目赤肿痛。

【注意事项】孕妇及哺乳期妇女禁用。婴幼儿禁用。对本品及所含成分过敏者禁用。虚火上炎所致的口疮、牙痛、喉痹慎服。脾胃虚弱、大便溏薄者慎用。因其含有雄黄，故不可超剂量或长期服用，有连续用药半年以上出现砷中毒的报告。不宜与含雄黄的其他药品同时服用。严重肝损伤者慎用；急、慢性肾脏疾病患者慎用。用药后如出现不良反应，应及时停药，去医院就诊。

考点 8 牛黄至宝丸★

【功能】清热解毒，泻火通便。

【主治】胃肠积热所致的头痛眩晕、目赤耳鸣、口燥咽干、大便燥结。

【注意事项】孕妇禁用。脾胃虚寒便秘者慎用。不宜久服。服药期间，忌食辛辣、香燥、刺激性食物。

知识拓展

中成药	功能	主治
黄连上清丸	散风清热、泻火止痛	风热上攻、肺胃热盛所致的上部风热火毒病证
牛黄解毒丸	清热解毒	火热内盛所致的热毒诸证
牛黄至宝丸	清热解毒、泻火通便	胃肠积热所致的头痛眩晕、目赤耳鸣、口燥咽干、大便燥结

考点 9 新雪颗粒★

【功能】清热解毒。

【主治】外感热病，热毒壅盛证，症见高热、烦躁；扁桃体炎、上呼吸道感染、气管炎、感冒见上述证候者。

【注意事项】孕妇禁用。外感风寒证慎用。

考点 10 芩连片★

【功能】清热解毒，消肿止痛。

【主治】脏腑蕴热，头痛目赤，口鼻生疮，热痢腹痛，湿热带下，疮疖肿痛。

【注意事项】孕妇慎用。中焦虚寒、阴虚及素体虚弱者慎用。

考点 11 导赤丸★★★

【药物组成】黄连、栀子（姜炒）、黄芩、连翘、木通、大黄、玄参、赤芍、滑石、天花粉。

【功能】清热泻火，利尿通便。

【主治】火热内盛所致的口舌生疮、咽喉疼痛、心胸烦热、小便短赤、大便秘结。

【方义简释】

类型	药物	方解	配伍意义
君药	黄连	清心胃之火，除中焦湿热	①清心、肺、三焦之火毒邪热 ②利尿导火热毒邪从小便而出
	黄芩	善清肺与大肠之火，除上焦湿热	
	姜栀子	泻火除烦、凉血解毒、清热利尿	
臣药	连翘	清热解毒、散结利尿	①助君药清热泻火、利尿 ②通便、散瘀消肿 ③顾护阴液，以防火热之邪与苦燥之性耗伤阴液
	木通	利尿通淋、通行经脉	
	大黄	清热凉血解毒、泻热通肠	
	玄参	清热降火、凉血解毒、滋阴润肠通便	
	赤芍	清热凉血、散瘀止痛	
佐使药	滑石	清膀胱湿热而利水通淋	①助君臣药清热泻火、利尿 ②防君臣药之苦寒清利而伤津
	天花粉	清热泻火生津	

全方配伍，苦寒清泄兼通利，共奏清热泻火、利尿通便之功。

【用法用量】1岁以内小儿酌减。

【注意事项】孕妇禁用。脾虚便溏及体弱年迈者慎用。服药期间，忌食辛辣、油腻食物。

知识拓展

中成药	功能	主治
龙胆泻肝丸	清肝胆实火、利下焦湿热	肝胆实火上炎及肝经湿热所致病证
清胃黄连丸	清胃泻火、解毒消肿	肺胃火盛所致的热毒壅盛诸证
导赤丸	清热泻火、利尿通便	火热内盛所致的实热壅盛证

考点12 板蓝根颗粒(茶、糖浆)★★

【功能】清热解毒，凉血利咽。

【主治】肺胃热盛所致的咽喉肿痛、口咽干燥、腮部肿胀；急性扁桃体炎、腮腺炎见上述证候者。

【注意事项】阴虚火旺者、素体脾胃虚弱者及老年人慎用。服药期间，忌食辛辣、油腻食物。用于腮腺炎时，应隔离治疗。

考点13 清热解毒口服液(片)★

【功能】清热解毒。

【主治】热毒壅盛所致的发热面赤、烦躁口渴、咽喉肿痛；流感、上呼吸道感染见上述证候者。

【注意事项】风寒感冒者慎用。服药期间，饮食宜清淡，忌辛辣食物；忌烟酒。

中成药	功能	主治
正柴胡饮颗粒	发散风寒，解热止痛	流感初起
羚羊感冒胶囊	清热解表	流行性感冒
连花清瘟胶囊	清瘟解毒，宣肺泄热	流行性感冒属热毒袭肺证
清热解毒口服液	清热解毒	流感、上呼吸道感染属热毒壅盛证

二、解毒消癥剂

考点14 抗癌平丸★★

【功能】清热解毒，散瘀止痛。

【主治】热毒瘀血壅滞所致的胃癌、食道癌、贲门癌、直肠癌等消化道肿瘤。

【用法用量】口服。一次0.5～1g，一日3次。饭后半小时服，或遵医嘱。

【注意事项】孕妇禁用。脾胃虚寒者慎用。服药期间，忌食辛辣、油腻、生冷食物。因其含有毒的蟾酥等，故不可过量服用、久服。

考点15 西黄丸（胶囊）★★★

【药物组成】牛黄或体外培育牛黄、醋乳香、醋没药、麝香或人工麝香。

【功能】清热解毒，消肿散结。

【主治】热毒壅结所致的痈疽疔毒、瘰疬、流注、癌肿。

【方义简释】

类型	药物	方解	配伍意义
君药	牛黄	泻火解毒、清热化痰	–
臣药	醋制乳香	活血止痛、消肿生肌	相须为用，药力更强，善"破癥结宿血"
	醋制没药	破血止痛、消肿生肌	
佐药	麝香	既行血分之滞而活血通经，又散结消肿止痛，以助君臣药之力	–

全方配伍，苦泄辛散香窜，共奏清热解毒、消肿散结之功。

【注意事项】孕妇禁用。脾胃虚寒者慎用。服药期间，忌食辛辣、刺激食物。

中成药	功能	主治
清胃黄连丸	清胃泻火、解毒消肿	肺胃火盛所致的口舌生疮，齿龈、咽喉肿痛
芩连片	清热解毒、消肿止痛	脏腑蕴热所致的实热火毒证
西黄丸	清热解毒、消肿散结	热毒壅结所致的痈疽疔毒、瘰疬、流注、癌肿

中成药	功能	主治
抗癌平丸	清热解毒、散瘀止痛	热毒瘀血壅滞所致的胃癌、食道癌、贲门癌、直肠癌等消化道肿瘤
西黄丸	清热解毒、消肿散结	热毒壅结所致的痈疽疔毒、瘰疬、流注、癌肿

第六节 温里剂

凡以温里祛寒，治疗寒邪所致的各种里寒病证为主要作用的中药制剂，称为温里剂。

本类中成药主要具有温里祛寒之功，兼有回阳等作用，适用于里寒证，如脾胃虚寒，或寒凝气滞，或亡阳欲脱等病证。

类型	功能	主治	临床表现
温中散寒剂	温中散寒、健脾益气、温胃理气、温中和胃	①脾胃虚寒所致的腹痛、呕吐②寒凝气滞所致的胃脘胀满、吐酸③中阳不足、湿阻气滞所致的胃痛、痞满	脘胀冷痛、肢体倦怠、手足不温，或腹痛、下利、恶心呕吐，舌苔白滑、脉沉细或沉迟
回阳救逆剂	回阳救逆	阳气衰微、阴寒内盛所致的厥脱	四肢厥逆、精神萎靡、冷汗淋漓、畏寒蜷卧、下利清谷、脉微细或脉微欲绝

本类中成药大多辛温燥热，易耗阴动火，故实热证、阴虚火旺者、精血亏虚者忌用。

一、温中散寒剂

考点1 理中丸★★★

【药物组成】炮姜、党参、土白术、炙甘草。

【功能】温中散寒，健胃。

【主治】脾胃虚寒，呕吐泄泻，胸满腹痛，消化不良。

【方义简释】

类型	药物	方解
君药	炮姜	温中祛寒以治本，止泻、止痛以治标
臣药	党参	补气健脾，培补后天之本，以助君药振奋脾阳而祛寒健胃
佐药	土炒白术	益气健脾、燥湿利水，助君臣药燥脾湿、复脾运、升清阳、降浊阴
使药	炙甘草	补脾益气、缓急止痛，兼调和诸药

全方配伍，辛热祛寒，甘温补中，共奏温中祛寒、健胃之功。

【注意事项】湿热中阻所致的胃痛、呕吐、泄泻者忌用。忌食生冷、油腻、不易消化食物。

考点2 小建中合剂（片、颗粒）★★★

【药物组成】饴糖、桂枝、白芍、生姜、大枣、甘草（炙）。

【功能】温中补虚，缓急止痛。

【主治】脾胃虚寒所致的脘腹疼痛、喜温喜按、嘈杂吞酸、食少；胃及十二指肠溃疡见上述证候者。

【方义简释】

类型	药物	方解	配伍意义
君药	饴糖	温中补虚、润燥、缓急止痛	–
臣药	桂枝	温阳散寒，合饴糖辛甘化阳以建中阳之气	助君药调和阴阳
	白芍	养血敛阴，既合饴糖酸甘化阴以补阴血之虚，又协桂枝调和营卫	
佐药	生姜	温中散寒，佐桂枝以温中	辛甘健脾益胃，升腾中焦生发之气
	大枣	补中益气，佐白芍以养血	
使药	炙甘草	①补中益气，助饴糖、桂枝益气温中 ②和缓，合饴糖、芍药益脾养肝，缓急止痛 ③调和诸药	–

全方配伍，辛甘化阳，酸甘化阴，共奏温中补虚、缓急止痛之功。

【注意事项】阴虚内热胃痛者忌用。颗粒剂：外感风热表证未解者及脾胃湿热或有明显胃肠道出血症状者不宜服用。

考点3 良附丸★

【功能】温胃理气。

【主治】寒凝气滞，脘痛吐酸，胸腹胀满。

【注意事项】胃热及湿热中阻胃痛者不宜使用。

考点4 香砂养胃颗粒（丸、片、胶囊、软胶囊）★★

【功能】温中和胃。

【主治】胃阳不足、湿阻气滞所致的胃痛、痞满，症见胃痛隐隐、脘闷不舒、呕吐酸水、嘈杂不适、不思饮食、四肢倦怠。

【注意事项】胃阴不足或湿热中阻所致的痞满、胃痛、呕吐者忌用。忌食生冷、油腻及酸性食物。

考点5 附子理中丸（片）★★

【功能】温中健脾。

【主治】脾胃虚寒所致的脘腹冷痛、呕吐泄泻、手足不温。

【注意事项】孕妇慎用。所含附子有毒，故不宜过量服用与久服，湿热泄泻者忌用。

知识拓展

中成药	功能	主治
理中丸	温中散寒、健胃	脾胃虚寒证所致的呕吐泄泻、胸满腹痛
小建中合剂	温中补虚，缓急止痛	脾胃虚寒所致的脘腹疼痛、喜温喜按、嘈杂吞酸、食少；胃及十二指肠溃疡属脾胃虚寒者
良附丸	温胃理气	寒凝气滞所致的脘痛吐酸、胸腹胀满
附子理中丸	温中健脾	脾胃虚寒所致的脘腹冷痛、呕吐泄泻、手足不温

考点6 香砂平胃丸（颗粒、散）★

【功能】理气化湿，和胃止痛。

【主治】湿浊中阻、脾胃不和所致的胃脘疼痛、胸膈满闷、恶心呕吐、纳呆食少。

【注意事项】脾胃阴虚者慎用。服药期间，饮食宜清淡，忌生冷、油腻、煎炸食物和海鲜发物。

知识拓展

中成药	功能	主治
香砂养胃颗粒	温中和胃	胃阳不足、湿阻气滞所致的胃痛、痞满
香砂平胃丸	理气化湿、和胃止痛	湿浊中阻、脾胃不和所致的胃脘疼痛、胸膈满闷、恶心呕吐

二、回阳救逆剂

考点7 四逆汤★★★

【药物组成】淡附片、干姜、炙甘草。

【功能】温中祛寒，回阳救逆。

【主治】阳虚欲脱，冷汗自出，四肢厥逆，下利清谷，脉微欲绝。

【方义简释】

类型	药物	方解
君药	淡附片	辛热纯阳，有毒力猛，走而不守，通行十二经脉，迅达内外，善回阳救逆、破阴逐寒
臣药	干姜	辛热温散，守而不走，善温中散寒、回阳通脉，以助淡附片回阳救逆之功
佐使药	炙甘草	既善益气安中，又解附片之毒，还缓附、姜之峻，并寓护阴之意

全方配伍，辛热峻补，共奏温中祛寒、回阳救逆之功。

【注意事项】孕妇禁用。所含附子有毒，故不宜过量服用、久服。湿热、阴虚、实热所致的腹痛、泄泻者忌用。热邪所致的呕吐、腹痛、泄泻者慎用。冠心病、心绞痛病情急重者应配合抢救措施。不宜单独用于休克，应结合其他抢救措施。

第七节　祛痰剂

凡以消痰化饮，治疗痰湿或痰饮所致的各种病证为主要作用的中药制剂，称为祛痰剂。

本类中成药主要具有祛痰之功，兼有燥湿、清热、息风、散结等作用，适用于痰湿、痰热、风痰等引发的病证。

类型	功能	主治	临床表现
燥湿化痰剂	祛湿化痰、行气健脾	痰浊阻肺所致的咳嗽	咳嗽、痰多易咯、黏稠色白、胸脘满闷，舌苔白腻、脉滑

续表

类型	功能	主治	临床表现
清热化痰剂	清泻肺热、化痰止咳	痰热阻肺所致的咳嗽	咳嗽、痰稠色黄、咯之不爽、胸膈痞闷、咽干口渴，舌苔黄腻、脉滑数
化痰息风剂	平肝息风、化痰	肝风内动、风痰上扰所致的眩晕头痛，甚者昏厥不语或发癫痫	舌苔白腻、脉弦滑
化痰散结剂	化痰软坚散结	痰火互结所致的瘰疬、瘿瘤	-

本类中成药使用时应区分痰饮性质，有咯血倾向者慎用辛燥的祛痰剂；有高血压、心脏病者慎用含有麻黄的祛痰剂。

一、燥湿化痰剂

考点1 二陈丸（浓缩丸）★★★

【药物组成】半夏（制）、陈皮、茯苓、甘草。

【功能】燥湿化痰，理气和胃。

【主治】痰湿停滞导致的咳嗽痰多、胸脘胀闷、恶心呕吐。

【方义简释】

类型	药物	方解
君药	制半夏	辛散温燥，有毒而力较强，善温化燥散中焦寒湿痰饮
臣药	陈皮	理气健脾、燥湿化痰，助君药燥化湿浊、理气和胃
佐药	茯苓	健脾渗湿，既助君臣药利湿化痰，又能健脾，使生痰无源
使药	甘草	润肺和中、调和诸药

全方配伍，温燥兼淡渗辛散，共奏燥湿化痰、理气和胃之功。

【注意事项】辛香温燥易伤阴津，故不宜长期服用。肺阴虚所致的燥咳、咯血忌用。服药期间，忌食辛辣、生冷、油腻食物。

考点2 橘贝半夏颗粒★

【功能】化痰止咳，宽中下气。

【主治】痰气阻肺，咳嗽痰多、胸闷气急。

【注意事项】孕妇慎用。本品含有麻黄，故心脏病患者、高血压病患者慎用。服药期间，饮食宜清淡，忌食生冷、辛辣、燥热食物，忌烟酒。

知识拓展

中成药	功能	主治
二陈丸	燥湿化痰、理气和胃	痰湿停滞所致的咳嗽
橘贝半夏颗粒	化痰止咳、宽中下气	痰气阻肺所致的咳嗽痰多、胸闷气急

二、清热化痰剂

考点 3 礞石滚痰丸 ★★★

【药物组成】金礞石（煅）、黄芩、熟大黄、沉香。

【功能】逐痰降火。

【主治】痰火扰心所致的癫狂惊悸，或喘咳痰稠、大便秘结。

【方义简释】

类型	药物	方解	配伍意义
君药	煅金礞石	下气逐痰，攻逐陈积伏匿之顽痰、老痰	–
臣药	黄芩	清上焦之火	清上导下，以除痰热生成之源
	熟大黄	泻下攻积、清热泻火	
佐药	沉香	既降气止痛、调达气机，又防君臣药寒凉太过	–

全方配伍，苦寒降泄，共奏逐痰降火之功。

【注意事项】孕妇忌服。非痰热实证、体虚及小儿虚寒成惊者慎用。癫狂重症者，需在专业医生指导下配合其他治疗方法。服药期间，忌食辛辣、油腻食物。药性峻猛，易耗损气血，须病除即止，切勿过量服用、久用。

考点 4 清气化痰丸 ★★★

【药物组成】胆南星、酒黄芩、瓜蒌仁霜、苦杏仁、陈皮、枳实、茯苓、半夏（制）。

【功能】清肺化痰。

【主治】痰热阻肺所致的咳嗽痰多、痰黄稠黏、胸腹满闷。

【方义简释】

类型	药物	方解	配伍意义
君药	胆南星	清热化痰，治壅闭于肺之实痰实火	–
臣药	酒黄芩	清泻肺火	泻肺火、化痰热、止咳喘，以助胆南星清热化痰之力
	瓜蒌仁霜	清肺化痰，润肠	
佐药	陈皮	理气宽中、燥湿化痰	①除湿化痰，以消已生之痰 ②健运脾湿，以绝生痰之源 ③能理气，寓治痰当先理气之意，气行则有益于消痰
	枳实	药力较强，破气化痰消痞	
	茯苓	健脾渗湿	
	苦杏仁	降气止咳平喘	
	制半夏	燥湿化痰	

全方配伍，苦寒降泄兼辛燥，热清火降，气顺痰消，共奏清肺化痰之功。

【用法用量】口服。一次6~9g，一日2次，小儿酌减。

【注意事项】孕妇慎用。风寒咳嗽、痰湿阻肺者慎用。服药期间，饮食宜清淡，忌食生冷、辛辣、燥热食物，忌烟酒。

考点5 复方鲜竹沥液★★

【功能】清热化痰，止咳。

【主治】痰热咳嗽，痰黄黏稠。

【注意事项】孕妇慎用。儿童及哺乳期妇女慎用。寒嗽及脾虚便溏者慎用。服药期间，饮食宜清淡，忌烟、酒，忌食辛辣、刺激和油腻食物。

知识拓展

中成药	功能	主治
礞石滚痰丸	逐痰降火	痰火扰心所致的癫狂惊悸或喘咳痰稠、大便秘结
清气化痰丸	清肺化痰	痰热阻肺所致的咳嗽痰多、痰黄黏稠、胸腹满闷
复方鲜竹沥液	清热化痰、止咳	痰热阻肺所致的咳嗽痰多、痰黄黏稠

三、化痰息风剂

考点6 半夏天麻丸★★★

【药物组成】法半夏、天麻、人参、炙黄芪、炒白术、苍术（米泔炙）、陈皮、茯苓、泽泻、六神曲（麸炒）、麦芽（炒）、黄柏。

【功能】健脾祛湿，化痰息风。

【主治】脾虚湿盛、痰浊内阻所致的眩晕、头痛、如蒙如裹、胸脘满闷。

【方义简释】

类型	药物	方解	配伍意义
君药	法半夏	有毒较强，善燥湿化痰	燥湿化痰、息风定眩
	天麻	平肝潜阳、息风止痉	
臣药	人参	健脾益气	益气健脾、燥渗痰湿，气旺脾健则痰湿不生，痰湿化除则眩晕不作
	炙黄芪	补气利水	
	炒白术	健脾益气、燥湿利尿	
	制苍术	燥湿健脾	
	陈皮	理气燥湿化痰	
	茯苓	健脾利湿	
	泽泻	健脾渗湿，以消痰水	
佐药	炒六神曲	消食和胃	健胃消食以利痰湿消除
	炒麦芽	消食和中	
	黄柏	降火坚阴、燥湿，又防他药温性太过	

全方配伍，主祛痰湿，兼健脾息风，共奏健脾祛湿、化痰息风之功。

【注意事项】孕妇禁用。肝肾阴虚、肝阳上亢所致的头痛、眩晕慎用。平素大便干燥者慎用。服药期间，忌食生冷、油腻及海鲜类食物。

四、化痰散结剂

考点7 消瘿丸★★

【功能】散结消瘿。

【主治】痰火郁结所致的瘿瘤初起；单纯型地方性甲状腺肿见上述证候者。

【用法用量】口服。一次1丸，一日3次，饭前服用，小儿酌减。

【注意事项】孕妇慎用。服药期间，饮食宜清淡，忌食生冷、辛辣食物。

知识拓展

中成药	功能	主治
半夏天麻丸	健脾祛湿、化痰息风	脾虚湿盛、痰浊内阻所致的眩晕、头痛、如蒙如裹、胸脘满闷
消瘿丸	散结消瘿	痰火郁结所致的瘿瘤初起、单纯型地方性甲状腺肿

第八节　止咳平喘剂

凡以制止咳嗽、平定气喘，治疗肺失宣肃、肺气上逆所致的各种咳嗽气喘病证为主要作用的中药制剂，称为止咳平喘剂。

本类中成药主要具有止咳平喘、理气化痰之功，兼有散寒、清热、润燥、解表、补益、纳气等作用，适用于风寒、肺热、燥邪、痰湿、肺虚、肾不纳气等引发的咳喘病证。

类型	功能	主治	临床表现
散寒止咳剂	温肺散寒、止咳化痰	风寒束肺、肺失宣降所致的咳嗽	咳嗽、身重、鼻塞、咳痰清稀量多、气急、胸膈满闷等
清肺止咳剂	清泻肺热、止咳化痰	痰热阻肺所致的咳嗽	症见咳嗽、痰多黄稠、胸闷等
润肺止咳剂	润肺、止咳	燥邪犯肺或阴虚生燥所致的咳嗽	咳嗽、痰少、不易咯出或痰中带血、胸闷等
发表化饮平喘剂	解表化饮、止咳平喘	外感表邪、痰饮阻肺所致的咳嗽、喘证	恶寒发热、喘咳痰稀等
泄热平喘剂	清肺泄热、降逆平喘	肺热喘息	发热、咳嗽、气喘、咯痰黄稠等
化痰平喘剂	化痰、平喘	痰浊阻肺所致的喘促	喘促、痰涎壅盛、气逆、胸闷等
补肺平喘剂	补益肺气、敛肺平喘	肺虚所致的喘促	喘促、气短、语声低微、自汗、神疲乏力等
纳气平喘剂	补肾纳气、固本平喘	肾不纳气所致的喘促	喘促日久、气短、动则喘甚、呼多吸少、喘声低弱、气不得续、汗出肢冷、浮肿等

本类中成药所治的咳嗽、喘促，有表里虚实之分，阴阳寒热之别，在肺在肾之异，治当区别对待，合理选用。

一、散寒止咳剂

考点1 通宣理肺丸（胶囊、口服液、片、颗粒、膏）★★★

【功能】解表散寒，宣肺止咳。

【主治】风寒束表、肺气不宣所致的感冒咳嗽，症见发热、恶寒、咳嗽、鼻塞流涕、头痛、无汗、肢体酸痛。

【注意事项】孕妇慎用。运动员禁用。风热或痰热咳嗽、阴虚干咳者慎用。服药期间，饮食宜清淡，忌烟、酒及辛辣食物。因其含有麻黄，故心脏病、高血压病患者慎用。

考点2 杏苏止咳颗粒（糖浆、口服液）★★★

【药物组成】苦杏仁、前胡、紫苏叶、桔梗、陈皮、甘草。

【功能】宣肺散寒，止咳祛痰。

【主治】风寒感冒咳嗽、气逆。

【方义简释】

类型	药物	方解	配伍意义
君药	苦杏仁	苦泄肃降为主，兼宣发肺气而止咳平喘	宣肺散寒、止咳祛痰
	紫苏叶	解表散寒、化痰止咳	
臣药	前胡	降气祛痰，宣散表邪	增君药止咳祛痰之功
佐药	桔梗	宣肺祛痰、利咽止咳	助君臣药宣肺、祛痰、止咳
	陈皮	理气宽中、燥湿化痰	
使药	甘草	润肺止咳、调和诸药	—

全方配伍，宣中有降，共奏宣肺散寒、止咳祛痰之功。

【用法用量】口服。颗粒剂：开水冲服，一次1袋，一日3次，小儿酌减。糖浆剂：一次10～15ml，一日3次，小儿酌减。口服液：一次10ml，一日3次。

【注意事项】风热、燥热及阴虚干咳者慎用。服药期间，宜食清淡易消化食物，忌食辛辣食物。

知识拓展

中成药	功能	主治
通宣理肺丸	解表散寒、宣肺止咳	风寒束表、肺气不宣所致的感冒咳嗽
杏苏止咳颗粒	宣肺散寒、止咳祛痰	风寒感冒所致的咳嗽、气逆

二、清肺止咳剂

考点3 清肺抑火丸★★★

【药物组成】黄芩、栀子、黄柏、浙贝母、桔梗、前胡、苦参、知母、天花粉、大黄。

【功能】清肺止咳，化痰通便。

【主治】痰热阻肺所致的咳嗽、痰黄黏稠、口干咽痛、大便干燥。

【方义简释】

类型	药物	方解	配伍意义
君药	黄芩	清肺火及上焦实热	–
臣药	栀子	清热泻火、除烦利尿	助君药清肺化痰止咳
	黄柏	清热泻火燥湿	
	浙贝母	清肺止咳、化痰散结	
佐药	桔梗	宣肺祛痰、止咳利咽	既助君臣药清肺化痰止咳，又润燥生津、泄热通便
	前胡	降气祛痰、兼宣散风热	
	苦参	清热泻火燥湿	
	知母	清热泻火、滋阴润燥	
	天花粉	清肺润燥止咳	
	大黄	泄热通便，引肺火下行	

全方配伍，清泄润燥，清上导下，共奏清肺止咳、化痰通便之功。

【注意事项】孕妇慎用。风寒咳嗽、脾胃虚弱者慎用。服药期间，饮食宜清淡，忌食生冷、辛辣、燥热食物，忌烟、酒。

考点4 蛇胆川贝散（胶囊、软胶囊）★★

【药物组成】蛇胆汁、川贝母。

【功能】清肺，止咳，祛痰。

【主治】肺热咳嗽，痰多。

【注意事项】孕妇慎用。痰湿犯肺或久咳不止者慎用。服药期间，忌食辛辣、油腻食物，忌烟酒。

考点5 橘红丸（片、颗粒、胶囊）★

【功能】清肺，化痰，止咳。

【主治】痰热咳嗽，痰多，色黄黏稠，胸闷口干。

【注意事项】孕妇慎用。气虚咳喘及阴虚燥咳者慎用。服药期间，忌食辛辣、油腻食物。

知识拓展

中成药	功能	主治
清肺抑火丸	清肺止咳、化痰通便	痰热阻肺所致的咳嗽、痰黄黏稠、口干咽痛、大便干燥
蛇胆川贝散	清肺、止咳、祛痰	肺热咳嗽、痰多
橘红丸	清肺、化痰、止咳	痰热阻肺所致的咳嗽、痰多、色黄黏稠、胸闷口干

考点6 急支糖浆（颗粒）★★

【功能】清热化痰，宣肺止咳。

【主治】外感风热所致的咳嗽，症见发热、恶寒、胸膈满闷、咳嗽咽痛；急性支气管炎、慢性支气管炎急性发作见上述证候者。

【用法用量】口服。糖浆：一次20～30ml，一日3～4次。儿童1岁以内一次5ml，1～3岁一次7ml，3～7岁一次10ml，7岁以上一次15ml，一日3～4次。颗粒剂：一次4g，一日3～4次。

【注意事项】孕妇及寒证者慎用。因其含麻黄，故运动员禁用，心脏病患者、高血压病患者慎用。服药期间，饮食宜清淡，忌食辛辣、生冷、油腻食物，忌吸烟、饮酒。

考点 7 强力枇杷露（胶囊、颗粒）★★

【功能】养阴敛肺，镇咳祛痰。

【主治】久咳劳嗽，支气管炎。

【用法用量】口服。露剂：一次15ml，一日3次，小儿酌减。胶囊剂：口服，一次2粒，一日2次。颗粒剂：一次1.5g，一日3次。

【注意事项】孕妇、哺乳期妇女及儿童禁用强力枇杷露，慎用强力枇杷胶囊。糖尿病患者禁服强力枇杷露。因其含有毒的罂粟壳，故不可过量服用或久用。外感咳嗽及痰浊壅盛者慎用。服药期间，忌食辛辣厚味食物。

考点 8 川贝止咳露★

【功能】止嗽祛痰。

【主治】风热咳嗽，痰多上气或燥咳。

【用法用量】口服。一次15ml，一日3次，小儿减半。

【注意事项】高血压、心脏病患者，以及过敏体质者慎用。服药期间，禁食辛辣、油腻食物。

知识拓展

中成药	功能	主治
急支糖浆	清热化痰、宣肺止咳	外感风热所致的咳嗽
川贝止咳露	止嗽祛痰	风热咳嗽，痰多上气或燥咳
强力枇杷露	养阴敛肺、镇咳祛痰	久咳劳嗽，支气管炎

三、润肺止咳剂

考点 9 养阴清肺膏（糖浆、口服液、丸）★★★

【药物组成】地黄、玄参、麦冬、白芍、牡丹皮、川贝母、薄荷、甘草。

【功能】养阴润燥，清肺利咽。

【主治】阴虚燥咳，咽喉干痛，干咳少痰，或痰中带血。

【方义简释】

类型	药物	方解	配伍意义
君药	地黄	养阴生津、清热凉血，滋养少阴本质之不足	
臣药	麦冬	养肺阴，清肺热	既助君药养阴清肺，又凉血利咽
	玄参	清热凉血、滋阴润燥、解毒散结而利咽	
	白芍	敛阴泄热	
	甘草	补中益气，与白芍相配，能酸甘化阴，助君药以生阴液，并能清解	

续表

类型	药物	方解	配伍意义
佐药	牡丹皮	凉血清热、活血止痛	既助君臣药清肺利咽，又凉血活血止痛
	川贝母	清热润肺、化痰止咳、散结消肿	
使药	薄荷	既清利头目与咽喉，又引药上行	－

全方配伍，甘寒养润清泄，共奏养阴润燥、清肺利咽之功。

【注意事项】孕妇慎用。脾虚便溏、痰多湿盛咳嗽者慎用。服药期间，忌食辛辣、生冷、油腻食物。

考点10 二母宁嗽丸（片、颗粒）★★★

【药物组成】知母、川贝母、石膏、炒栀子、黄芩、炒瓜蒌子、蜜桑白皮、茯苓、陈皮、麸炒枳实、五味子（蒸）、炙甘草。

【功能】清肺润燥，化痰止咳。

【主治】燥热蕴肺所致的咳嗽，症见痰黄而黏不易咳出、胸闷气促、久咳不止、声哑喉痛。

【方义简释】

类型	药物	方解	配伍意义
君药	知母	清热泻火、滋阴润燥	相得益彰，善清肺润燥、化痰止咳
	川贝母	清热润肺、化痰止咳	
臣药	石膏	清泻肺胃之火	①助君药清肺润燥、化痰止咳 ②清利二便，以利于肺热的清除
	黄芩	清泄肺热	
	炒栀子	清泄肺热、利小便	
	蜜桑白皮	泻肺热而平喘	
	炒瓜蒌子	清热化痰、润燥滑肠	
佐药	陈皮	理气宽中、燥湿化痰	散降与涩敛并用，既理气健脾化痰，又滋肾敛肺止咳
	麸炒枳实	破气化痰除痞	
	茯苓	健脾渗湿，以绝生痰之源	
	蒸五味子	滋肾敛肺止咳	
使药	炙甘草	润肺止咳、调和诸药	－

全方配伍，甘润寒清，共奏清肺润燥、化痰止咳之功。

【注意事项】风寒咳嗽者慎用。服药期间，忌食辛辣及牛肉、羊肉、鱼等食物。

考点11 蜜炼川贝枇杷膏★

【功能】清热润肺，化痰止咳。

【主治】肺燥咳嗽，痰黄而黏，胸闷，咽喉疼痛或痒，声音嘶哑。

【用法用量】口服，一次15ml，一日3次，小儿酌减。

【注意事项】对本品及所含成分过敏者禁用。过敏体质者慎用。风寒感冒者不适用。

中成药	功能	主治
养阴清肺膏	养阴润燥、清肺利咽	阴虚燥咳，咽喉干痛，干咳少痰或痰中带血
二母宁嗽丸	清肺润燥、化痰止咳	燥热蕴肺所致的咳嗽
蜜炼川贝枇杷膏	清热润肺、化痰止咳	肺燥咳嗽，痰黄而黏

四、发表化饮平喘剂

考点12 小青龙胶囊（合剂、颗粒、糖浆）★★★

【药物组成】麻黄、桂枝、干姜、细辛、五味子、白芍、法半夏、炙甘草。

【功能】解表化饮，止咳平喘。

【主治】风寒水饮，恶寒发热、无汗、喘咳痰稀。

【方义简释】

类型	药物	方解	配伍意义
君药	麻黄	发汗解表、宣肺止咳平喘	解表散寒化饮、宣肺止咳平喘
	桂枝	发表散寒、温阳化饮	
臣药	细辛	解表散寒、温肺化饮	助君药解表散寒、温化痰饮
	干姜	散寒、温肺化饮	
佐药	五味子	滋肾敛肺止咳	－
	白芍	养血敛阴	
	法半夏	燥湿化痰、和胃降逆，以助君臣药化寒饮	
使药	炙甘草	益气和中、调和诸药	－

全方配伍，主辛散温化，兼酸甘收敛，共奏解表化饮、止咳平喘之功。

【注意事项】儿童、孕妇、哺乳期妇女禁用。运动员禁用。肝肾功能不全者禁服。内热咳喘及虚喘者慎用。因其含麻黄，故高血压患者、青光眼患者慎用。服药期间，忌食辛辣、生冷、油腻食物。

考点13 桂龙咳喘宁胶囊（片、颗粒）★

【功能】止咳化痰，降气平喘。

【主治】外感风寒，痰湿阻肺引起的咳嗽、气喘、痰涎壅盛；急、慢性支气管炎见上述证候者。

【注意事项】孕妇、外感风热者慎用。服药期间，戒烟、忌酒、猪肉及生冷食物。

中成药	功能	主治
小青龙胶囊	解表化饮、止咳平喘	风寒水饮，恶寒发热、无汗、喘咳痰稀
桂龙咳喘宁胶囊	止咳化痰、降气平喘	外感风寒、痰湿阻肺所致的咳嗽、气喘、痰涎壅盛

五、泄热平喘剂

考点14 止嗽定喘口服液 ★★★

【药物组成】麻黄、石膏、苦杏仁、甘草。

【功能】辛凉宣泄，清肺平喘。

【主治】表寒里热，身热口渴，咳嗽痰盛，喘促气逆，胸膈满闷；急性支气管炎见上述证候者。

【方义简释】

类型	药物	方解	配伍意义
君药	麻黄	解表散寒、宣肺平喘，取"火郁发之"之义，以外泄邪热	麻黄得石膏宣肺而不助热，石膏得麻黄清肺而不留邪
臣药	石膏	清泄肺热	
佐药	杏仁	降气止咳平喘，助君药宣肺降气以止咳平喘	–
使药	甘草	既益气和中、清热，又调和诸药	–

全方配伍，辛散寒清，宣降并用，共奏辛凉宣泄、清肺平喘之功。

【用法用量】口服。一次10ml，一日2～3次，儿童酌减。

【注意事项】孕妇禁用。运动员禁用。阴虚久咳者慎用。服药期间，忌食辛辣、油腻食物。因其含麻黄，故青光眼患者、高血压病患者、心脏病患者慎用。

六、化痰平喘剂

考点15 降气定喘丸 ★★

【功能】降气定喘，祛痰止咳。

【主治】痰浊阻肺所致的咳嗽痰多，气逆喘促；慢性支气管炎、支气管哮喘见上述证候者。

【注意事项】孕妇禁用。运动员禁用。虚喘、年老体弱者慎用。因其含麻黄，故高血压病患者、心脏病患者、青光眼患者慎用。服药期间，忌食辛辣、生冷、油腻食物。

考点16 蠲哮片 ★★

【功能】泻肺除壅，涤痰祛瘀，利气平喘。

【主治】支气管哮喘急性发作期热哮痰瘀伏肺证，症见气粗痰涌、痰鸣如吼、咳呛阵作、痰黄稠厚。

【用法用量】口服。一次8片，一日3次，饭后服用。7日为一个疗程。

【注意事项】孕妇禁用。年老体弱者慎用。久病体虚、脾胃虚弱便溏者禁用。服药后如出现大便稀溏、轻度腹痛，属正常现象，可继续用药或减少用量。服药期间，忌食辛辣、生冷、油腻食物。

知识拓展

中成药	功能	主治
降气定喘丸	降气定喘、祛痰止咳	痰浊阻肺所致的咳嗽痰多、气逆喘促；慢性支气管炎、支气管哮喘
蠲哮片	泻肺除壅、涤痰祛瘀、利气平喘	痰瘀伏肺所致的热哮；支气管哮喘急性发作期

七、补肺平喘剂

考点17 人参保肺丸★★

【功能】益气补肺，止嗽定喘。

【主治】肺气亏虚，肺失宣降所致的虚劳久嗽、气短喘促。

【注意事项】运动员禁用。外感或实热咳嗽慎用。因其含罂粟壳与麻黄，故不宜过量服用、久用。高血压病患者、心脏病患者慎用。

八、纳气平喘剂

考点18 苏子降气丸★★★

【药物组成】炒紫苏子、姜半夏、厚朴、前胡、陈皮、沉香、当归、甘草。

【功能】降气化痰，温肾纳气。

【主治】上盛下虚、气逆痰壅所致的咳嗽喘息、胸膈痞塞。

【方义简释】

类型	药物	方解	配伍意义
君药	炒紫苏子	降气化痰、止咳平喘	–
臣药	姜半夏	毒而力较强，燥湿化痰、降逆止呕	既助君药降气化痰，又止咳平喘
	厚朴	下气平喘、宽胸除满	
	前胡	降气化痰，并兼宣肺	
	陈皮	理气化痰	
佐药	沉香	行气降逆、温肾纳气	既助君臣药降气化痰止咳，又温肾纳气平喘
	当归	养血补肝而温养下虚	
使药	甘草	益气润肺止咳、调和诸药	–

全方配伍，上下兼顾而以治上为主，共奏降气化痰、温肾纳气之功。

【注意事项】阴虚、舌红无苔者忌服。外感痰热咳喘者慎用。服药期间，忌食生冷、油腻食物，忌烟、酒。

考点19 七味都气丸★

【功能】补肾纳气，涩精止遗。

【主治】肾不纳气所致的喘促、胸闷、久咳、气短、咽干、遗精、盗汗、小便频数。

【注意事项】外感咳嗽、气喘者忌服。外感咳喘者慎用。服药期间，宜食清淡易消化食物，忌食辛辣食物。

考点20 固本咳喘片★★

【功能】益气固表，健脾补肾。

【主治】脾虚痰盛、肾气不固所致的咳嗽、痰多、喘息气促、动则喘剧；慢性支气管炎、肺气肿、支气管哮喘见上述证候者。

【注意事项】外感咳嗽者慎用。慢性支气管炎和支气管哮喘急性发作期慎用。服药期间，忌食辛辣食物。

考点21 蛤蚧定喘丸（胶囊）★

【功能】滋阴清肺，止咳平喘。

【主治】肺肾两虚、阴虚肺热所致的虚劳久咳、年老哮喘、气短烦热、胸满郁闷、自汗盗汗。

【注意事项】孕妇慎用。咳嗽新发者慎用。服药期间，忌食辛辣、生冷、油腻食物。本品含麻黄，故高血压病患者、心脏病患者、青光眼患者慎用。

知识拓展

中成药	功能	主治
苏子降气丸	降气化痰、温肾纳气	上盛下虚、气逆痰壅所致的咳嗽喘息、胸膈痞塞
七味都气丸	补肾纳气、涩精止遗	肾不纳气所致的虚喘、咳嗽、遗精
固本咳喘片	益气固表、健脾补肾	脾虚痰盛、肾气不固所致的咳嗽、痰多、喘息气促、动则喘剧
蛤蚧定喘丸	滋阴清肺、止咳平喘	肺肾两虚、阴虚肺热所致的喘证、咳嗽

第九节　开窍剂

凡以开窍醒神，治疗神昏窍闭为主要作用的中药制剂，称为开窍剂。

本类中成药主要具有开窍醒神之功，兼有镇惊、止痉、行气、止痛、辟秽等作用，适用于热入心包、热入营血、痰迷清窍等引发的神志不清的病证。

类型	功能	主治	临床表现
凉开剂	清热开窍	温热邪毒内陷心包、痰热蒙蔽心窍所致的热闭证	高热烦躁、神昏谵语、甚或惊厥
温开剂	温通开窍	寒湿痰浊之邪或秽浊之气蒙蔽心窍所致的寒闭证	卒然昏倒、牙关紧闭、神昏不语、苔白脉迟

本类中成药大多辛香，只宜暂用，不宜久服。临床多用于急救、中病即止。

一、凉开剂

考点1 安宫牛黄丸（胶囊、散）★★★

【药物组成】牛黄、麝香或人工麝香、水牛角浓缩粉、黄连、黄芩、栀子、冰片、郁金、朱砂、珍珠、雄黄。

【功能】清热解毒，镇惊开窍。

【主治】热病，邪入心包，高热惊厥，神昏谵语；中风昏迷及脑炎、脑膜炎、中毒性脑病、脑出血、败血症见上述证候者。

【方义简释】

类型	药物	方解	配伍意义
君药	牛黄	清热解毒、化痰开窍、息风定惊	清热解毒、开窍醒神、息风定惊
	麝香（或人工麝香）	开窍通闭（开窍醒神之良药）	
臣药	水牛角浓缩粉	清热凉血、解毒定惊	助君药清热解毒、开窍
	黄连	清热泻火解毒	
	黄芩		
	栀子	清热泻火、解毒，利尿，导热下行	
	冰片	清热开窍	
	郁金	凉血清心、解郁启闭	
佐药	朱砂	清热解毒、镇心安神定惊	助君臣药清热解毒、镇心安神
	珍珠	安神定惊、清热解毒	
	雄黄	燥湿祛痰、解毒辟秽	

全方配伍，苦寒清泄与芳香开窍并用，共奏清热解毒、镇惊开窍之功。

【用法用量】口服。丸剂：一次2丸（重1.5g）或1丸（重3g），一日1次。小儿3岁以内一次1/2丸（重1.5g）或1/4丸（重3g），4～6岁一次1丸（重1.5g）或1/2丸（重3g），一日1次，或遵医嘱。胶囊剂：一次4粒，一日1次。小儿3岁以内一次1粒，4～6岁一次2粒，一日1次，或遵医嘱。散剂：一次1.6g，一日1次。小儿3岁以内一次0.4g，4～6岁一次0.8g，一日1次，或遵医嘱。

【注意事项】孕妇慎用。寒闭神昏者不宜使用。因其含有毒的朱砂、雄黄，故不宜过量服用或久服，肝肾功能不全者慎用。服药期间，饮食宜清淡，忌食辛辣食物。在治疗过程中如出现肢寒畏冷、面色苍白、冷汗不止、脉微欲绝，由闭证变为脱证者应立即停药。高热神昏、中风昏迷等口服本品困难者，当鼻饲给药。

考点 2 紫雪散（胶囊、颗粒）★★★

【功能】清热开窍，止痉安神。

【主治】热入心包、热动肝风证，症见高热烦躁、神昏谵语、惊风抽搐、斑疹吐衄、尿赤便秘。

【用法用量】口服。散剂、胶囊、颗粒剂：一次1.5～3g，一日2次。1岁小儿一次0.3g，5岁以内小儿每增一岁递增0.3g，一日1次，5岁以上小儿酌情服用。

【注意事项】孕妇禁用。虚风内动者不宜使用。因其含有毒的朱砂，故不宜过量使用或久服，肝肾功能不全者慎用。高热神昏口服本品困难者，可鼻饲给药，并采用综合疗法。

考点 3 局方至宝散（丸）★★★

【功能】清热解毒，开窍镇惊。

【主治】热病属热入心包、热盛动风证，症见高热惊厥、烦躁不安、神昏谵语及小儿急热惊风。

【用法用量】口服。散剂：一次2g，一日1次。小儿3岁以内一次0.5g，4～6岁一次1g，或遵医嘱。丸剂：一次1丸，一日1次。小儿遵医嘱。

【注意事项】孕妇禁用。寒闭神昏者不宜使用。服药期间，注意饮食宜清淡，忌食辛辣食物。因其含有毒的朱砂、雄黄，故不宜过量服用或久服，肝肾功能不全者慎用。在治疗过程中如出现肢寒畏冷、面色苍白、冷汗不止、脉微欲绝，由闭证变为脱证时，应立即停药，采取应急综合疗法。高热神昏、小儿急惊风等口服本品困难者，可鼻饲给药。

考点 4 万氏牛黄清心丸（片）★★

【功能】清热解毒，镇惊安神。

【主治】热入心包、热盛动风证，症见高热烦躁、神昏谵语及小儿高热惊厥。

【注意事项】孕妇慎用。虚风内动、脱证神昏者不宜使用。外感热病表证未解时慎用。因其含朱砂、牛黄，故不宜过量服用或长期服用。肝肾功能不全或造血系统疾病患者慎用。高热急症者，应采取综合治疗。

考点 5 清开灵口服液（胶囊、软胶囊、颗粒、滴丸、片、泡腾片）★★

【功能】清热解毒，镇静安神。

【主治】外感风热时毒、火毒内盛所致的高热不退、烦躁不安、咽喉肿痛、舌质红绛、苔黄、脉数；上呼吸道感染、病毒性感冒、急性化脓性扁桃体炎、急性咽炎、急性气管炎、高热等病症属上述证候者。

【用法用量】口服。口服液：一次20～30ml，一日2次，儿童酌减。胶囊剂：一次2～4粒（每粒装0.25g），或一次1～2粒，一日3次，儿童酌减或遵医嘱。软胶囊剂：一次1～2粒（每粒装0.4g），或一次2～4粒（每粒装0.2g），一日3次，儿童酌减或遵医嘱。颗粒剂：一次1～2袋，一日2～3次，儿童酌减或遵医嘱。滴丸：一次10～20g，口服或舌下含服，一日2～3次，儿童酌减或遵医嘱。片剂：一次1～2片，一日3次，儿童酌减或遵医嘱。泡腾片：热水中泡腾溶解后服用，一次2～4片，一日3次，儿童酌减或遵医嘱。

【注意事项】孕妇禁用。对本品及所含成分过敏者禁用。过敏体质者慎用。风寒感冒者不适用。久病体虚者如出现腹泻时慎用。脾虚便溏者应在医师指导下服用。服药期间，忌食辛辣、生冷、油腻食物，不宜同时服用滋补性中药。

知识拓展

中成药	功能	主治
安宫牛黄丸	清热解毒、镇惊开窍	热病，邪入心包之高热惊厥、神昏谵语
局方至宝散		热入心包、热盛动风证
紫雪散	清热开窍、止痉安神	热入心包，热动肝风证
万氏牛黄清心丸	清热解毒、镇惊安神	热入心包、热盛动风证
清开灵口服液	清热解毒、镇静安神	外感风热时毒、火毒内盛

二、温开剂

考点6 苏合香丸★★★

【药物组成】苏合香、安息香、人工麝香、冰片、沉香、檀香、木香、香附、乳香（制）、丁香、荜茇、白术、诃子肉、朱砂、水牛角浓缩粉。

【功能】芳香开窍，行气止痛。

【主治】痰迷心窍所致的痰厥昏迷、中风偏瘫、肢体不利，以及中暑、心胃气痛。

【方义简释】

类型	药物	方解	配伍意义
君药	苏合香	开窍醒神、辟秽化浊、温通止痛	既善芳香开窍，又行气止痛
	人工麝香	开窍醒神、活血止痛	
	冰片	开窍醒神、清热止痛	
	安息香	开窍辟秽醒神、活血行气止痛	
臣药	沉香	行气止痛、降逆止呕	既助君药行气止痛、开窍辟秽，又温中散寒、活血化瘀
	檀香	行气止痛	
	木香	行气调中、止痛健脾	
	香附	疏肝行气止痛	
	制乳香	活血行气、通络伸筋	
	丁香	温中散寒、下气降逆	
	荜茇	温中散寒、行气止痛	
佐药	白术	补气健脾、祛湿化浊	补气涩敛而防香散耗气之弊
	诃子肉	收涩敛气、泻气消痰	
	朱砂	镇心安神、定惊	清热镇心、安神定惊
	水牛角浓缩粉	凉血清心定惊	

全方配伍，主辛香温散，兼补涩寒清，共奏芳香开窍、行气止痛之功。

【注意事项】孕妇禁用。热病、阳闭、脱证不宜使用。中风病正气不足者慎用，或配合扶正中药服用。因其含朱砂，且易耗伤正气，故不宜过量服用或长期服用，肝肾功能不全者慎用。急性脑血管病患者服用本品，应结合其他抢救措施；中风昏迷者宜鼻饲给药。服药期间，忌食辛辣、生冷、油腻食物。

第十节　固涩剂

凡以收敛固涩，治疗气、血、精、津液滑脱所致的各种病证为主要作用的中药制剂，称为固涩剂。

本类中成药主要具有收敛固涩之功，兼有补气、益肾、温肾、健脾等作用，适用于表虚卫外不固、肾气亏虚、脾肾阳虚等引发的各种病证。

类型	功能	主治	临床表现
益气固表剂	益气、固表、止汗	表虚卫外不固	自汗、气短、倦怠、乏力
固脬缩尿剂	补肾缩尿	肾气不足、膀胱失约	小便频数或夜尿频多、腰膝酸软、乏力，或小儿遗尿
固精止遗剂	补肾固精	肾虚封藏失司、精关不固	遗精滑泄、腰膝酸软、神疲乏力、耳鸣
涩肠止泻剂	温肾健脾、涩肠止泻	泄泻日久、脾气虚弱或脾肾阳虚	大便滑脱不禁、腹痛喜按或冷痛、腹胀、食少、腰酸或冷

　　本类中成药大多酸敛甘补，适用于正虚无邪之滑脱，故火热、血瘀、气滞、食积、湿热等实邪患者不宜使用。

一、益气固表剂

考点1 玉屏风颗粒（胶囊、口服液、袋泡茶）★★★

　　【药物组成】黄芪、白术（炒）、防风。

　　【功能】益气，固表，止汗。

　　【主治】表虚不固所致的自汗，症见自汗恶风、面色㿠白，或体虚易感风邪者。

　　【方义简释】

类型	药物	方解
君药	黄芪	补气固表止汗
臣药	炒白术	健脾益气、固表止汗。与君药合用，补气固表止汗力更强
佐药	防风	祛风解表。与君臣药相伍，补敛中寓散泄；芪、术得防风，固表而不留邪；防风得芪、术，祛邪而不伤正

　　全方配伍，补中兼疏，寓散于收，共奏益气、固表、止汗之功。

　　【用法用量】口服。颗粒剂：开水冲服，一次1袋，一日3次。胶囊剂：一次2粒，一日3次。口服液：一次10ml，一日3次。袋泡茶：开水浸泡15分钟后饮服，一次2袋，一日2~3次。

　　【注意事项】热病汗出、阴虚盗汗者慎用。服药期间，饮食宜清淡。

二、固脬缩尿剂

考点2 缩泉丸（胶囊）★★★

　　【药物组成】益智仁（盐炒）、乌药、山药。

　　【功能】补肾缩尿。

　　【主治】肾虚所致的小便频数、夜间遗尿。

【方义简释】

类型	药物	方解
君药	益智仁	辛温香燥，温补固涩，盐炒后辛燥之性减缓而温涩之能却增，善温肾阳、缩小便，治肾气虚寒之遗尿、尿频
臣药	乌药	温肾气，散膀胱冷气而助气化，以增君药温肾缩尿之功
佐药	山药	益气养阴、固精缩尿，既助君臣药之力，又制其温燥

全方配伍，温固而不燥热，共奏补肾缩尿之功。

【用法用量】口服。丸剂：一次3～6g，一日3次。胶囊剂：成人一次6粒，5岁以上儿童一次3粒，一日3次。

【注意事项】肝经湿热所致的遗尿与膀胱湿热所致的小便频数忌用。服药期间，饮食宜清淡，忌饮酒，忌食辛辣、生冷及冰镇食物。

三、固精止遗剂

考点3 金锁固精丸★★★

【药物组成】沙苑子（炒）、芡实（蒸）、莲子、莲须、龙骨（煅）、牡蛎（煅）。

【功能】固肾涩精。

【主治】肾虚不固所致的遗精滑泄、神疲乏力、四肢酸软、腰痛耳鸣。

【方义简释】

类型	药物	方解	配伍意义
君药	炒沙苑子	补肾助阳固精	-
臣药	莲子	补脾止泻、益肾固精	既益肾固精以助君药，又健脾以补虚强体
	蒸芡实	补脾祛湿，益肾固精	
佐药	莲须	功专固肾涩精	增君臣药固精之功
	煅龙骨	收敛固涩而止遗滑	
	煅牡蛎		

全方配伍，甘补涩敛，平和不峻，共奏固肾涩精之功。

【用法用量】口服。淡盐水送服，一次1丸，一日2次。

【注意事项】湿热下注扰动精室所致的遗精、早泄者慎用。服药期间，不宜食用辛辣、油腻食物，不宜饮酒，慎房事。

知识拓展

中成药	功能	主治
玉屏风颗粒	益气、固表、止汗	①表虚不固所致的自汗恶风、面色㿠白 ②体虚易感风邪
缩泉丸	补肾缩尿	肾虚所致的小便频数、夜间遗尿
金锁固精丸	固肾涩精	肾虚不固所致的遗精滑泄、神疲乏力、四肢酸软、腰痛耳鸣

四、涩肠止泻剂

考点4 四神丸（片）★★★

【药物组成】补骨脂（盐炒）、肉豆蔻（煨）、吴茱萸（制）、五味子（醋制）、大枣（去核）、生姜（未列于处方中，制法中有生姜）。

【功能】温肾散寒，涩肠止泻。

【主治】肾阳不足所致的泄泻，症见肠鸣腹胀、五更泄泻、食少不化、久泻不止、面黄肢冷。

【方义简释】

类型	药物	方解	配伍意义
君药	盐炒补骨脂	补肾助阳，温脾止泻，恰中病的	—
臣药	煨肉豆蔻	温脾暖胃，涩肠止泻，助君药温脾止泻	—
佐药	制吴茱萸	有小毒，力较强，善温中散寒、助阳止泻	助君臣药温肾散寒，温脾止泻
	醋五味子	酸敛质润温补，善固肾涩肠止泻	
佐使药	大枣	补脾益胃、调和药性	既健脾开胃以增药力，又调和诸药
	生姜	温中散寒开胃	

全方配伍，温补固涩，共奏温肾散寒、涩肠止泻之功。

【注意事项】湿热痢疾、湿热泄泻者忌用。服药期间，饮食宜清淡，忌食生冷、油腻食物。

考点5 固本益肠片（胶囊）★★

【功能】健脾温肾，涩肠止泻。

【主治】脾肾阳虚所致的泄泻，症见腹痛绵绵、大便清稀或有黏液及黏液血便、食少腹胀、腰酸乏力、形寒肢冷、舌淡苔白、脉虚；慢性肠炎见上述证候者。

【注意事项】湿热痢疾、泄泻者忌服。服药期间，忌食生冷、辛辣、油腻食物。

知识拓展

中成药	功能	主治
四神丸	温肾散寒、涩肠止泻	肾阳不足所致的泄泻
固本益肠片	健脾温肾、涩肠止泻	脾肾阳虚所致的泄泻；慢性肠炎

第十一节　补虚剂

凡以补益人体气、血、阴、阳，治疗各种虚证为主要作用的中药制剂，称为补虚剂。本类中成药主要具有补虚扶弱的作用，主治虚证。

类型	功能	主治	临床表现
补气剂	补益脾肺之气	①脾气虚 ②肺气虚	①倦怠乏力、食少便溏 ②少气懒言、语声低微、动则气喘
助阳剂	温补肾阳	肾阳不足	形寒肢冷、气怯神疲、腰酸腿软、少腹拘急、小便不利或小便频数、男子阳痿早泄、女子宫寒不孕
养血剂	补血	血虚	面色无华、眩晕、心悸失眠、唇甲色淡，或妇女月经不调、经少色淡，甚或闭经
滋阴剂	滋补肝肾、益精填髓	肝肾阴虚	形体消瘦、头晕耳鸣、腰膝酸软、口燥咽干、五心烦热、盗汗遗精、骨蒸潮热，以及阴虚劳嗽、干咳咯血
补气养血剂	补益气血	气血两虚	面色无华、头晕目眩、心悸气短、语声低微
补气养阴剂	补气、养阴生津	气虚阴伤	心悸气短、体倦乏力、咳嗽虚喘、口干多饮、消渴
阴阳双补剂	滋阴壮阳	阴阳两虚	头晕目眩、腰膝酸软、阳痿遗精、畏寒肢冷、自汗盗汗、午后潮热
补精养血剂	滋阴填精、补血	肝肾精血不足	须发早白、遗精早泄、眩晕耳鸣、腰背酸软

应用补虚中成药必须辨别虚实真假，勿犯"虚虚实实"之戒。确属虚证，也要根据虚证的性质、部位和临床表现，有选择地使用。

本类药物易生湿碍胃、影响气机，故虚而兼见湿盛或气滞者，不宜单独使用。

一、补气剂

考点1 四君子丸（颗粒）★★★

【药物组成】党参、炒白术、茯苓、炙甘草。

【功能】益气健脾。

【主治】脾胃气虚，胃纳不佳，食少便溏。

【方义简释】

类型	药物	方解	配伍意义
君药	党参	补脾益气	–
臣药	炒白术	补气健脾、除湿止泻	既助君药补脾益气，又除中焦之湿而止泻
佐药	茯苓	渗湿、健脾	
使药	炙甘草	补中益气、调和诸药	–

全方配伍，益气健脾，故善治脾胃气虚所致的胃纳不佳、食少便溏等。

【注意事项】阴虚或实热证慎用。服药期间，忌食辛辣、油腻、生冷食物。

考点2 补中益气丸（颗粒、片、口服液、合剂）★★★

【药物组成】炙黄芪、党参、炒白术、炙甘草、当归、陈皮、升麻、柴胡。

【功能】补中益气，升阳举陷。

【主治】脾胃虚弱、中气下陷所致的泄泻、脱肛、阴挺，症见体倦乏力、食少腹胀、便溏久泻、肛门下坠或脱肛、子宫脱垂等。

【方义简释】

类型	药物	方解	配伍意义
君药	炙黄芪	补中益气、升阳举陷	–
臣药	党参	补中益气、兼能养血	既增强君药补中益气之功，又除水湿
	炒白术	补气健脾、燥湿助运	
	炙甘草	益气补中、调和诸药	
佐药	陈皮	善理气健脾开胃，以防补药停滞	既助君臣药补中益气，又理气健脾开胃，使诸药补而不滞，促进补力发挥
	当归	善补血和血，以利中气化生	
使药	柴胡	轻清升散	助君药升举下陷之清阳
	升麻	升散清泄	
	炙甘草	调和诸药	–

全方配伍，补中兼升，使中气得健、清阳得升，共奏补中益气、升阳举陷之功。

【注意事项】阴虚内热者慎用。不宜与感冒药同时使用。服药期间，忌食生冷、油腻、不易消化食物。

考点3 参苓白术散（丸、片、颗粒、胶囊）★★

【功能】补脾胃，益肺气。

【主治】脾胃虚弱，食少便溏，气短咳嗽，肢倦乏力。

【注意事项】孕妇慎用。湿热内蕴所致的泄泻、厌食、水肿，以及痰火咳嗽者不宜使用。宜饭前服用。服药期间，忌食荤腥、油腻等不易消化食物。忌恼怒、忧郁、劳累过度，保持心情舒畅。

考点4 六君子丸★★

【功能】补脾益气，燥湿化痰。

【主治】脾胃虚弱，食量不多，气虚痰多，腹胀便溏。

【注意事项】脾胃阴虚之胃痛痞满、湿热泄泻及痰热咳嗽者慎用。服药期间，忌食生冷、油腻等不易消化食物。

考点5 香砂六君丸（片）★★

【功能】益气健脾，和胃。

【主治】脾虚气滞，消化不良，嗳气食少，脘腹胀满，大便溏泄。

【注意事项】阴虚内热胃痛，湿热痞满、泄泻者慎用。服药期间，忌食生冷、油腻、不易消化食物，以及刺激性食物，戒烟、酒。

知识拓展

中成药	功能	主治
四君子丸	益气健脾	脾胃气虚，胃纳不佳，食少便溏
补中益气丸	补中益气，升阳举陷	脾胃虚弱、中气下陷所致的泄泻、脱肛、阴挺

续表

中成药	功能	主治
参苓白术散	补脾胃，益肺气	脾胃虚弱，食少便溏，气短咳嗽，肢倦乏力
六君子丸	补脾益气，燥湿化痰	脾胃虚弱，食量不多，气虚痰多，腹胀便溏
香砂六君丸	益气健脾，和胃	脾虚气滞，消化不良，嗳气食少，脘腹胀满，大便溏泄

考点 6　启脾丸（口服液）★

【功能】健脾和胃。

【主治】脾胃虚弱，消化不良，腹胀便溏。

【用法用量】口服。口服液一次10ml，一日2～3次，3岁以内小儿酌减。

【注意事项】湿热泄泻者不宜使用。伴感冒发热、表证未解者慎用。服药期间，忌食生冷、油腻、不易消化食物。建立良好饮食习惯，防止偏食。

知识拓展

中成药	共同点	特点
四君子丸	①补气健脾 ②治脾胃气虚，食少便溏、疲倦乏力	益气健脾代表药，主治脾胃气虚所致的胃纳不佳、食少便溏
补中益气丸		善补中气升阳，主治脾胃虚弱、中气下陷
香砂六君丸		兼有行气化湿之功，主治脾胃气虚兼有中焦湿阻气滞
启脾丸		兼有止泻、消食之功，善治脾胃气虚兼有食积、气滞

考点 7　薯蓣丸★

【功能】调理脾胃，益气和营。

【主治】气血两虚，脾肺不足所致的虚劳、胃脘痛、痹病、闭经、月经不调。

【注意事项】服药期间，饮食宜清淡易消化，忌食生冷、油腻食物。

知识拓展

中成药	共同点	特点
参苓白术散	脾肺兼治	善治脾虚泄泻，兼能益肺气、止咳，治疗气短咳嗽
六君子丸		兼能燥湿化痰，既治脾虚湿盛，又治咳嗽痰多
薯蓣丸		兼能补血养阴、润肺止咳，主治气血两虚、脾肺不足

二、助阳剂

考点 8　桂附地黄丸（胶囊、口服液、片、颗粒）★★★

【药物组成】肉桂、附子（制）、熟地黄、酒萸肉、山药、茯苓、泽泻、牡丹皮。

【功能】温补肾阳。

【主治】肾阳不足，腰膝痠冷，肢体浮肿，小便不利或反多，痰饮喘咳，消渴。

【方义简释】

类型	药物	方解	配伍意义
君药	肉桂	缓补肾阳、温通经脉	相须为用，温补肾阳力更强，恰中肾阳亏虚之病的
	制附子	峻补肾阳、散寒除湿	
臣药	熟地黄	滋阴填精益髓	肝脾肾三阴并补，又配桂附以阴中求阳，收阴生阳长之效
	酒萸肉	温补肝肾、收敛固涩	
	山药	养阴益气、补脾肺肾、固精缩尿	
佐药	茯苓	健脾渗湿	渗利寒清，与君药相反相成，使补而不腻滞、不温燥
	泽泻	泄热渗湿	
	牡丹皮	清泻肝火	

全方配伍，补中寓泻，共奏温补肾阳之功。

【注意事项】孕妇慎用。肺热津伤者、胃热炽盛者、阴虚内热消渴者慎用。治疗期间，宜节制房事。因其含大热有毒的附子，故中病即止，不可过量服用或久服。服药期间，忌食生冷、油腻食物。

考点9 右归丸（胶囊）★★★

【药物组成】肉桂、炮附片、鹿角胶、盐杜仲、菟丝子、酒萸肉、熟地黄、枸杞子、当归、山药。

【功能】温补肾阳，填精止遗。

【主治】肾阳不足，命门火衰，腰膝酸冷，精神不振，怯寒畏冷，阳痿遗精，大便溏薄，尿频而清。

【方义简释】

类型	药物	方解	配伍意义
君药	肉桂	补火助阳、引火归元	既温补肾阳，又填精益髓
	炮附片	辛热纯阳，有毒力猛，善补火助阳	
	鹿角胶	血肉有情之品，善壮肾阳、益精血	
臣药	盐杜仲	补肝肾、强腰膝	阴阳双补，兼能收敛，辅助君药温肾填精、固精止遗
	菟丝子	补肾助阳、固精止遗	
	酒萸肉	温补肝肾、固精止遗	
	熟地黄	滋阴填精益髓	
	枸杞子	滋阴补肾，兼助肾阳	
佐药	当归	补血活血，以求精血互生	助君臣药补阴血
	山药	益气养阴、健脾补肾、固精止遗	

全方配伍，温补又涩敛，共奏温补肾阳、填精止遗之功。

【注意事项】孕妇慎用。阴虚火旺者、心肾不交者、湿热下注而扰动精室者、湿热下注所致的阳痿者慎用。暑湿、湿热、食滞伤胃和肝气乘脾所致的泄泻者慎用。因其含大热有毒的附子，故中病即止，不可过量服用或久服。服药期间，忌生冷饮食，慎房事。

考点10 五子衍宗丸（片、口服液）★★

【功能】补肾益精。

【主治】肾虚精亏所致的阳痿不育、遗精早泄、腰痛、尿后余沥。

【注意事项】感冒者慎用。服药期间，忌食生冷、辛辣食物，节制房事。

考点11 济生肾气丸（片）★★

【功能】温肾化气，利水消肿。

【主治】肾阳不足、水湿内停所致的肾虚水肿、腰膝痠重、小便不利、痰饮咳喘。

【注意事项】孕妇慎用。湿热壅盛者、风水泛溢水肿者慎用。因其所含附子大热有毒，故不可过量服用或久服。服药期间，饮食宜清淡，宜低盐饮食。又因其含钾量高，与保钾利尿药安体舒通、氨苯蝶啶合用时，应防止高钾血症。避免与磺胺类药物同时使用。

知识拓展

中成药	功能	主治
桂附地黄丸	温补肾阳	肾阳不足
济生肾气丸	温肾化气，利水消肿	肾阳不足、水湿内停

考点12 青娥丸★★

【功能】补肾强腰。

【主治】肾虚腰痛，起坐不利，膝软乏力。

【注意事项】湿热腰痛、寒湿痹阻腰痛、外伤腰痛者慎用。治疗期间，宜节制房事。

知识拓展

中成药	共同点	特点
桂附地黄丸	①温肾 ②治肾阳虚证，腰膝酸冷疼痛，阳痿宫冷，夜尿频多	①阴中求阳、阴阳兼顾、补泻兼施、补而不腻不燥 ②补肾助阳温和之剂
右归丸		填补精血之力稍强，阴中求阳，兼能固精止遗
五子衍宗丸		补泻结合，尤善温肾固涩止遗，治阳虚遗滑
济生肾气丸		温通利水力强，善治阳虚水饮内停
青娥丸		温肾，尤善健骨强腰，善治肾虚腰痛，膝软无力

三、养血剂

考点13 当归补血口服液（丸、胶囊）★★★

【药物组成】黄芪、当归。

【功能】补养气血。

【主治】气血两虚证。

【方义简释】

类型	药物	方解
君药	黄芪	补气生血行滞
臣药	当归	补血活血、补而不滞，为补血要药

全方配伍，气旺血生，共奏补养气血之功。

【注意事项】感冒、阴虚火旺者慎用。服药期间，宜食清淡易消化食物，忌食辛辣、油腻、生冷食物。

考点14 四物合剂（片、胶囊）★★★

【药物组成】熟地黄、当归、白芍、川芎。

【功能】养血调经。

【主治】血虚所致的面色萎黄、头晕眼花、心悸气短及月经不调。

【方义简释】

类型	药物	方解	配伍意义
君药	熟地黄	善补血滋阴、填精益髓，乃滋补阴血之要药	-
臣药	当归	善补血活血、调经止痛	既助熟地黄补血，又行经脉之滞
佐药	白芍	善养血柔肝、缓急止痛	与熟地黄、当归同用，则养血滋阴、和营补虚之力更著
	川芎	善活血行气止痛	与当归同用，能活血行滞、调经止痛

全方配伍，补中兼行，补血不滞血，行血不动血，共奏补血调经之功。

【注意事项】血热所致月经提前、月经过多者不宜使用。服药期间，忌食生冷、油腻食物。不宜与感冒药同时服用。

知识拓展

中成药	共同点	特点
四物合剂	①补血 ②治血虚证，面色无华，唇爪色淡，心悸失眠，头晕目眩，月经不调，经闭不行	补血活血、补而不滞，血虚兼瘀滞者尤为适宜
当归补血口服液		补气生血，为治疗血虚证之良药，亦可用于治疗气血两虚证

考点15 益血生片（胶囊）★★

【功能】健脾补肾，生血填精。

【主治】脾肾两亏，精血不足所致的面色无华，眩晕气短，体倦乏力，腰膝酸软；缺铁性贫血、慢性再生障碍性贫血见上述证候者。

【用法用量】口服。片剂：一次4片，一日3次，儿童酌减。

【注意事项】阴虚火旺者慎用。感冒者慎用。服药期间，忌食辛辣、油腻、不易消化食物。

考点16 再造生血片（胶囊）★★

【功能】补肝益肾，补气养血。

【主治】肝肾不足、气血两虚所致的血虚虚劳，症见心悸气短、头晕目眩、倦怠乏力、腰膝酸软、面色苍白、唇甲色淡，或伴出血；再生障碍性贫血、缺铁性贫血见上述证候者。

【注意事项】外感者慎用。服药期间，饮食宜清淡易消化。再生障碍性贫血和缺铁性贫血必要时采取综合治疗措施。

知识拓展

中成药	共同点	特点
益血生片	①补肝肾、补血	重在补肾健脾生血
再造生血片	②治血虚证	重在补肾填精生血

四、滋阴剂

考点17 六味地黄丸（胶囊、颗粒、口服液、片、软胶囊）★★★

【药物组成】熟地黄、酒萸肉、山药、泽泻、茯苓、牡丹皮。

【功能】滋阴补肾。

【主治】肾阴亏损，头晕耳鸣，腰膝酸软，骨蒸潮热，盗汗遗精，消渴。

【方义简释】

类型	药物	方解	配伍意义
君药	熟地黄	滋补肾阴、填精益髓	–
臣药	酒萸肉	补益肝肾、收敛固涩	既助君药滋养肾阴，又固精止汗
	山药	养阴益气、补脾肺肾、固精缩尿	
佐药	泽泻	泄相火、渗利湿浊	清降相火、渗利湿浊、健脾，使君臣药填补真阴而不腻，清降虚火而不燥，固肾涩精而不滞
	茯苓	健脾、渗利水湿	
	牡丹皮	清泻肝火、退虚热	

全方配伍，三补三泻，共奏滋阴补肾之功。

【注意事项】对本品及所含成分过敏者禁用。体实、阳虚、感冒、脾虚、气滞、食少纳呆者慎用。服药期间，忌食辛辣、油腻食物。

考点18 左归丸★★★

【药物组成】熟地黄、龟甲胶、鹿角胶、枸杞子、菟丝子、山茱萸、山药、牛膝。

【功能】滋肾补阴。

【主治】真阴不足，腰酸膝软，盗汗遗精，神疲口燥。

【方义简释】

类型	药物	方解	配伍意义
君药	熟地黄	滋补肾阴、填精益髓	–

续表

类型	药物	方解	配伍意义
臣药	龟甲胶	滋阴、退热、养血	既辅助君药以增滋阴补肾、生精填髓之效，又兼固精止遗、止盗汗之功
	鹿角胶	血肉有情之品，温补肝肾、益精养血	
	枸杞子	滋补肝肾、益精补血	
	菟丝子	补阳益肾、固精缩尿	
佐药	山茱萸	补益肝肾阴阳、收敛固涩	助君臣药滋养肾阴、固精止汗
	山药	养阴益气、补脾肺肾、固精缩尿	
佐使药	牛膝	①补肝肾、强腰膝，以助君臣药之力 ②活血化瘀，使诸药补而不滞 ③引诸药直达下焦	—

全方配伍，专于滋补，共奏滋肾补阴之功。

【注意事项】孕妇慎用。肾阳亏虚、命门火衰、阳虚腰痛者慎用。外感寒湿、跌扑外伤、气滞血瘀所致的腰痛者慎用。治疗期间，不宜食用辛辣、油腻食物。

知识拓展

中成药	功能	主治
左归丸	滋肾补阴	真阴不足
右归丸	温补肾阳、填精止遗	肾阳不足，命门火衰

考点19 大补阴丸★★

【功能】滋阴降火。

【主治】阴虚火旺，潮热盗汗，咳嗽咯血，耳鸣遗精。

【注意事项】感冒、气虚发热、火热实证、脾胃虚弱、痰湿内阻、脘腹胀满、食少便溏者慎用。服药期间，忌食辛辣、油腻食物。

考点20 知柏地黄丸（浓缩丸、颗粒、口服液）★★

【功能】滋阴降火。

【主治】阴虚火旺，潮热盗汗，口干咽痛，耳鸣遗精，小便短赤。

【注意事项】感冒、气虚发热、实热、脾虚便溏、气滞中满者慎用。服药期间，忌食辛辣、油腻食物。

知识拓展

中成药	功能	主治
知柏地黄丸	滋阴降火	阴虚火旺，潮热盗汗，口干咽痛，耳鸣遗精，小便短赤
大补阴丸		阴虚火旺，潮热盗汗，咳嗽咯血，耳鸣遗精

中成药	共同点	特点
六味地黄丸	①专于滋阴补肾 ②治肾阴虚证所致的头晕耳鸣、腰膝酸软、骨蒸潮热、盗汗遗精、消渴等	补泻兼顾、补而不腻
左归丸		重在填补，滋补力胜，但稍嫌滋腻
大补阴丸		滋阴与清火并行，善治肾阴不足、阴虚火旺
知柏地黄丸		

考点21 河车大造丸★★

【功能】滋阴清热，补肾益肺。

【主治】肺肾两亏，虚劳咳嗽，骨蒸潮热，盗汗遗精，腰膝酸软。

【注意事项】孕妇慎用。气虚发热汗出者慎用。服药期间，忌食辛辣、油腻、生冷食物。

考点22 麦味地黄丸（胶囊、口服液）★★

【功能】滋肾养肺。

【主治】肺肾阴亏，潮热盗汗，咽干咳血，眩晕耳鸣，腰膝痠软，消渴。

【注意事项】感冒者慎用。服药期间，忌食辛辣食物。

知识拓展

中成药	共同点	特点
河车大造丸	①补肺肾之阴 ②治肺肾阴虚证	兼能清降虚火，善治肺肾阴虚、虚劳咳嗽
麦味地黄丸		兼能润燥敛肺，善治肺肾阴虚、咽干咳血

考点23 玉泉丸★★

【功能】养阴生津，止渴除烦，益气和中。

【主治】因胰岛功能减退而引起的物质代谢、碳水化合物代谢紊乱，血糖升高之糖尿病（亦称消渴症），肺胃肾阴亏损，热病后期。

【用法用量】口服。丸剂：一次6g，一日4次；7岁以上小儿一次3g，3～7岁小儿一次2g。

【注意事项】孕妇忌用。阴阳两虚消渴者慎用。服药期间，忌食肥甘、辛辣食物，控制饮食，注意合理的饮食结构。忌烟酒。避免长期紧张，适当进行体育活动。重症糖尿病患者应合用其他降糖药物治疗。注意早期防治各种并发症，以防止病情的恶化。

考点24 杞菊地黄丸（片、浓缩丸、口服液、胶囊）★★

【功能】滋肾养肝。

【主治】肝肾阴亏，眩晕耳鸣，羞明畏光，迎风流泪，视物昏花。

【注意事项】实火亢盛所致的头晕、耳鸣，以及脾虚便溏者慎用。服药期间，忌食酸冷食物。

知识拓展

中成药	功能	主治
六味地黄丸	滋阴补肾	肾阴亏损
知柏地黄丸	滋阴降火	阴虚火旺
麦味地黄丸	滋肾养肺	肺肾阴亏
杞菊地黄丸	滋肾养肝	肝肾阴亏

五、补气养血剂

考点25 八珍颗粒（丸、浓缩丸、片、胶囊）★★★

【药物组成】熟地黄、党参、当归、炒白芍、炒白术、茯苓、川芎、炙甘草。

【功能】补气益血。

【主治】气血两虚，面色萎黄，食欲不振，四肢乏力，月经过多。

【方义简释】

类型	药物	方解	配伍意义
君药	熟地黄	滋阴养血，为补血要药	气血双补
	党参	益气养血	
臣药	当归	补血活血，为补血要药	助君药补气益血
	炒白芍	养血和营	
	炒白术	益气健脾、除湿	
	茯苓	利水渗湿、健脾	
佐药	川芎	入气走血，能行气活血，使诸药补而不滞	–
使药	炙甘草	既补中气，又调和诸药	–

全方配伍，专于温补，共奏补气益血之功。

【注意事项】感冒及体实有热者慎用。服药期间，忌食辛辣、油腻、生冷食物。

考点26 人参归脾丸★★★

【药物组成】人参、炙黄芪、当归、龙眼肉、白术（麸炒）、茯苓、远志（去心、甘草炙）、酸枣仁（炒）、木香、炙甘草。

【功能】益气补血，健脾养心。

【主治】心脾两虚、气血不足所致的心悸、怔忡、失眠健忘、食少体倦、面色萎黄，以及脾不统血所致的便血、崩漏、带下。

【方义简释】

类型	药物	方解	配伍意义
君药	人参	大补元气，补脾肺之气	既增强补气之效，又能补气以生血
	炙黄芪	补气升阳、健脾生血	

续表

类型	药物	方解	配伍意义
臣药	当归	补血活血，为补血要药	助君药补血益气、健脾安神
	龙眼肉	补益心脾气血以安神	
	炒白术	补气健脾、燥湿止泻	
佐药	茯苓	健脾渗湿、宁心安神	既助君臣药之力，又可防滋补太过，使补而不滞
	制远志	助心阳、益心气，交通心肾而益智安神	
	炒酸枣仁	补心养肝益胆而安神	
	木香	可升可降，善行气、消食、健脾	
使药	炙甘草	益气和中、调和诸药	–

全方配伍，温补中略兼行散，共奏益气补血、健脾宁心之效。

【注意事项】阴虚、痰湿壅盛者慎用。服药期间，应进食营养丰富而易消化吸收的食物；忌食生冷食物，忌烟酒、浓茶；保持精神舒畅，劳逸适度；忌过度思虑，避免恼怒、抑郁、惊恐等不良情绪。

考点27 人参养荣丸★★

【功能】温补气血。

【主治】心脾不足，气血两亏，形瘦神疲，食少便溏，病后虚弱。

【注意事项】孕妇慎用。阴虚、热盛者慎用。服药期间，宜食清淡食物。

考点28 十全大补丸（口服液）★★

【功能】温补气血。

【主治】气血两虚，面色苍白，气短心悸，头晕自汗，体倦乏力，四肢不温，月经量多。

【注意事项】孕妇慎用。体实有热者、感冒者慎用。服药期间，宜食清淡易消化食物，忌食辛辣、油腻、生冷食物。

知识拓展

中成药	功能	主治
八珍颗粒	补气益血	气血两虚
人参归脾丸	益气补血，健脾养心	心脾两虚、气血不足
人参养荣丸	温补气血	心脾不足，气血两亏
十全大补丸		气血两虚

考点29 健脾生血颗粒（片）★★

【功能】健脾和胃，养血安神。

【主治】小儿脾胃虚弱及心脾两虚型缺铁性贫血；成人气血两虚型缺铁性贫血。症见面色萎黄或㿠白、食少纳呆、脘腹胀闷、大便不调、烦躁多汗、倦怠乏力、舌胖色淡、苔薄白、脉细弱。

【用法用量】口服。颗粒剂：1岁以内一次2.5g，1～3岁一次5g，3～5岁一次7.5g，5～12岁一次10g；成人一次15g；一日3次。片剂：饭后服，1岁以内一次0.5片，1～3岁一次1片，3～5岁一次1.5片，5～12岁一次2片；成人一次3片；一日3次；或遵医嘱，4周为一个疗程。

【注意事项】本品含有硫酸亚铁，对胃有刺激性，故宜在饭后服用。服药期间，忌饮茶，勿与含鞣酸类药物合用；部分患儿可出现牙齿颜色变黑，停药后可逐渐消失。少数患儿服药后，可见短暂性食欲下降、恶心、呕吐、轻度腹泻，多可自行缓解。饮食宜清淡，忌食油腻、辛辣食物。要改善饮食，加强营养，合理添加蛋黄、瘦肉、肝、肾、豆类、绿色蔬菜及水果等。若以本品治疗小儿缺铁性贫血应结合病因治疗。

知识拓展

中成药	共同点	特点
八珍颗粒	①气血双补 ②治气血两虚所致的面色萎黄、食欲不振、四肢乏力、月经过多、心悸、失眠健忘	气血双补代表中成药
人参归脾丸		①补气健脾，尤重宁心 ②治心脾气血不足，兼有心神不宁 ③治脾不统血所致的便血、崩漏、带下
人参养荣丸		兼温通，善治气血两虚，伴见阳气不足
十全大补丸		
健脾生血颗粒		尤重补气健脾、消食和胃，培补后天以资气血生化之源，善治脾虚食少所致的血虚，或缺铁性贫血

六、补气养阴剂

考点30 生脉饮（胶囊）★★★

【药物组成】红参、麦冬、五味子。

【功能】益气复脉，养阴生津。

【主治】气阴两亏，心悸气短，脉微自汗。

【方义简释】

类型	药物	方解	配伍意义
君药	红参	补气复脉、生津止渴、安神益智	–
臣药	麦冬	既善清养肺胃之阴而生津止渴，又清心除烦	与红参合用，气阴双补，可促使气旺、津生、脉复
佐药	五味子	滋阴益气、生津止汗、安神	–

全方配伍，补中兼敛，共奏益气复脉、养阴生津之功。

【注意事项】热邪尚盛、咳嗽尚有表证未解者慎用。服药期间，忌食辛辣、油腻食物。在治疗期间，心绞痛持续发作者，宜加用硝酸酯类药，若出现剧烈心绞痛、心肌梗死，症见气促、汗出、面色苍白者，应及时救治。

考点31 人参固本丸★★

【功能】滋阴益气，固本培元。

【主治】阴虚气弱，虚劳咳嗽，心悸气短，骨蒸潮热，腰酸耳鸣，遗精盗汗，大便干燥。

【注意事项】外感咳嗽者忌用。服药期间，忌食辛辣、刺激、油腻食物。

考点32 消渴丸★★

【功能】滋肾养阴，益气生津。

【主治】气阴两虚所致的消渴病，症见多饮、多尿、多食、消瘦、体倦乏力、眠差、腰痛；2型糖尿病见上述证候者。

【用法用量】口服。一次5~10丸，一日2~3次。饭前用温开水送下，或遵医嘱。

【注意事项】阴阳两虚消渴者慎用。体质虚弱者、高热者、老年患者、有肾上腺皮质功能减退或垂体前叶功能减退者慎用。服药期间，忌食肥甘、辛辣食物，控制饮食，注意合理的饮食结构，忌烟、酒。服用本品时禁止加服磺酰脲类抗糖尿病药。服药期间，应定期测定血糖、尿糖、尿酮体、尿蛋白、肝肾功能和血象，并进行眼科检查。

考点33 参芪降糖胶囊（颗粒、片）★★

【功能】益气滋阴补肾。

【主治】气阴不足肾虚消渴，2型糖尿病。

【用法用量】口服。胶囊剂：一次3粒，一日3次，1个月为一个疗程；效果不显著或治疗前症状较重者，每次用量可达8粒，一日3次。颗粒剂：一次1g，一日3次。1个月为一个疗程；效果不显著或治疗前症状较重者，每次用量可达3g，一日3次。片剂：一次3片，一日3次，1个月为一个疗程；效果不显著或治疗前症状较重者，每次用量可达8片，一日3次。

【注意事项】实热证者禁用。阴阳两虚消渴者慎用。服药期间，忌食肥甘、辛辣食物，控制饮食，注意合理的饮食结构。忌烟、酒。避免长期精神紧张，适当进行体育活动。重症病例，应合用其他降糖药物治疗，以防病情加重。在治疗过程中，尤其是与西药降糖药联合用药时，要及时监测血糖，避免发生低血糖反应。

考点34 养胃舒胶囊（片、软胶囊、颗粒）★

【功能】益气养阴，健脾和胃，行气导滞。

【主治】脾胃气阴两虚所致的胃痛，症见胃脘灼热疼痛、痞胀不适、口干口苦、纳少消瘦、手足心热；慢性胃炎见上述证候者。

【注意事项】孕妇慎用。肝胃火盛之吞酸嗳腐者慎用。服药期间，饮食宜清淡，忌食辛辣、刺激性食物，戒烟、酒。

知识拓展

中成药	功能	主治
玉泉丸	养阴生津，止渴除烦，益气和中	肺胃肾阴亏损消渴，热病后期
消渴丸	滋肾养阴，益气生津	气阴两虚消渴
参芪降糖胶囊	益气滋阴补肾	气阴不足肾虚消渴

七、阴阳双补剂

考点35 龟鹿二仙膏 ★★★

【药物组成】龟甲、鹿角、党参、枸杞子。

【功能】温肾益精，补气养血。

【主治】肾虚精亏所致的腰膝酸软、遗精、阳痿。

【方义简释】

类型	药物	方解	配伍意义
君药	鹿角	温肾阳、强筋骨、益精血	温肾补阳、补精养血
	龟甲	滋阴补肾、养血	
臣药	枸杞子	滋补肾肝、益精	助君药补肾益精之功
佐药	党参	益气养血	–

全方配伍，阴阳并补，气血兼顾，共奏温肾益精、补气养血之功。

【注意事项】感冒者及脾胃虚弱者慎用，阴虚火旺者忌用。

考点36 补肾益脑丸（片、胶囊）★★

【功能】补肾生精，益气养血。

【主治】肾虚精亏、气血两虚所致的心悸气短，失眠健忘，遗精盗汗，腰腿酸软，耳鸣耳聋。

【注意事项】孕妇忌用。感冒发热者忌用。体实邪盛者慎用。服药期间，宜食易消化食物，忌食辛辣、油腻、生冷食物。本品含有毒的朱砂，不可过量久服。用于治疗失眠时，睡前勿饮酒、喝茶和咖啡。

知识拓展

中成药	功能	主治
龟鹿二仙膏	温肾益精，补气养血	肾虚精亏
补肾益脑丸	补肾生精，益气养血	肾虚精亏、气血两虚

八、补精养血剂

考点37 七宝美髯丸（颗粒、口服液）★★★

【药物组成】制何首乌、枸杞子（酒蒸）、菟丝子（炒）、补骨脂（黑芝麻炒）、当归、牛膝（酒蒸）、茯苓。

【功能】滋补肝肾。

【主治】肝肾不足所致的须发早白、遗精早泄、头眩耳鸣、腰痠背痛。

【方义简释】

类型	药物	方解	配伍意义
君药	制何首乌	补肝肾、益精血、乌须发	–

续表

类型	药物	方解	配伍意义
臣药	枸杞子	酒蒸后善补益，滋补肝肾、平补阴阳	阴阳双补，阳中求阴，并兼温散，既助君药补肝肾、益精血，又温散活血
	炒菟丝子	补阴助阳、养肝明目、固精缩尿	
	补骨脂	温补涩纳，用黑芝麻炒后，既善温肾助阳、固精缩尿，又兼益精养血	
	当归	补血活血	
佐药	酒蒸牛膝	补肝肾、强筋骨、活血祛瘀	既助君臣药补肝肾而强筋骨，又活血、健脾、利湿浊，使补而不腻滞
	茯苓	善健脾、利湿浊	

全方配伍，补中兼泻，共奏滋补肝肾之功。

【用法用量】丸剂：淡盐汤或温开水送服。

【注意事项】孕妇、脾胃虚弱者及感冒者慎用。服药期间，忌食辛辣、油腻食物。

考点38 精乌胶囊★★

【功能】补肝肾，益精血，壮筋骨。

【主治】肝肾亏虚所致的失眠多梦，耳鸣健忘，头发脱落及须发早白。

【用法用量】口服。一次6粒，一日3次。2周为一个疗程。

【注意事项】痰火扰心之不寐，瘀血闭阻之健忘，以及血热脱发者慎用。痰湿内阻、胸闷便溏者慎用。失眠患者睡前不应饮用浓茶、咖啡等兴奋性饮品。保持心情舒畅，劳逸适度。忌过度思虑，避免恼怒、抑郁等不良情绪。

知识拓展

中成药	功能	主治
七宝美髯丸	滋补肝肾	肝肾不足
精乌胶囊	补肝肾，益精血，壮筋骨	肝肾亏虚

第十二节　安神剂

凡以安神定志，治疗心神不安病证为主要作用的中药制剂，称为安神剂。

本类药物以安神为主要作用，适用于心悸怔忡、失眠健忘、烦躁不安、惊狂易怒等病症。

类型	功能	主治	临床表现
补虚安神剂	滋阴养血、安神宁志	心肝阴血亏虚或心气不足，神志失养	虚烦不眠、心悸怔忡、健忘多梦
解郁安神剂	疏肝解郁、安神定志	肝气郁结、扰及心神	失眠、焦虑、心烦、情志不舒
清火安神剂	清心泻火、安神定志	心火旺盛、心神被扰	心烦、失眠、心悸

安神剂中的部分中成药含有金石类药，多服易伤脾胃，对于脾胃虚弱者，更应注意中

病即止。

一、补虚安神剂

考点 1 天王补心丸（片）★★★

【药物组成】地黄、天冬、麦冬、玄参、当归、丹参、炒酸枣仁、柏子仁、党参、五味子、茯苓、制远志、石菖蒲、朱砂、桔梗、甘草。

【功能】滋阴养血，补心安神。

【主治】心阴不足，心悸健忘，失眠多梦，大便干燥。

【方义简释】

类型	药物	方解	配伍意义
君药	地黄	滋阴养血、凉血生津，治阴虚内热之本	-
臣药	天冬	滋肾阴、泄肾火、润肺燥	既助君药补阴养血，又清心安神、润燥通便
	麦冬	养阴清心除烦	
	玄参	滋阴降火，制阴虚火升	
	当归	补血行血润燥	
	丹参	活血凉血、清心安神	
佐药	炒酸枣仁	补心养肝益胆而安神	善养阴血、滋化源、润肠燥、安心神，以助臣药之力
	柏子仁	补心益肾而安神，并兼润肠	
	党参	补气健脾养血	
	五味子	养阴补气、宁心安神	
	茯苓	健脾利湿安神	
	制远志	助心阳、益心气，交通心肾而益智安神	
	石菖蒲	化痰湿、开心窍，交通心肾而宁心安神	
	朱砂	质重镇怯，有毒而力强，善镇心、清心安神	
使药	桔梗	质轻上浮，载药上行入胸心	合菖蒲等调畅气机使补而不滞
	甘草	补气益心、调和诸药	-

全方配伍，滋养清泄镇敛，共奏滋阴养血、补心安神之功。

【注意事项】孕妇慎用。肝肾功能不全者禁用。本品含朱砂，故不宜长期服用，不可与溴化物、碘化物同服。服药期间，不宜饮用浓茶、咖啡等刺激性饮品。

考点 2 柏子养心丸（片）★★

【功能】补气，养血，安神。

【主治】心气虚寒，心悸易惊，失眠多梦，健忘。

【注意事项】肝肾功能不全者禁用。服药期间，应保持精神舒畅、劳逸适度，不宜饮用浓茶、咖啡等兴奋性饮品。因其含朱砂，故不可过量服用、久用，不可与溴化物、碘化物同服。

考点3 养血安神丸（片、糖浆、颗粒）★

【功能】滋阴养血，宁心安神。

【主治】阴虚血少所致的头眩心悸、失眠健忘。

【注意事项】服药期间，不宜饮用浓茶、咖啡等兴奋性饮品，宜保持心情舒畅、劳逸适度。糖尿病患者不宜服用糖浆剂。风寒感冒者应暂停使用。

考点4 枣仁安神液（颗粒、胶囊）★

【功能】养血安神。

【主治】心血不足所致的失眠、健忘、心烦、头晕；神经衰弱症见上述证候者。

【用法用量】口服。口服液：一次10～20ml，一日1次，临睡前服。颗粒剂：开水冲化，一次5g，一日1次，临睡前服。胶囊剂：一次5粒，一日1次，临睡前服。

【注意事项】孕妇慎用。胃酸过多者慎用。服药期间，不宜服用咖啡、浓茶等兴奋性饮品。

知识拓展

中成药	功能	主治
天王补心丸	滋阴养血，补心安神	心阴不足
柏子养心丸	补气，养血，安神	心气虚寒
养血安神丸	滋阴养血，宁心安神	阴虚血少
枣仁安神液	养血安神	心血不足

中成药	共同点	特点
天王补心丸	①养血安神 ②心肝阴血不足所致的心悸、失眠	阴血俱补，兼能益气，具有滋阴养血、补心安神的功能，阴血不足、虚热内燥者尤宜
柏子养心丸		兼有补气温阳的作用，阴血亏虚，兼有阳气不足之心悸、失眠者尤宜
养血安神丸		滋阴补血并重而补虚力强，阴血俱虚者尤宜
枣仁安神液		兼除烦之功，阴血不足，稍兼内热或瘀血之心悸、失眠者尤宜

二、解郁安神剂

考点5 解郁安神颗粒★★

【功能】疏肝解郁，安神定志。

【主治】情志不畅、肝郁气滞所致的失眠、心烦、焦虑、健忘；神经官能症、更年期综合征见上述证候者。

【注意事项】睡前不宜饮用咖啡、浓茶等兴奋性饮品。须保持心情舒畅。

考点6 舒眠片（胶囊）★★

【功能】疏肝解郁，养血柔肝，宁心安神。

【主治】失眠、多梦易惊；多愁善感或忧郁不乐，甚则急躁易怒；胸胁苦满或胸膈不畅；头晕目眩；咽干口燥。

【用法用量】口服。片剂：一次3片，一日2次，晚饭后临睡前口服。胶囊剂：一次3粒，一日2次，晚饭后临睡前服用。

【注意事项】孕妇慎用。宜饭后服用。服药期间，应调摄情志，舒畅心情。睡前不宜饮用咖啡、浓茶等兴奋性饮品。

知识拓展

中成药	共同点	特点
解郁安神颗粒	①疏肝解郁，安神 ②治肝郁气滞所致失眠	①兼清热、祛湿、化痰 ②情志不畅、肝气郁滞之心悸、烦躁，失眠兼热、兼痰湿者较为适宜
舒眠片		①兼养血柔肝 ②肝郁血虚者尤宜

三、清火安神剂

考点7 朱砂安神丸（片）★★★

【药物组成】朱砂、黄连、地黄、当归、甘草。

【功能】清心养血，镇惊安神。

【主治】胸中烦热，心悸不宁，失眠多梦。

【方义简释】

类型	药物	方解	配伍意义
君药	朱砂	质重镇怯，有毒而力强，专入心经，既镇心安神，又清泻心火	清心、镇惊、安神
	黄连	清泻心火、除烦安神	
臣药	当归	补血活血	充养阴血、清解里热
	地黄	清热凉血滋阴	
佐使药	甘草	调和诸药、护胃安中	–

全方配伍，标本兼顾，共奏镇心安神、养阴清热之功。

【注意事项】孕妇慎用。含朱砂，故不宜过量服用或久服，以防引起中毒。不宜与碘化物、溴化物并用，以防产生毒副作用。用于治疗失眠时，睡前忌吸烟、喝酒、饮茶和咖啡。

考点8 百乐眠胶囊★★

【功能】滋阴清热，养心安神。

【主治】阴虚火旺型失眠症，症见入睡困难、多梦易醒、醒后不眠、头晕乏力、烦躁易怒、心悸不安等。

【用法用量】口服。一次4粒，一日2次，14天为一个疗程。

【注意事项】孕妇禁用。哺乳期妇女慎用。老年人慎用。肝功能不全者不宜使用。对本品过敏者禁用。过敏体质者慎用。服药期间，忌烟、酒及辛辣、油腻食物。服药期间，要保持情绪乐观，切忌生气恼怒。高血压、心脏病、糖尿病、肝病、肾病等慢性病严重者应在医师指导下服用。

知识拓展

中成药	共同点	特点
朱砂安神丸	①清心安神 ②治心经有热、心悸、失眠	兼能养血，重镇力强，对于心火亢盛、阴血不足之心烦、心悸、失眠尤为适宜
百乐眠胶囊		善滋阴，对心肝阴虚内热之失眠、心悸、烦躁者较为适宜

第十三节　和解剂

凡以和解少阳或调和肝脾为主要作用，治疗伤寒邪在少阳或肝脾不和等病证的中药制剂，称为和解剂。

本类中成药主要具有和解少阳、调和肝脾等功效，适用于少阳病之寒热往来，肝脾不调所致的胁肋胀满、食欲不振等病证。

类型	功能	主治	临床表现
和解少阳剂	和解少阳	伤寒邪在少阳	往来寒热、胸胁苦满、嘿嘿不欲饮食、心烦喜呕、口苦、咽干、目眩、脉弦
调和肝脾剂	疏肝解郁、健脾、养血、调经	肝脾不调	胁肋胀痛、食欲不振、月经不调

本类中成药以祛邪为主，体虚者不宜使用。

一、和解少阳剂

考点1 小柴胡颗粒（片、胶囊）★★★

【药物组成】柴胡、黄芩、党参、大枣、生姜、姜半夏、甘草。

【功能】解表散热，疏肝和胃。

【主治】外感病邪犯少阳证，症见寒热往来、胸胁苦满、食欲不振、心烦喜呕、口苦咽干。

【方义简释】

类型	药物	方解	配伍意义
君药	柴胡	既透泄少阳之邪而和解退热，又疏泄气机	-
臣药	黄芩	清少阳之热	与柴胡合用，疏散与清里并用，以解表散热
佐药	党参	补中益气、养血	既补中益气，又养血而利于化气，以扶正祛邪
	甘草	补中益气	
	大枣	补中益气、养血	
	生姜	发表、温中、止呕	消痞散结、和胃降逆而止呕
	姜半夏	有毒而力较强，善燥湿化痰、消痞散结、降逆止呕	
使药	甘草	调和诸药	-

全方配伍，主疏清，兼扶正，共奏解表散热、疏肝和胃之功。

【注意事项】风寒表证不宜使用。服药期间，饮食宜清淡，忌食辛辣食物。过敏体质者慎用。

二、调和肝脾剂

考点2 逍遥颗粒（丸、片、胶囊）★★★

【药物组成】柴胡、当归、白芍、炒白术、茯苓、炙甘草、薄荷、生姜（蜜丸中无生姜）。

【功能】疏肝健脾，养血调经。

【主治】肝郁脾虚所致的郁闷不舒、胸胁胀痛、头晕目眩、食欲减退、月经不调。

【方义简释】

类型	药物	方解	配伍意义
君药	柴胡	疏肝解郁，治肝气郁滞	–
臣药	当归	补血活血、调经止痛	既养血柔肝以助柴胡疏肝解郁，又调经止痛
	白芍	养肝血、柔肝止痛	
佐药	炒白术	补气健脾除湿	益气健脾、祛湿和中，使运化有权，以扶土抑木、滋充化源
	茯苓	健脾利湿	
	炙甘草	补中益气	
	生姜	温胃和中	
	薄荷	疏肝散热	取少许，以助柴胡疏肝散热
使药	炙甘草	补中益气、调和诸药	–

全方配伍，补疏共施，肝脾并治，气血兼调，共奏疏肝健脾、养血调经之功。

【注意事项】肝肾阴虚所致的胁肋胀痛、咽干口燥、舌红少津者慎用。忌食辛辣、生冷食物，饮食宜清淡。

考点3 加味逍遥丸（片、胶囊、颗粒）★★

【功能】舒肝清热，健脾养血。

【主治】肝郁血虚，肝脾不和，两胁胀痛，头晕目眩，倦怠食少，月经不调，脐腹胀痛。

【注意事项】脾胃虚寒、脘腹冷痛、大便溏薄者慎用。服药期间，忌食生冷、油腻食物，并注意调节情志，切忌气恼劳碌。

知识拓展

中成药	共同点	特点
逍遥颗粒	①调和肝脾	–
加味逍遥丸	②治肝郁脾虚、胁肋胀满、食欲不振、月经不调	清肝热，善治肝郁脾虚有热者

第十四节 理气剂

凡以行气、降气，治疗气滞或气逆所致的多种病证为主要作用的中药制剂，称为理气剂。

本类中成药主要具有行气、降气之功，适用于肝气郁结、脾胃气滞、肝气犯胃、胃气上逆、肺气上逆等引发的病证。其中，用治肺气上逆所致病证的中药制剂在止咳平喘剂中论述。

类型	功能	主治	临床表现
理气疏肝剂	行气、疏肝解郁、止痛	肝气郁滞证	情志抑郁、善太息、胸闷、胁肋胀痛、月经不调、痛经
理气和中剂	行气、健脾消食	脾胃气滞证	脘腹胀满、嗳气吞酸、恶心、呕吐、饮食不消

本类中成药多属芳香辛燥之品，故不宜过量服用、久服。气滞兼阴虚或阴虚火旺者不宜使用。孕妇不宜使用。

一、理气疏肝剂

考点1 四逆散★★★

【药物组成】柴胡、白芍、枳壳（麸炒）、甘草。

【功能】透解郁热，疏肝理脾。

【主治】肝气郁结、肝脾不和所致的胁痛、痢疾，症见脘腹胁痛、热厥手足不温、泻痢下重。

【方义简释】

类型	药物	方解	配伍意义
君药	柴胡	疏肝解郁、透热外出	—
臣药	白芍	养血敛阴、柔肝止痛	助君药疏肝解郁
佐药	麸炒枳壳	理气宽中、行滞消积、健脾开胃	助君臣药疏肝理脾
使药	甘草	益脾和中清火、调和诸药	合白芍而缓急止痛

全方配伍，辛散苦泄，甘缓柔肝，共奏透解郁热、疏肝理脾之功。

【用法用量】口服。一次9g，一日2次，开水冲泡或煎汤。

【注意事项】孕妇慎用。肝阴亏虚胁痛、寒厥所致的四肢不温者慎用。服药期间，忌恼怒、劳累，保持心情舒畅。

考点2 左金丸（胶囊、片）★★★

【药物组成】黄连、吴茱萸。

【功能】泻火，疏肝，和胃，止痛。

【主治】肝火犯胃，脘胁疼痛，口苦嘈杂，呕吐酸水，不喜热饮。

【方义简释】

类型	药物	方解	配伍意义
君药	黄连	清泻肝胃之火，肝火得清，自不横逆犯胃，恰中病的	—
佐药	吴茱萸	疏肝下气、燥湿制酸、止痛止呕	既助黄连和胃止痛，又制其寒遏之弊

全方配伍，苦泄辛散，寒多热少，共奏泻火、疏肝、和胃、止痛之功。

【用法用量】胶囊剂：15日为一个疗程。

【使用注意】脾胃虚寒胃痛及肝阴不足胁痛者慎用。服药期间，应保持心情舒畅。

考点 3 柴胡舒肝丸 ★★

【功能】舒肝理气，消胀止痛。

【主治】肝气不舒，症见胸胁痞闷、食滞不消、呕吐酸水。

【注意事项】肝胆湿热、脾胃虚弱证者慎用。服药期间，忌郁闷、恼怒，应保持心情舒畅。

知识拓展

中成药	功能	主治
柴胡舒肝丸	舒肝理气、消胀止痛	肝气不舒
逍遥颗粒	疏肝健脾、养血调经	肝郁脾虚

考点 4 气滞胃痛颗粒（片、胶囊）★★

【功能】疏肝理气，和胃止痛。

【主治】肝郁气滞，胸痞胀满，胃脘疼痛。

【注意事项】孕妇慎用。肝胃郁火、胃阴不足所致的胃痛者慎用。

考点 5 胃苏颗粒 ★

【功能】理气消胀，和胃止痛。

【主治】气滞型胃脘痛，症见胃脘胀痛、窜及两胁、得嗳气或矢气则舒、情绪郁怒则加重、胸闷食少、排便不畅、舌苔薄白、脉弦；慢性胃炎及消化性溃疡见上述证候者。

【用法用量】15日为一个疗程，可服1～3个疗程，或遵医嘱。

【注意事项】孕妇慎用。脾胃阴虚或肝胃郁火胃痛者慎用。

知识拓展

中成药	功能	主治
气滞胃痛颗粒	疏肝理气，和胃止痛	肝郁气滞，胸痞胀满，胃脘疼痛
胃苏颗粒	理气消胀，和胃止痛	气滞型胃脘痛

中成药	共同点	特点
气滞胃痛颗粒	①疏肝理气、和胃止痛 ②治肝胃气滞所致的胃脘痛，症见胃脘胀痛、窜及两胁、得嗳气或	止痛力强
胃苏颗粒	矢气则舒、情绪郁怒则加重、胸闷食少、排便不畅	消积力强

二、理气和中剂

考点 6 木香顺气丸（颗粒）★★

【功能】行气化湿，健脾和胃。

【主治】湿阻中焦、脾胃不和所致的湿滞脾胃证，症见胸膈痞闷、脘腹胀痛、呕吐恶心、嗳气纳呆。

【用法用量】3日为一个疗程，或遵医嘱。

【使用注意】孕妇慎用。肝胃郁火胃痛、痞满者慎用。

考点 7 越鞠丸★

【功能】理气解郁，宽中除满。

【主治】瘀热痰湿内生所致的脾胃气郁，症见胸脘痞闷、腹中胀满、饮食停滞、嗳气吞酸。

【注意事项】阴虚火旺者慎用。服药期间，忌忧思恼怒，避免情志刺激。

第十五节　活血剂

凡以活血化瘀，治疗瘀血所致的各种病证为主要作用的中药制剂，称为活血剂。

本类中成药主要具有活血化瘀之功，兼有行气、止痛、益气、养阴、化痰、息风等作用，适用于气滞、气虚、风痰兼挟等引发的瘀血病证。

类型	功能	主治	临床表现
活血化瘀剂	活血化瘀	①瘀血阻滞所致的胸痹 ②瘀血阻络所致的中风	①胸闷、心前区刺痛、痛有定处 ②头晕头痛、神情呆滞、言语謇涩、手足发凉、肢体疼痛，舌紫黯、舌上青紫或瘀点，脉结代
活血行气剂	活血行气 止痛	气滞血瘀所致的痛证	头痛、胸痛、胃脘痛、腹痛、痛经等，或伴见胀闷、胀满、胀痛等气滞症状，舌紫黯、舌上青紫或瘀点，脉紧或结代
益气活血剂	益气活血、 通络止痛	①气虚血瘀所致的胸痹 ②气虚血瘀所致的中风	①胸闷、胸痛，刺痛、痛有定处 ②半身不遂、口舌喎斜、言语謇涩 ③伴见气短、乏力、倦怠、懒言、自汗等气虚症状，舌紫黯、舌上青紫或瘀点，脉沉或结代

续表

类型	功能	主治	临床表现
益气养阴活血剂	补气养阴、活血	气阴两虚、瘀血阻滞所致的胸痹	胸部闷痛、心悸不安，或伴见神倦、气短乏力、动则加剧、失眠多梦、盗汗等，舌红少苔或有瘀斑，脉细数
活血化痰息风剂	活血、化痰息风，或兼益气通络	瘀血夹风痰阻络、经络失养所致的中风后遗症或恢复期	半身不遂、言语謇涩、口舌㖞斜、肢体麻木，舌淡或有瘀斑，脉沉或结代

本类中成药大多辛散温通，故月经过多、有出血倾向者慎用或忌用，孕妇忌用；药力较猛的活血剂，易伤正气，不宜过量服用或久服。

一、活血化瘀剂

考点1 复方丹参片（丸、胶囊、滴丸、颗粒）★★★

【药物组成】丹参、三七、冰片。

【功能】活血化瘀，理气止痛。

【主治】气滞血瘀所致的胸痹，症见胸闷、心前区刺痛；冠心病心绞痛见上述证候者。

【方义简释】

类型	药物	方解
君药	丹参	活血化瘀、通脉止痛
臣药	三七	活血化瘀、通经止痛
佐使药	冰片	通窍止痛、醒神化浊，并引药入心经

全方配伍，辛香行散，共奏活血化瘀、理气止痛之功。

【用法用量】滴丸：口服或舌下含服，一次10丸，一日3次，4周为一个疗程；或遵医嘱。

【注意事项】孕妇慎用。对本品及所含成分过敏者禁用。过敏体质者慎用。寒凝血瘀胸痹心痛者不宜使用，脾胃虚寒者慎用。服药期间，忌食生冷、辛辣、油腻食物，忌烟、酒、浓茶。治疗期间，如心绞痛持续发作，宜加用硝酸酯类药。如果出现剧烈心绞痛、心肌梗死等，应及时送医院救治。

考点2 丹七片（胶囊、软胶囊）★★

【功能】活血化瘀，通脉止痛。

【主治】瘀血痹阻所致的胸痹心痛、眩晕头痛、经期腹痛。

【注意事项】孕妇慎用。月经期及有出血倾向者慎用。在治疗期间，如心绞痛持续发作，宜加用硝酸酯类药。若出现剧烈心绞痛、心肌梗死，应及时救治。

中成药	功能	主治
复方丹参片	活血化瘀，理气止痛	气滞血瘀所致的胸痹
丹七片	活血化瘀，通脉止痛	瘀血痹阻所致的胸痹

中成药	共同点	特点
复方丹参片	①活血通脉止痛 ②治瘀血痹阻心脉所致的胸痹、胸痛	有辛香走窜之冰片，善治气滞血瘀之胸痹，冠心病心绞痛属气滞血瘀者用之亦佳
丹七片		治眩晕头痛、经行瘀血阻滞之腹痛效佳

考点3 血塞通颗粒（胶囊、软胶囊、片、滴丸、分散片）★★

【功能】活血祛瘀，通脉活络。

【主治】瘀血阻络所致的中风偏瘫、肢体活动不利、口眼㖞斜、胸痹心痛、胸闷气憋；中风后遗症及冠心病心绞痛属上述证候者。

【用法用量】分散片：服用前用少量温水分散溶解后口服或直接吞服，一次1~2片，一日3次。

【注意事项】孕妇慎用。阴虚阳亢者、肝阳化风者不宜单用本品。心痛剧烈及持续时间长者，应做心电图及心肌酶学检查，并采取相应的医疗措施。

考点4 消栓通络胶囊（颗粒、片）★

【功能】活血化瘀，温经通络。

【主治】瘀血阻络所致的中风，症见神情呆滞、言语謇涩、手足发凉、肢体疼痛；缺血性中风及高脂血症见上述证候者。

【注意事项】孕妇慎用。月经期及有出血倾向者慎用。阴虚内热、风火、痰热证者慎用。服药期间，忌食生冷、辛辣、动物油脂类食物。

考点5 逐瘀通脉胶囊★

【功能】破血逐瘀，通经活络。

【主治】血瘀所致的眩晕，症见头晕、头痛、耳鸣、舌质黯红、脉沉涩；高血压、脑梗死、脑动脉硬化等病见上述证候者。

【注意事项】孕妇禁用。脑出血患者或其他出血性疾病患者，以及有出血倾向者禁用。脑梗死急性期应与一般综合治疗结合使用。体虚、便溏者慎用。

中成药	功能	主治
血塞通颗粒	活血祛瘀，通脉活络	瘀血阻络所致的中风偏瘫
消栓通络胶囊	活血化瘀、温经通络	瘀血阻络所致的中风
逐瘀通脉胶囊	破血逐瘀、通经活络	血瘀所致的眩晕

二、活血行气剂

考点6 血府逐瘀口服液（胶囊、丸、片、颗粒）★★★

【药物组成】桃仁（口服液、胶囊、丸剂用炒桃仁）、红花、地黄、川芎、赤芍、当归、牛膝、柴胡、桔梗、麸炒枳壳（颗粒剂、片剂用枳壳）、甘草。

【功能】活血祛瘀，行气止痛。

【主治】气滞血瘀所致的胸痹、头痛日久、痛如针刺而有定处、内热烦闷、心悸失眠、急躁易怒。

【方义简释】

类型	药物	方解	配伍意义
君药	（炒）桃仁	破血行瘀	活血化瘀力强，恰中病的
	红花	活血通经、散瘀止痛	
臣药	地黄	滋阴凉血清热，以除瘀热	既助君药活血化瘀、止痛，又滋养阴血使活血祛瘀而不伤正
	川芎	行气活血、祛风止痛	
	赤芍	清热凉血、散瘀止痛	
	当归	补血活血行瘀	
	牛膝	逐瘀通经、引血下行	
佐药	柴胡	疏肝解郁、升举清阳	能升降上焦之气机而宽胸行气，气行则血行，瘀散则痛止
	桔梗	宣散肺气，以利宽中理气	
	枳壳	炒后趋平，善理气宽中	
使药	甘草	清热、缓急止痛、调和诸药	—

全方配伍，苦辛泄散，共奏活血祛瘀、行气止痛之功。

【用法用量】丸剂：空腹时用红糖水送服。

【注意事项】孕妇禁用。对本品及所含成分过敏者禁用。过敏体质者慎用。脾胃虚弱者、气虚血瘀者慎用。服药期间，忌食生冷、油腻食物。治疗期间，若心绞痛持续发作，宜加用硝酸酯类药。如出现剧烈心绞痛、心肌梗死，应及时救治。

考点7 元胡止痛片（颗粒、胶囊、口服液、滴丸、软胶囊）★★

【功能】理气，活血，止痛。

【主治】气滞血瘀所致的胃痛、胁痛、头痛及痛经。

【注意事项】孕妇及胃阴不足者慎用。

考点8 速效救心丸★★

【功能】行气活血，祛瘀止痛。增加冠脉血流量，缓解心绞痛。

【主治】气滞血瘀所致的冠心病、心绞痛。

【用法用量】含服。一次4~6粒，一日3次。急性发作时，一次10~15粒。

【注意事项】孕妇禁用。对本品及所含成分过敏者禁用。过敏体质者慎用。气阴两虚、心肾阴虚之胸痹心痛者，以及伴中重度心力衰竭的心肌缺血者慎用。服药期间，忌食生冷、辛辣、油腻食物，忌吸烟、饮酒、喝浓茶。治疗期间，若心绞痛持续发作，宜加用硝酸酯类药。如果出现剧烈心绞痛、心肌梗死等，应及时救治。

据报道，服用本品偶有引发口腔溃疡、口唇肿胀、急性荨麻疹及全身性皮疹的不良反应，使用时应注意。

考点 9 冠心苏合滴丸（丸、软胶囊、胶囊）★★

【功能】理气，宽胸，止痛。

【主治】寒凝气滞、心脉不通所致的胸痹，症见胸闷、心前区疼痛；冠心病心绞痛见上述证候者。

【用法用量】口服。滴丸：含服或口服。丸剂：嚼碎服。软胶囊剂：口服或急重症时嚼碎服。胶囊剂：含服或吞服，临睡或发病时服用。

【注意事项】孕妇禁用。对本品及所含成分过敏者禁用。阴虚火旺者忌服。阴虚血瘀之胸痹者慎用。脾胃虚弱者、胃炎患者、消化道溃疡者、食管炎患者及肾脏疾病患者慎用。有出血倾向者、行经期妇女，使用抗凝、抗血小板治疗的患者慎用。哺乳期妇女慎用。过敏体质者慎用。其辛香走窜，易耗气伤阴，故不宜长期服用。服药期间，忌食生冷、辛辣、油腻食物，忌吸烟、饮酒、喝浓茶。治疗期间，若心绞痛持续发作，宜加用硝酸酯类药。如果出现剧烈心绞痛、心肌梗死等，应及时救治。

考点 10 心可舒胶囊（片、丸、颗粒）★

【功能】活血化瘀，行气止痛。

【主治】气滞血瘀引起的胸闷、心悸、头晕、头痛、颈项疼痛；冠心病心绞痛、高血脂、高血压、心律失常见上述证候者。

【注意事项】孕妇慎用。气虚血瘀、痰瘀互阻之胸痹、心悸者不宜单用。出血性疾病及有出血倾向者慎用。服药期间，忌食生冷、辛辣、油腻食物，忌烟、酒、浓茶。治疗期间，若心绞痛持续发作，宜加用硝酸酯类药。如果出现剧烈心绞痛、心肌梗死等，应及时救治。

知识拓展

中成药	功能	主治
速效救心丸	行气活血，祛瘀止痛	气滞血瘀所致的冠心病、心绞痛
冠心苏合滴丸	理气，宽胸，止痛	寒凝气滞、心脉不通所致的胸痹
心可舒胶囊	活血化瘀，行气止痛	①气滞血瘀引起的胸闷、心悸、头晕、头痛、颈项疼痛 ②冠心病、心绞痛、高血脂、高血压、心律失常

中成药	共同点	特点
速效救心丸	①行气活血、祛瘀止痛 ②治气滞血瘀之胸痹、胸痛	辛香通窍，药精功专
冠心苏合滴丸		芳香走窜，辛散温通，行气温经力强，更适合于寒凝气滞、心脉不通所致的胸痹
心可舒胶囊		活血力胜于前两药，尚可用于高血脂、高血压、心律失常见胸闷、心悸、头晕、头痛、颈项疼痛者

考点11 九气拈痛丸★

【功能】理气，活血，止痛。

【主治】气滞血瘀所致的胸胁胀满疼痛、痛经。

【注意事项】孕妇禁用。胃热引起的胃痛慎用。服药期间，忌食生冷、辛辣、油腻食物，戒烟、酒。

知识拓展

中成药	功能	主治
元胡止痛片	理气，活血，止痛	气滞血瘀所致的胃痛、胁痛、头痛及痛经
九气拈痛丸		气滞血瘀所致的胸胁胀满疼痛、痛经

中成药	共同点	特点
元胡止痛片	①理气，活血，止痛	功专止痛
九气拈痛丸	②治气滞血瘀所致的胃痛、胁痛、头痛及痛经	辛行苦泄温通，行气消胀、温经活血力强，善治气滞血瘀之胸胁胀满疼痛

三、益气活血剂

考点12 麝香保心丸★★★

【功能】芳香温通，益气强心。

【主治】气滞血瘀所致的胸痹，症见心前区疼痛、固定不移；心肌缺血所致的心绞痛、心肌梗死见上述证候者。

【用法用量】口服。一次1~2丸，一日3次，饭后服用。

【注意事项】孕妇禁用。对本品及所含成分过敏者禁用。过敏体质者慎用。哺乳期妇女慎用。脾胃虚弱者慎用。不宜与洋地黄类药物同用。若心绞痛持续发作，服药后不能缓解时，应加用硝酸甘油等药物。如出现剧烈心绞痛、心肌梗死，应及时救治。

考点13 消栓颗粒（胶囊、肠溶胶囊、口服液）★★

【功能】补气活血通络。

【主治】中风气虚血瘀证，症见半身不遂、口舌㖞斜、言语謇涩、气短乏力、面色白；缺血性中风见上述证候者。

【用法用量】胶囊剂、肠溶胶囊剂：一次2粒，一日3次，饭前半小时服用。

【注意事项】孕妇禁服。阴虚阳亢、风火上扰、痰浊蒙蔽者禁用。肝阳上亢者及有出血倾向者慎用。服药期间，饮食宜清淡，忌辛辣食物。病情急重者宜结合相应抢救治疗措施。

考点14 通心络胶囊（片）★★

【功能】益气活血，通络止痛。

【主治】心气虚乏、血瘀络阻所致的冠心病心绞痛，症见胸部憋闷、刺痛、绞痛、固定不移、心悸自汗、气短乏力、舌质紫黯或有瘀斑、脉细涩或结代。亦用于气虚血瘀络阻型中风病，症见半身不遂或偏身麻木、口舌㖞斜、言语不利。

【用法用量】口服。胶囊剂：一次2~4粒，一日3次，4周为一个疗程。轻度、中度心绞痛患者可一次2粒，一日3次；较重度、重度患者以一次4粒，一日3次为优，待心绞痛等症状明显减轻或消失，心电图改善后，可改为一次2粒，一日3次。片剂：一次2~4片，一日3次。

【注意事项】方中全蝎、蜈蚣有毒，土鳖虫、水蛭有小毒，故孕妇禁用，不宜多服、久服。出血性疾患、阴虚火旺型中风及妇女月经期禁用。宜饭后服用。治疗期间，若心绞痛持续发作，应及时就诊。

考点15 诺迪康胶囊（片、颗粒、口服液）★

【功能】益气活血，通脉止痛。

【主治】气虚血瘀所致的胸痹，症见胸闷、刺痛或隐痛、心悸气短、神疲乏力、少气懒言、头晕目眩；冠心病心绞痛见上述证候者。

【注意事项】孕妇及月经期妇女慎用。治疗期间，若心绞痛持续发作，宜加用硝酸酯类药。若出现剧烈心绞痛、心肌梗死，应及时救治。

考点16 芪苈强心胶囊★★

【功能】益气温阳，活血通络，利水消肿。

【主治】阳气虚乏、络瘀水停之心悸，症见心慌气短，动则加剧，夜间不能平卧，下肢浮肿，倦怠乏力，小便短少，口唇青紫，畏寒肢冷，咳吐稀白痰等。用于冠心病、高血压病所致轻、中度充血性心力衰竭见上述证候者。

【注意事项】孕妇慎用。宜饭后服用。临床应用时，如果正在服用其他治疗心衰的药物，不宜突然停用。

知识拓展

中成药	功能	主治
麝香保心丸	芳香温通、益气强心	①气滞血瘀之胸痹 ②心肌缺血所致的心绞痛、心肌梗死
消栓颗粒	补气、活血、通络	①中风气虚血瘀证 ②缺血性中风
通心络胶囊	益气活血、通络止痛	心气虚乏、血瘀络阻所致的冠心病、心绞痛
诺迪康胶囊	益气活血、通脉止痛	①气虚血瘀所致的胸痹 ②冠心病、心绞痛
芪苈强心胶囊	益气温阳，活血通络，利水消肿	①阳气虚乏，络瘀水停之心悸 ②冠心病、高血压病所致轻、中度充血性心力衰竭

四、益气养阴活血剂

考点17 稳心颗粒（片、胶囊）★★★

【功能】益气养阴，活血化瘀。

【主治】气阴两虚、心脉瘀阻所致的心悸，症见心悸不宁、气短乏力、胸闷胸痛；室性早搏、房性早搏见上述证候者。

【注意事项】孕妇慎用。缓慢性心律失常禁用。对本品及所含成分过敏者禁用。服药期间，忌食生冷食物，忌烟、酒、浓茶。危重病人应采取综合治疗方法。

考点 18 参松养心胶囊★★

【功能】益气养阴，活血通络，清心安神。

【主治】冠心病室性早搏属气阴两虚，心络瘀阻证，症见心悸不安、气短乏力、动则加剧、胸部闷痛、失眠多梦、盗汗、神倦、懒言。

【注意事项】孕妇慎用。应注意配合原发性疾病的治疗。服药期间，忌食生冷、辛辣、油腻食物，忌烟、酒、浓茶。治疗期间，若心绞痛持续发作，应及时就诊。

考点 19 益心舒胶囊（颗粒、片、丸）★

【功能】益气复脉，活血化瘀，养阴生津。

【主治】气阴两虚，瘀血阻脉所致的胸痹，症见胸痛胸闷、心悸气短、脉结代；冠心病心绞痛见上述证候者。

【注意事项】孕妇及月经期妇女慎用。服药期间，忌食辛辣、油腻食物。心绞痛持续发作及严重心律失常者，应及时救治。

知识拓展

中成药	功能	主治
稳心颗粒	益气养阴、活血化瘀	①气阴两虚、心脉瘀阻之心悸 ②室性早搏、房性早搏
参松养心胶囊	益气养阴、活血通络、清心安神	冠心病室性早搏属气阴两虚、心络瘀阻证
益心舒胶囊	益气复脉、活血化瘀、养阴生津	①气阴两虚、瘀血阻脉之胸痹 ②冠心病、心绞痛

五、活血化痰息风剂

考点 20 华佗再造丸★★★

【功能】活血化瘀，化痰通络，行气止痛。

【主治】痰瘀阻络之中风恢复期和后遗症，症见半身不遂、拘挛麻木、口眼㖞斜、言语不清。

【用法用量】口服。一次4~8g，一日2~3次，重症一次8~16g，或遵医嘱。

【注意事项】本品含有毒药物，孕妇禁服。对本品及所含成分过敏者禁用。应按照药品说明书用法用量规定使用，不宜超量、长期使用。肝肾功能异常者慎用。运动员慎用。

考点 21 抗栓再造丸★★

【功能】活血化瘀，舒筋通络，息风镇痉。

【主治】瘀血阻窍、脉络失养所致的中风，症见手足麻木、步履艰难、瘫痪、口眼㖞斜、言语不清；中风恢复期及后遗症期见上述证候者。

【注意事项】本品所含朱砂、土鳖虫、全蝎、水蛭等有毒，故孕妇忌服。不宜过量服用或久用。年老体弱、阴虚风动者慎用。

知识拓展

中成药	共同点	特点
华佗再造丸	①活血通络 ②治瘀血阻络之中风	兼有化痰之功
抗栓再造丸		兼有益气养血、息风止痉之功

考点22 天丹通络胶囊（片）★★

【功能】活血通络，熄风化痰。

【主治】风痰瘀血痹阻脉络所致的中风中经络，症见半身不遂、偏身麻木、口眼歪斜、语言謇涩。脑梗死急性期、恢复早期见上述证候者。

【注意事项】脑出血患者急性期禁用。脑梗死患者急性期应根据病情采用综合疗法。服药期间，忌食生冷、辛辣、油腻食物。

知识拓展

中成药	功能	主治
华佗再造丸	活血化瘀，化痰通络，行气止痛	痰瘀阻络之中风恢复期和后遗症
抗栓再造丸	活血化瘀，舒筋通络，息风镇痉	①瘀血阻窍、脉络失养所致的中风 ②中风恢复期及后遗症期
天丹通络胶囊	活血通络，熄风化痰	①风痰瘀血痹阻脉络所致的中风中经络 ②脑梗死急性期、恢复早期

第十六节　止血剂

凡以止血，治疗各种出血病证为主要作用的中药制剂，称为止血剂。

本类中成药主要有止血之功，兼有清热凉血或活血化瘀的作用，适用于各种原因引起的出血病证。

类型	功能	主治	临床表现
凉血止血剂	凉血止血	血热	便血、尿血、咳血、衄血、吐血，舌红苔黄、脉数
化瘀止血剂	化瘀止血	瘀血所致的出血	①咯血、吐血、衄血、胸腹刺痛 ②便血、崩漏 ③外伤出血、跌仆肿痛、血色暗红或有瘀块 ④舌暗红或有瘀斑，脉涩

出血量多而急迫者，不宜单用中药止血剂，应采取综合急救措施。出血无瘀血者不宜使用化瘀止血药。

一、凉血止血剂

考点1 槐角丸★★★

【功能】清肠疏风，凉血止血。

【主治】血热所致的肠风便血、痔疮肿痛。

【注意事项】虚寒性便血者、体弱年迈者慎用。服药期间，忌食辛辣、油腻食物。若痔疮便血、肿痛严重，或便血呈喷射状者，应及时采取综合急救措施。

考点 2 致康胶囊★

【功能】清热凉血止血，化瘀生肌定痛。

【主治】创伤性出血，崩漏、呕血及便血等。尤宜于热灼血脉，瘀血阻络之出血。

【注意事项】孕妇禁用。过敏体质者慎用。

二、化瘀止血剂

考点 3 三七片★★★

【功能】散瘀止血，消肿止痛。

【主治】出血兼瘀血证，症见咯血、吐血、衄血、便血、崩漏、外伤出血、胸腹刺痛、跌仆肿痛。

【注意事项】孕妇忌服。服药期间，忌食生冷、油腻、辛辣食物。出血量大者应立即采取综合急救措施。

考点 4 止血定痛片★

【功能】散瘀，止血，止痛。

【主治】十二指肠溃疡疼痛、出血，胃酸过多。

【注意事项】孕妇慎用。服药期间，忌食生冷、油腻、辛辣食物。出血量大者应采取相应的急救措施。

知识拓展

中成药	功能	主治
三七片	散瘀止血、消肿止痛	出血兼瘀血证
止血定痛片	散瘀、止血、止痛	十二指肠溃疡疼痛、出血，胃酸过多

第十七节 消导剂

凡以消食健脾或化积导滞，治疗食积停滞证为主要作用的中药制剂，称为消导剂。

本类中成药具有消食健脾或化积导滞的作用，主要适用于饮食停滞所致的脘腹胀满、嗳气吞酸、恶心呕吐、大便失常、消化不良等。

类型	功能	主治	临床表现
消积导滞剂	消食、化积、和胃	饮食积滞	胸脘痞闷、嗳腐吞酸、恶食、呕逆、腹痛、泄泻
健脾消食剂	健脾、和胃、消食化积	脾虚食滞	脘腹痞满、不思饮食、面黄、体瘦、倦怠乏力、大便溏薄

本类部分中成药有一定的致泻作用，不宜长期使用；食欲不振属体虚无实者不宜使用；服药期间，忌食生冷、辛辣、油腻及不易消化的食物。脾胃素虚或积滞日久者，应攻补兼施，以免耗伤正气。

一、消积导滞剂

考点1 保和丸（片、颗粒）★★★

　　【药物组成】焦山楂、六神曲（炒）、炒莱菔子、炒麦芽、半夏（制）、陈皮、茯苓、连翘。

　　【功能】消食，导滞，和胃。

　　【主治】食积停滞，脘腹胀满，嗳腐吞酸，不欲饮食。

　　【方义简释】

类型	药物	方解	配伍意义
君药	焦山楂	消一切饮食积滞，尤善消肉食油腻之积	
臣药	炒六神曲	主消食积，兼行气滞，善消谷积	①助君药消积导滞 ②理气除胀和胃
	炒莱菔子	消食下气除胀，药力颇强	
	炒麦芽	主消食健胃，兼疏肝，尤善消米面薯芋类食积	
佐药	制半夏	燥湿、降逆止呕	①祛湿健脾、理气和中，以助君臣药之药力 ②兼止呕、清积热
	陈皮	燥湿健脾、行气和胃	
	茯苓	利湿、健脾、止泻	
	连翘	热解毒散结，以去积滞之热	

　　全方配伍，消散健运，共奏消食、导滞、和胃之功。

　　【用法用量】口服。小儿酌减。

　　【注意事项】服药期间，宜进清淡易消化饮食，忌油腻食物及暴饮暴食。

考点2 枳实导滞丸★★★

　　【药物组成】枳实（炒）、大黄、六神曲（炒）、黄芩、黄连（姜汁炒）、茯苓、白术（炒）、泽泻。

　　【功能】消积导滞，清利湿热。

　　【主治】饮食积滞、湿热内阻所致的脘腹胀痛、不思饮食、大便秘结、痢疾里急后重。

　　【方义简释】

类型	药物	方解	配伍意义
君药	大黄	泻热通肠、攻积导滞，使积热从大便而下，恰中病的	
臣药	炒枳实	药力较强，善破气消积导滞，治积滞脘腹胀满	既助君药泻热、消积导滞，又理气、清除湿热、止呕
	炒六神曲	主消食积，兼行滞气，善消谷积	
	黄芩	善清热燥湿、泻火解毒	
	黄连	善清热燥湿、泻火解毒，为治湿热泻痢之要药，姜汁炒后又兼止呕之功	

续表

类型	药物	方解	配伍意义
佐药	茯苓	健脾渗湿	①渗利水湿，使湿热从小便而出
	炒白术	健脾燥湿利水	
	泽泻	泄热利湿	②健脾和中，以复脾胃之运化

全方配伍，消导清利，共奏消积导滞、清热利湿之功。

【注意事项】孕妇慎用。虚寒痢疾者慎用。久病正虚、年老体弱者慎用。饮食宜清淡，忌食辛辣、刺激性食物，忌偏食及暴饮暴食。

考点3 六味安消散（胶囊）★★

【功能】和胃健脾，消积导滞，活血止痛。

【主治】脾胃不和、积滞内停所致的胃痛胀满、消化不良、便秘、痛经。

【注意事项】孕妇忌服。对本品过敏者忌服。脾胃虚寒之胃痛、便秘，以及妇女月经期慎用。服药期间，饮食宜清淡，忌食辛辣、刺激性食物，戒烟、酒。

知识拓展

中成药	共同点	特点
保和丸	①消积导滞②治食积内停之胃脘胀满或疼痛、嗳气吐酸、呕恶厌食	药力平缓，又兼和胃，治食积停滞之脘腹胀满、嗳腐吞酸、不欲饮食
枳实导滞丸		药力较强，又清利湿热，治积滞、湿热内阻所致的脘腹胀痛、不思饮食、大便秘结、痢疾里急后重
六味安消散		药力更强，又和胃健脾、活血止痛，治脾胃不和、积滞内停之胃痛胀满、消化不良、便秘，以及痛经

考点4 四磨汤口服液★★

【功能】顺气降逆，消积止痛。

【主治】食积。婴幼儿乳食内滞，症见腹胀、腹痛、啼哭不安、厌食纳差、腹泻或便秘。中老年气滞、食积证，症见脘腹胀满、腹痛、便秘；亦可用于腹部手术后促进肠胃功能的恢复。

【用法用量】口服，成人一次20ml，一日3次，7天为一个疗程；新生儿一次3~5ml，一日3次，2天为一个疗程；幼儿一次10ml，一日3次，3~5天为一个疗程。

【注意事项】孕妇禁用。肠梗阻、肠道肿瘤、消化道手术后禁用。一般手术患者在手术后12小时第一次服药，再隔6小时第二次服药，以后常法服用或遵医嘱。

知识拓展

中成药	功能	主治
保和丸	消食，导滞，和胃	食积停滞
枳实导滞丸	消积导滞，清利湿热	饮食积滞、湿热内阻
六味安消散	和胃健脾，消积导滞，活血止痛	脾胃不和、积滞内停

续表

中成药	功能	主治
四磨汤口服液	顺气降逆，消积止痛	①婴幼儿乳食内滞 ②中老年气滞、食积证 ③腹部手术后促进肠胃功能的恢复

二、健脾消食剂

考点5 开胃健脾丸★★★

【功能】健脾和胃。

【主治】脾胃虚弱、中气不和所致的泄泻、痞满，症见食欲不振、嗳气吞酸、腹胀泄泻；消化不良见上述证候者。

【注意事项】孕妇慎服。湿热痞满、泄泻者不宜使用。服药期间，忌食生冷、油腻、不易消化食物。

考点6 健胃消食片（口服液）★

【功能】健胃消食。

【主治】脾胃虚弱所致的食积，症见不思饮食、嗳腐酸臭、脘腹胀满；消化不良见上述证候者。亦用于治小儿疳积。

【用法用量】口服。小儿酌减。口服液：在餐间或饭后服用，2周为一个疗程。

【注意事项】建立良好的饮食习惯，防止暴饮暴食及偏食。小儿疳疾并有虫积者，当配合驱虫药合并服用。

知识拓展

中成药	功能	主治
开胃健脾丸	健脾和胃	脾胃虚弱、中气不和；消化不良
健胃消食片	健胃消食	脾胃虚弱；消化不良；小儿疳积

中成药	共同点	特点
开胃健脾丸	①健脾和胃，消食积 ②治脾胃虚弱之食积	补脾健脾止泻，用于治疗脾胃虚弱、中气不和所致的泄泻、痞满，症见食欲不振、嗳气吞酸、腹胀泄泻
健胃消食片		①多用于治疗脾胃虚弱所致的食积，症见不思饮食、嗳腐酸臭、脘腹胀满、大便不畅 ②亦用于治疗小儿疳积

第十八节 治风剂

凡以疏散外风或平息内风，治疗外风、内风所致的病证为主要作用的中药制剂，称为治风剂。

本类中成药主要具有疏散外风、平息内风的作用，适用于外风、内风所致病证。

类型	功能	主治	临床表现
疏散外风剂	疏风、止痛、除湿、止痒	外感风邪所致的头痛、眩晕、面瘫等	头痛、恶风、皮肤瘙痒、肢体麻木、关节屈伸不利、酸痛麻木，或口眼㖞斜
平肝息风剂	息风止痉、平抑肝阳、清热泻火、滋补肝肾、补血	脑动脉硬化、原发性高血压、缺血性脑中风、血管神经性头痛、神经衰弱等	眩晕、震颤、四肢抽搐、言语謇涩、半身不遂

本类中成药应严格区分外风和内风，合理选用祛风制剂。针对内风，要在明确病因病机的基础上选用本类制剂。

一、疏散外风剂

考点 1 川芎茶调散（丸、颗粒、口服液、袋泡茶、片）★★★

【药物组成】川芎、羌活、白芷、荆芥、薄荷、防风、细辛、甘草。

【功能】疏风止痛。

【主治】外感风邪所致的头痛，或有恶寒、发热、鼻塞。

【方义简释】

类型	药物	方解	配伍意义
君药	川芎	上行头巅，善祛风止痛、活血行气，为治头痛之要药	
臣药	羌活	祛风邪、散寒湿，治太阳头痛	祛风散寒、除湿止痛力强，可增君药之力
	白芷	善祛风散寒、通窍止痛，治阳明头痛	
佐药	荆芥	散风止痛	①散风止痛，以助君臣药之力 ②解表，治各部位头痛 ③清茶调服，苦甘而凉，既清头目，又佐制各药之辛温燥散
	防风	祛风胜湿止痛	
	薄荷	散风热清利头目而止痛	
	细辛	散寒祛风、通窍止痛，治少阴头痛	
使药	甘草	清热、调和诸药	—

全方配伍，辛散升浮，共奏疏风止痛之功。

【用法用量】口服。饭后随清茶服。

【注意事项】孕妇慎服。久病气虚者、血虚者、肝肾不足者、肝阳上亢头痛者慎用。服药期间，忌食辛辣、油腻食物。

考点 2 芎菊上清丸（片、颗粒）★★

【功能】清热解表，散风止痛。

【主治】外感风邪引起的恶风身热、偏正头痛、鼻流清涕、牙疼喉痛。

【注意事项】肝火上攻、风阳上扰头痛者慎用。服药期间，忌食辛辣、油腻食物。

考点3 正天丸（胶囊）★

【功能】疏风活血，养血平肝，通络止痛。

【主治】外感风邪、瘀血阻络、血虚失养、肝阳上亢引起的偏头痛、紧张性头痛、神经性头痛、颈椎病型头痛、经前头痛。

【用法用量】口服。丸剂：15日为一个疗程。胶囊剂：2周为一疗程。

【注意事项】本品含黑顺片辛热燥烈有毒，孕妇慎用。运动员慎用。对本品过敏者禁用。儿童、哺乳期妇女，高血压、心脏病患者，肾功能不全者，应在医师指导下服用。用药期间，注意血压监测。有心脏病史者，用药期间注意监测心律情况。不宜长期服用。宜饭后服用。服药期间，忌烟、酒及辛辣、油腻食物。

知识拓展

中成药	功能	主治
川芎茶调散	疏风止痛	外感风邪所致的头痛
芎菊上清丸	清热解表、散风止痛	外感风邪所致的恶风身热、偏正头痛、鼻流清涕、牙疼喉痛
正天丸	疏风活血、养血平肝、通络止痛	外感风邪、瘀血阻络、血虚失养、肝阳上亢引起的偏头痛、紧张性头痛、神经性头痛、颈椎病型头痛、经前头痛

中成药	共同点	特点
川芎茶调散	①疏散外风②治外风所致的头痛	辛散升浮，功专疏风止痛，主治外感风邪所致的头痛，或有恶寒、发热、鼻塞
芎菊上清丸		辛凉清散，功能清热解表、散风止痛，主治外感风邪所致的风热头痛，症见恶风身热、偏正头痛、鼻流清涕、牙疼喉痛
正天丸		辛散温通兼扶正，功能疏风活血、养血平肝、通络止痛，主治外感风邪、瘀血阻络所致的偏头痛、神经性头痛等

二、平肝息风剂

考点4 天麻钩藤颗粒★★★

【药物组成】天麻、钩藤、石决明、栀子、黄芩、牛膝、盐杜仲、益母草、桑寄生、首乌藤、茯苓。

【功能】平肝息风，清热安神。

【主治】肝阳上亢所致的头痛、眩晕、耳鸣、眼花、震颤、失眠；高血压病见上述证候者。

【方义简释】

类型	药物	方解	配伍意义
君药	天麻	平肝息风、通络止痛，治肝风、肝阳之头痛、头晕	平肝息风力胜
	钩藤	平肝阳、息肝风，兼清肝热	
臣药	石决明	质重镇潜，善平肝潜阳、清肝益阴	增君药平肝息风之力

续表

类型	药物	方解	配伍意义
佐药	盐杜仲	补益肝肾	①补肝益肾、活血利水以利平抑肝阳 ②折其上扰之火以利清热 ③兼安神
	栀子	泻火除烦、清热利尿、凉血解毒	
	黄芩	清热泻火	
	益母草	活血化瘀、清热利尿	
	桑寄生	补益肝肾	
	首乌藤	养血安神通络	
	茯苓	健脾利湿、宁心安神	
使药	牛膝	既善补肝益肾、活血，又引血、引火下行，以利于平抑肝阳	

全方配伍，潜降清泄补益，共奏平肝息风、清热安神之功。

【注意事项】血虚头痛者、阴虚动风者不宜服用。服药期间，饮食宜清淡，戒恼怒。

考点5 脑立清丸（胶囊、片）★★

【功能】平肝潜阳，醒脑安神。

【主治】肝阳上亢所致的头晕目眩、耳鸣口苦、心烦难寐；高血压见上述证候者。

【注意事项】孕妇及体弱虚寒者忌服。肾精亏虚所致的头晕、耳鸣慎用。服药期间，忌食寒凉、油腻食物。

考点6 松龄血脉康胶囊★★

【功能】平肝潜阳，镇心安神。

【主治】肝阳上亢所致的头痛、眩晕、急躁易怒、心悸、失眠；高血压及原发性高脂血症见上述证候者。

【注意事项】气血不足证者慎用。服药期间，忌食辛辣、油腻食物。戒烟酒。

考点7 强力天麻杜仲丸（胶囊）★★

【功能】散风活血，舒筋止痛。

【主治】脑脉瘀滞，寒湿阻络所致的中风，症见筋脉挛痛，肢体麻木，行走不便，腰腿酸痛，头痛头昏；中风后遗症见上述证候者。亦可用于肝肾不足、寒湿阻络之痹证，症见关节肿痛，筋脉拳急，屈伸不利，腰膝酸软冷痛，筋骨无力；风湿性关节炎、类风湿关节炎见上述证候者。

【注意事项】孕妇禁用。内热炽盛中风及风湿热痹者慎用。本品含草乌、附子，不宜过量服用、久用。

知识拓展

中成药	功能	主治
天麻钩藤颗粒	平肝息风、清热安神	①肝阳上亢所致的头痛、眩晕、耳鸣、眼花、震颤、失眠 ②高血压

续表

中成药	功能	主治
脑立清丸	平肝潜阳、醒脑安神	①肝阳上亢所致的头晕目眩、耳鸣口苦、心烦难寐 ②高血压
松龄血脉康胶囊	平肝潜阳、镇心安神	①肝阳上亢所致的头痛、眩晕、急躁易怒、心悸、失眠 ②高血压 ③原发性高脂血症
强力天麻杜仲丸	散风活血、舒筋止痛	①脑脉瘀滞、寒湿阻络所致的中风 ②中风后遗症 ③肝肾不足、寒湿阻络所致的痹证 ④风湿性关节炎、类风湿关节炎

第十九节　祛湿剂

凡以祛除水湿，治疗水湿所致的各种病证为主要作用的中药制剂，称为祛湿剂。

本类中成药主要具有祛除水湿之功，兼有清热、利胆、止泻、温阳等作用，适用于水湿、痰湿、湿浊、湿热等引发的病证。

类型	功能	主治	临床表现
清利消肿剂	清热、利水湿、消肿	水湿内蕴化热所致的水肿	浮肿、腰痛、尿频、尿血、小便不利，舌红、苔黄腻、脉滑数
利尿通淋剂	清热通淋、利尿排石	水湿内蕴、化热下注所致的淋浊、癃闭	尿频、尿急、尿道涩痛、尿血、腰痛、小便点滴不畅、色黄赤，舌红、苔黄腻、脉滑数
清利肝胆剂	清肝、利胆、退黄、排石	肝胆湿热所致的胁痛、黄疸	口苦胸闷、胁肋胀痛、脘腹痞胀、呕恶纳呆、大便黏腻不爽或秘结、小便黄赤，或又见身目俱黄、发热，舌红、苔黄腻、脉滑数
清热燥湿止泻剂	清热燥湿、止泻止痢	大肠湿热所致的泄泻、痢疾	腹泻、腹痛、里急后重、便利脓血，或泄泻、暴注下迫、腹痛、便下酸腐灼肛，舌红、苔黄腻、脉滑数
温化水湿剂	温阳化气、利水消肿	阳虚水湿不化所致的水肿、癃闭	畏寒肢冷，或腰痛、浮肿、夜尿频多，或尿频、尿急、尿少、小便点滴不畅，舌淡红、苔白、脉沉滑

本类中成药大多苦寒清燥或清利，有伤阳、伤津之弊，故阳虚有寒或阴虚津亏者慎用。而温化水湿剂则温燥渗利，有伤阴助热之弊，故水肿有热或阴虚有热者忌用。

一、清利消肿剂

考点1 肾炎四味片（胶囊、丸、颗粒）★★★

【功能】清热利尿，补气健脾。

【主治】湿热内蕴兼气虚所致的水肿，症见浮肿、腰痛、乏力、小便不利；慢性肾炎见上述证候者。

【注意事项】孕妇禁用。脾肾阳虚者及风水水肿者慎用。服药期间，宜低盐、低脂饮食，忌食辛辣食物。

考点2 肾炎康复片★★

【功能】益气养阴，健脾补肾，清解余毒。

【主治】气阴两虚，脾肾不足，水湿内停所致的水肿，症见神疲乏力、腰膝酸软、面目四肢浮肿、头晕耳鸣；慢性肾炎、蛋白尿、血尿见上述证候者。

【用法用量】口服。小儿酌减或遵医嘱。

【注意事项】孕妇禁用。急性肾炎所致的水肿不宜使用。服药期间，宜低盐饮食，忌烟、酒及辛辣、油腻食物，禁房事。

知识拓展

中成药	共同点	特点
肾炎四味片	治慢性肾炎水肿、蛋白尿、血尿	①主以祛邪，兼以扶正 ②清热利尿，补气健脾 ③治湿热内蕴兼气虚所致的水肿，症见浮肿、腰痛、乏力、小便不利
肾炎康复片		①主以扶正，兼以祛邪 ②益气养阴，健脾补肾，清解余毒 ③治气阴两虚、脾肾不足、湿热内停所致的体虚水肿，症见神疲乏力、腰膝酸软、面目与四肢浮肿、头晕耳鸣

二、利尿通淋剂

考点3 八正合剂(胶囊、颗粒、片)★★★

【药物组成】川木通、车前子(炒)、瞿麦、萹蓄、滑石、灯心草、栀子、大黄、甘草。

【功能】清热，利尿，通淋。

【主治】湿热下注所致的淋证，症见小便短赤、淋沥涩痛、口燥咽干等。

【方义简释】

类型	药物	方解	配伍意义
君药	川木通	善清心火、利湿热、通经脉而利尿通淋	相须为用，清热利尿通淋力强
	炒车前子	清热利尿通淋	
臣药	萹蓄	清热利尿通淋	相须为用，清利通淋之力强，以助君药
	瞿麦	利尿通淋	
	滑石	清热利尿通淋	
佐药	大黄	既泻热通肠、化瘀止痛，又兼利小便	①助君臣药利尿通淋 ②通便化瘀止痛
	栀子	既清热泻火凉血，又清利湿热	
	灯心草	清热利尿通淋	
使药	甘草	和药缓急、清热解毒	－

全方配伍，苦寒清泄通利，共奏清热、利尿、通淋之功。

【注意事项】孕妇禁用。淋证属肝郁气滞或脾肾两虚者慎用。双肾结石或结石直径≥1.5cm，或结石嵌顿时间长的患者不宜使用。久病体虚者、儿童及老年人慎用。中病即止，不可过量服用或久用。服药期间，忌烟、酒、油腻食物，注意多饮水，避免劳累。

考点4 癃闭舒胶囊（片）★★

【功能】益肾活血，清热通淋。

【主治】肾气不足、湿热瘀阻所致的癃闭，症见腰膝酸软、尿频、尿急、尿痛、尿线细，伴小腹拘急疼痛；前列腺增生症见上述证候者。

【注意事项】孕妇禁用。对本品及所含成分过敏者禁用。肝功能异常者禁用。服用本品如出现尿黄及目黄、皮肤黄染或肝生化指标异常等，应立即停药，并及时就医。长期用药应注意监测肝生化指标。建议饭后服用。服药期间，忌食辛辣、生冷、油腻食物，忌饮酒。有慢性肝脏疾病者慎用。

考点5 三金片（颗粒、胶囊）★★

【功能】清热解毒，利湿通淋，益肾。

【主治】下焦湿热所致的热淋，症见小便短赤、淋沥涩痛、尿急频数；急性肾盂肾炎、慢性肾盂肾炎、膀胱炎、尿路感染见上述证候者；慢性非细菌性前列腺炎肾虚湿热下注证。

【用法用量】口服。片剂：慢性非细菌性前列腺炎，大片一次3片，一日3次，疗程为4周；其他适应症，小片一次5片，大片一次3片，一日3~4次。

【注意事项】淋证属肝郁气滞或脾肾两虚者慎用。对本品及所含成分过敏者禁用。肝肾功能异常者慎用，应避免与其他有肝肾毒性药物联合使用。服药期间，忌烟、酒及辛辣、油腻食物，宜多饮水，避免劳累。

考点6 排石颗粒★

【功能】清热利水，通淋排石。

【主治】下焦湿热所致的石淋，症见腰腹疼痛、排尿不畅或伴有血尿；泌尿系统结石见上述证候者。

【注意事项】孕妇禁用。久病伤正兼见肾阴不足或脾气亏虚等证者慎用。双肾结石或结石直径≥1.5cm，或结石嵌顿时间长的患者慎用，或根据需要配合其他治疗方法。治疗期间，不宜进食辛辣、油腻和煎炸类食物，宜多饮水、配合适量运动。

考点7 癃清片（胶囊）★

【功能】清热解毒，凉血通淋。

【主治】下焦湿热所致的热淋，症见尿频、尿急、尿痛、腰痛、小腹坠胀；下尿路感染见上述证候者。亦用于湿热内蕴之癃闭，症见小便短赤灼热，尿线变细，甚至点滴而出，小腹胀满；前列腺增生症见上述证候者。

【注意事项】体虚胃寒者不宜服用。淋证属肝郁气滞或脾肾两虚者不宜使用。肝郁气滞、脾虚气陷、肾阳衰惫、肾阴亏耗所致的癃闭慎用。服药期间，适当增加饮水，忌烟酒及辛辣、油腻食物，避免劳累。

知识拓展

中成药	特点	功能	主治
八正合剂	专于祛邪	清热、利尿、通淋	湿热下注所致的淋证
癃闭舒胶囊	扶正与祛邪并施	益肾活血、清热通淋	肾气不足、湿热瘀阻所致的癃闭
三金片	主以祛邪，略兼扶正	清热解毒、利湿通淋、益肾	①下焦湿热所致的热淋 ②急性肾盂肾炎、慢性肾盂肾炎、膀胱炎、尿路感染
排石颗粒	专于祛邪排石	清热利水、通淋排石	①下焦湿热所致的石淋 ②泌尿系统结石
癃清片	专于祛邪清利，兼以化瘀	清热解毒、凉血通淋	①下焦湿热兼瘀血所致的热淋 ②下尿路感染 ③湿热内蕴之癃闭 ④前列腺增生症

三、清利肝胆剂

考点8 茵栀黄口服液（胶囊、颗粒、泡腾片、软胶囊）★★★

【功能】清热解毒，利湿退黄。

【主治】肝胆湿热所致的黄疸，症见面目悉黄、胸胁胀痛、恶心呕吐、小便黄赤；急、慢性肝炎见上述证候者。

【注意事项】脾虚大便溏者慎用。服药期间，忌饮酒，忌食辛辣、油腻食物。茵栀黄口服制剂有葡萄糖-6-磷酸脱氢酶（G6PD）缺乏患者发生溶血的个例，目前关联性尚无法确定，有待进一步研究，建议葡萄糖-6-磷酸脱氢酶（G6PD）缺乏者谨慎使用。

考点9 茵陈五苓丸★★★

【药物组成】茵陈、茯苓、白术（炒）、泽泻、猪苓、肉桂。

【功能】清湿热，利小便。

【主治】肝胆湿热所致的黄疸，症见身目发黄、脘腹胀满、小便不利。尤宜于湿重于热者。

【方义简释】

类型	药物	方解	配伍意义
君药	茵陈	清湿热、理郁结、利胆退黄，为治黄疸之要药	
臣药	泽泻	利水渗湿、泄热	合用清热利湿功著，以增君药的清利退黄之力
	猪苓	利水渗湿	
佐药	茯苓	利水渗湿，并能健脾	①温阳燥湿利水，助君臣药祛除水湿 ②助阳健脾，使水湿得以运化
	炒白术	健脾益气、燥湿利水消肿	
	肉桂	温阳通脉、化气行水	

全方配伍，祛邪与扶正并施，主清湿热、利小便，兼理郁结、健脾温阳。

【注意事项】孕妇慎用。服药期间，忌饮酒，忌食辛辣、油腻食物。

考点10　消炎利胆片（胶囊、颗粒、软胶囊）★★

【功能】清热，祛湿，利胆。

【主治】肝胆湿热所致的胁痛、口苦；急性胆囊炎、胆管炎见上述证候者。

【注意事项】孕妇慎用。脾胃虚寒者慎用。服药期间，饮食宜清淡，忌食辛辣食物，并戒酒。用治急性胆囊炎感染时，应密切观察病情变化，若发热、黄疸、上腹痛等症加重则必须及时请外科诊治。因其所含苦木有一定毒性，故不宜久服。

考点11　胆宁片★★

【功能】疏肝利胆，清热通下。

【主治】肝郁气滞、湿热未清所致的胁痛，症见右上腹隐隐作痛、食入作胀、胃纳不香、嗳气、便秘；慢性胆囊炎见上述证候者。

【用法用量】口服。一次5片，一日3次，饭后服用。

【注意事项】孕妇及过敏体质者慎用。肝肾阴虚、肝血不足引起的胁痛不宜使用。本品可引起大便次数增多，偶有轻度腹泻。服用本品后，如每日排便次数增至3次及以上者，应酌情减量服用。治疗急性胆囊炎、胆道感染时，应密切观察病情，如体温、胁痛、黄疸无明显好转时，应请外科紧急处理。服药期间，忌饮酒，忌食辛辣、生冷、油腻食物。

知识拓展

中成药	特点	功能	主治
茵栀黄口服液	苦寒清利	清热解毒、利湿退黄	①肝胆湿热所致的黄疸 ②急、慢性肝炎
茵陈五苓丸	祛邪中不忘扶正，兼能理郁结、健脾温阳	清湿热、利小便	肝胆湿热（湿重于热）所致的黄疸（兼阳虚中寒者尤佳）

中成药	特点	功能	主治
消炎利胆片	药简效宏，专于祛邪	清热、祛湿、利胆	①肝胆湿热所致的胁痛、口苦 ②急性胆囊炎、胆管炎
胆宁片	–	疏肝利胆，清热通下	①肝郁气滞、湿热未清所致的胁痛 ②慢性胆囊炎

四、清热燥湿止泻剂

考点12　香连丸（片）★★★

【药物组成】萸黄连、木香。

【功能】清热化湿，行气止痛。

【主治】大肠湿热所致的痢疾，症见大便脓血、里急后重、发热腹痛；肠炎、细菌性痢疾见上述证候者。

【方义简释】

类型	药物	方解
君药	黄连	清热燥湿、泻火解毒，为治湿热泻痢之要药
臣药	木香	善行肠胃气滞，兼燥除胃肠湿邪，以除腹痛、里急后重
佐药	吴茱萸	善疏肝下气、燥湿散寒，取其煎液拌炒黄连（即萸黄连），既制黄连之寒，又助君臣药燥湿，还调和肝胃

全方配伍，苦泄辛散，寒温并用，共奏清热化湿、行气止痛之功。

【用法用量】口服。小儿酌减。

【注意事项】寒湿及虚寒下痢者慎用。服药期间，忌食生冷、油腻、辛辣、刺激性食物。

考点13 香连化滞丸★★

【功能】清热利湿，行血化滞。

【主治】大肠湿热所致的痢疾，症见大便脓血、里急后重、发热腹痛。

【注意事项】孕妇忌服。寒湿或虚寒下痢者慎用。服药期间，忌食生冷、油腻、辛辣、刺激性食物。

知识拓展

中成药	特点	功能	主治
香连丸	药简效宏	清热化湿、行气止痛	①大肠湿热所致的痢疾②肠炎、细菌性痢疾
香连化滞丸	香连丸合木香槟榔丸加减化裁而成，兼能消积导滞	清热利湿、行血化滞	大肠湿热所致的痢疾

五、温化水湿剂

考点14 五苓散（片、胶囊）★★★

【药物组成】泽泻、茯苓、猪苓、炒白术、肉桂。

【功能】温阳化气，利湿行水。

【主治】阳不化气、水湿内停所致的水肿，症见小便不利、水肿腹胀、呕逆泄泻、渴不思饮。

【方义简释】

类型	药物	方解	配伍意义
君药	泽泻	水渗湿、泄热消肿	—
臣药	茯苓	利水渗湿、健脾	①增君药利水消肿之效②兼健脾而促进水湿运化
	猪苓	利水渗湿消肿	
佐药	炒白术	健脾补气、燥湿利水	①助君臣药利水除湿②助膀胱气化而促进水液代谢③制君药之寒性
	肉桂	补火温阳化气	

全方配伍，甘淡渗利温助，共奏温阳化气、利湿行水之功。

【注意事项】孕妇慎用。湿热下注、气滞水停、风水泛溢所致的水肿者慎用。因痰热犯肺、湿热下注或阴虚津少所致的喘咳、泄泻、小便不利不宜使用。服药期间，不宜进食辛辣、油腻和煎炸类食物。

考点 15 萆薢分清丸 ★★★

【药物组成】粉萆薢、盐益智仁、乌药、石菖蒲、甘草。

【功能】分清化浊，温肾利湿。

【主治】肾不化气、清浊不分所致的白浊、小便频数。

【方义简释】

类型	药物	方解	配伍意义
君药	粉萆薢	善利下焦湿浊，治膏淋、白浊效佳	–
臣药	益智仁	盐炒既缓其辛燥之性，又增其温涩之能，善温肾阳、缩小便，治肾气虚寒之遗尿、尿频	–
佐药	乌药	温肾、散膀胱冷气	①助君臣药温肾阳、化湿浊 ②散膀胱冷气而助气化、分清浊
	石菖蒲	化湿浊、通窍闭、止小便	
佐使药	甘草	既补气、制温燥，又调和诸药	–

全方配伍，苦泄淡渗，辛香温化，共奏分清化浊、温肾利湿之效。

【注意事项】膀胱湿热壅盛所致的小便白浊及尿频、淋沥涩痛者慎用。服药期间，忌食油腻、茶、醋及辛辣、刺激食物。

知识拓展

中成药	功能	主治
五苓散	温阳化气、利湿行水	阳不化气、水湿内停
萆薢分清丸	分清化浊、温肾利湿	肾不化气、清浊不分

第二十节　蠲痹剂

凡以祛风除湿、通痹止痛，治疗各种痹证为主要作用的中药制剂，称为蠲痹剂。

本类中成药主要具有祛邪活络、通痹止痛的作用，适用于寒湿、湿热、瘀血和正虚痹阻等引发的病证。

类型	功能	主治	临床表现
祛寒通痹剂	祛风散寒、除湿、活血通络、止痛	风寒湿痹阻所致的痹病	关节冷痛、遇寒痛增、得热痛减、关节屈伸不利、阴雨天加重、口淡不渴、恶风寒，舌淡红、苔白厚、脉沉迟或紧
清热通痹剂	清热燥湿、通络止痛	湿热痹阻所致的痹病	关节红肿热痛、筋脉拘急、发热、口渴、汗出、尿赤、便干，舌红、苔黄腻、脉滑数

续表

类型	功能	主治	临床表现
活血通痹剂	活血化瘀、通络止痛	瘀血痹阻所致的痹病	关节刺痛、疼痛夜甚、关节屈伸不利、皮下结节，舌暗、苔白、脉迟或结代
补虚通痹剂	补益肝肾、强壮筋骨、祛风湿	肝肾不足、气血两虚所致的痹病	肢体拘挛、手足麻木、腰膝酸痛、筋骨痿软，舌淡、苔白厚、脉沉迟弱

本类中成药多含有川乌、草乌等毒性药物，不宜过量服用和久用。针对不同的适应证，四类蠲痹通络制剂应当辨证选用，不宜交叉使用。辛散温燥之品易伤阴血，阴血不足者慎用。

一、祛寒通痹剂

考点1 小活络丸（片）★★★

【药物组成】制川乌、制草乌、乳香（制）、没药（制）、胆南星、地龙。

【功能】祛风散寒，化痰除湿，活血止痛。

【主治】风寒湿邪闭阻、痰瘀阻络所致的痹病，症见肢体关节疼痛、或冷痛、或刺痛、或疼痛夜甚、关节屈伸不利、麻木拘挛。

【方义简释】

类型	药物	方解	配伍意义	
君药	制川乌	辛热燥散，毒大力强，善祛风除湿、散寒止痛	相须为用，药力更著，恰中病的	
	制草乌			
臣药	胆南星	善祛风燥湿化痰，除经络中风痰湿浊	–	
佐药	制乳香	活血止痛	相须为用，活血止痛力更著	活血通络，以增君臣药止痛之效
	制没药			
	地龙	虫类走窜，善清热、通络	佐制君药温燥之性	

全方配伍，辛散苦泄温通，共奏祛风散寒、化痰除湿、活血止痛之功。

【注意事项】所含制川乌、制草乌有大毒，故孕妇禁用，不可过量服用或久服。湿热瘀阻或阴虚有热者、脾胃虚弱者慎用。

据报道，有服用本品引起心律失常、药疹、急性胃黏膜出血的不良反应，使用时应引起注意。

考点2 木瓜丸（片）★★

【功能】祛风散寒，除湿通络。

【主治】风寒湿闭阻所致的痹病，症见关节疼痛、肿胀、屈伸不利、局部畏恶风寒、肢体麻木、腰膝痠软。

【注意事项】所含制川乌、制草乌有大毒，故孕妇禁用，不可过量服用或久服。风湿热痹者慎用。

据报道，有服用本品引起心律失常、紫癜性胃炎等不良反应，使用时应引起注意。

考点 3 风湿骨痛丸（片、胶囊、颗粒）★★

【功能】温经散寒，通络止痛。

【主治】寒湿闭阻经络所致的痹病，症见腰脊疼痛、四肢关节冷痛；风湿性关节炎见上述证候者。

【注意事项】所含制川乌、制草乌有大毒，故孕妇及哺乳期妇女禁用，不可过量服用或久服。严重心脏病、高血压，以及肝、肾疾病患者忌服。阴虚火旺或湿热痹痛者慎用。

考点 4 附桂骨痛片（胶囊、颗粒）★★

【功能】温阳散寒，益气活血，消肿止痛。

【主治】阳虚寒湿所致的颈椎及膝关节增生性关节炎，症见骨关节疼痛、屈伸不利、麻木肿胀、遇热则减、畏寒肢冷。

【用法用量】口服，饭后服。3个月为一个疗程，如需继续治疗，必须停药1个月后服用。

【注意事项】孕妇、有出血倾向者、阴虚内热者禁用。高血压、严重消化道疾病慎用。少数人服药后可见胃脘不舒，停药后可自行消除。

知识拓展

中成药	功能	主治
小活络丸	祛风散寒、化痰除湿、活血止痛	风寒湿邪闭阻、痰瘀阻络所致的痹病
木瓜丸	祛风散寒、除湿通络	风寒湿闭阻所致的痹病
风湿骨痛丸	温经散寒，通络止痛	寒湿闭阻经络所致的痹病
附桂骨痛片	温阳散寒，益气活血，消肿止痛	阳虚寒湿所致的颈椎及膝关节增生性关节炎

二、清热通痹剂

考点 5 四妙丸★★★

【药物组成】盐黄柏、苍术、薏苡仁、牛膝。

【功能】清热利湿。

【主治】湿热下注所致的痹病，症见足膝红肿、筋骨疼痛。

【方义简释】

类型	药物	方解	配伍意义
君药	盐黄柏	除下焦之湿热	–
臣药	苍术	燥湿除痹	助君药祛除下焦湿热
	薏苡仁	利湿清热除痹	
佐使药	牛膝	①活血通经、通利关节、利尿 ②引药直达下焦	–

全方配伍，清利苦燥，共奏清热利湿之功。

【注意事项】孕妇慎用。风寒湿痹者、虚寒痿证者慎用。服药期间，饮食宜清淡，忌饮酒，忌食鱼腥、辛辣食物。

考点6 痛风定胶囊（片）★★

【功能】清热祛湿，活血通络定痛。

【主治】湿热瘀阻所致的痹病，症见关节红肿热痛，伴有发热、汗出不解、口渴心烦、小便黄，舌红、苔黄腻、脉滑数；痛风见上述证候者。

【注意事项】孕妇慎用。风寒湿痹者慎用。服药期间，宜食清淡食物，忌食肉类、鱼虾、豆类、辛辣之品，忌饮酒。因含土茯苓，故服药后不宜立即饮茶。

考点7 当归拈痛丸（颗粒）★★

【功能】清热利湿，祛风止痛。

【主治】湿热闭阻所致的痹病，症见关节红肿热痛或足胫红肿热痛；亦可用于疮疡。

【注意事项】孕妇及寒湿闭阻痹病者慎用。服药期间，忌食辛辣、油腻食物。

知识拓展

中成药	功能	主治
四妙丸	清热利湿	湿热下注所致的痹病
痛风定胶囊	清热祛湿、活血通络定痛	湿热瘀阻所致的痹病；痛风
当归拈痛丸	清热利湿，祛风止痛	湿热闭阻所致的痹病；疮疡

三、活血通痹剂

考点8 颈复康颗粒★★★

【功能】活血通络，散风止痛。

【主治】风湿瘀阻所致的颈椎病，症见头晕、颈项僵硬、肩背酸痛、手臂麻木。

【用法用量】60℃以下温开水冲服，一次1~2袋，一日2次，饭后服用。

【注意事项】孕妇忌服。脾胃虚弱者不宜使用。消化道溃疡、肾性高血压患者慎服。如有感冒、发烧、鼻咽痛等的患者，应暂停服用。

考点9 颈舒颗粒★★

【功能】活血化瘀，温经通窍止痛。

【主治】神经根型颈椎病瘀血阻络证，症见颈肩部僵硬、疼痛，患侧上肢窜痛。

【用法用量】温开水冲服，一次1袋，一日3次。1个月为一个疗程。

【注意事项】孕妇禁用。过敏体质者慎用。服药期间，忌食生冷、油腻食物。

考点10 腰痹通胶囊★★

【功能】活血化瘀，祛风除湿，行气止痛。

【主治】血瘀气滞、脉络闭阻所致的腰痛，症见腰腿疼痛、痛有定处、痛处拒按，轻者俯仰不便，重者剧痛不能转侧；腰椎间盘突出症见上述证候者。

【用法用量】口服。一次3粒，一日3次，宜饭后服用。30天为一个疗程。

【注意事项】孕妇忌服。对本品及其组成成分过敏者禁用。消化性溃疡、肝功能异常者，以及妇女月经期、哺乳期慎用。不宜与藜芦同用。

知识拓展

中成药	功能	主治
颈复康颗粒	活血通络、散风止痛	风湿瘀阻所致的颈椎病
颈舒颗粒	活血化瘀、温经通窍止痛	神经根型颈椎病瘀血阻络证
腰痹通胶囊	活血化瘀、祛风除湿、行气止痛	血瘀气滞、脉络闭阻所致的腰痛

四、补虚通痹剂

考点11 独活寄生合剂（丸、颗粒）★★★

【药物组成】独活、桑寄生、防风、秦艽、桂枝、细辛、川牛膝、盐杜仲、当归、白芍、熟地黄、川芎、党参、茯苓、甘草。（独活寄生丸用牛膝与酒当归。）

【功能】养血舒筋，祛风除湿，补益肝肾。

【主治】风寒湿闭阻、肝肾两亏、气血不足所致的痹病，症见腰膝冷痛、屈伸不利。

类型	药物	方解	配伍意义
君药	独活	善祛下焦与筋骨间风寒湿邪而通痹止痛	—
臣药	桑寄生	既祛风除湿，又养血而补肝肾、强筋骨	①增君药祛风除湿之力 ②养血舒筋、补益肝肾、强壮腰膝
	防风	善祛风胜湿止痛	
	秦艽	祛风除湿、通络舒筋	
	桂枝	发汗解肌、温通经脉而止痛	
	细辛	有小毒，力较强，善祛风散寒、通窍止痛	
	川牛膝（牛膝）	善逐瘀通经、通利关节、利尿通淋，兼补肝肾、强腰膝（善补肝肾、强腰膝、通经脉）	
	盐杜仲	补肝肾、强腰膝	
佐药	当归	酒制行散力增，善补血活血止痛	①助臣药养血舒筋、补益肝肾 ②扶正补虚，使君臣药祛邪而不伤正
	川芎	活血行气止痛	
	白芍	敛阴养血、柔肝舒筋、缓急止痛	
	熟地黄	补血滋阴	
	党参	补气健脾、养血生津	
	茯苓	健脾、利水渗湿	
使药	甘草	既补气健脾而扶正气，又调和诸药	—

全方配伍，祛邪扶正两兼顾，共奏养血舒筋、祛风除湿、补益肝肾之功。

【注意事项】孕妇慎用。热痹者慎用。

考点12 痹祺胶囊★★

【功能】益气养血，祛风除湿，活血止痛。

【主治】气血不足，风湿瘀阻，肌肉关节酸痛，关节肿大、僵硬变形或肌肉萎缩，气短乏力；风湿、类风湿性关节炎，腰肌劳损，软组织损伤属上述证候者。

【注意事项】孕妇禁服。风湿热痹者慎用。本品含有马钱子，高血压、冠心病、肝肾功能不全、癫痫、破伤风、甲亢患者慎用。运动员慎用。不可过量、久服。如出现中毒症状，应立即停药，并采取相应急救措施。

考点13 天麻丸（片）★★

【功能】祛风除湿，通络止痛，补益肝肾。

【主治】风湿瘀阻、肝肾不足所致的痹病，症见肢体拘挛、手足麻木、腰腿疼痛。

【注意事项】所含附子有毒，故孕妇慎用。湿热痹病慎用。服药期间，忌食生冷、油腻食物。

考点14 尪痹颗粒（片、胶囊）★

【功能】补肝肾，强筋骨，祛风湿，通经络。

【主治】肝肾不足、风湿阻络所致的尪痹，症见肌肉、关节疼痛，局部肿大，僵硬畸形，屈伸不利，腰膝酸软，畏寒乏力；类风湿性关节炎见上述证候者。

【注意事项】本品温补行散，所含附子有毒，故孕妇禁用。湿热实证者慎用。服药期间，忌食生冷食物。

考点15 壮腰健肾丸（片、口服液）★

【功能】壮腰健肾，祛风活络。

【主治】肾亏腰痛，风湿骨痛，膝软无力，小便频数。

【用法用量】口服。4周为一个疗程。

【注意事项】本品温补兼行散，故风湿热痹、关节红肿热痛者慎用。感冒发热者不宜使用。出现过敏反应者，立即停用。

知识拓展

中成药	功能	主治
独活寄生合剂	养血舒筋、祛风除湿、补益肝肾	风寒湿闭阻、肝肾两亏、气血不足所致的痹病
痹祺胶囊	益气养血、祛风除湿、活血止痛	①气血不足，风湿瘀阻 ②风湿、类风湿性关节炎，腰肌劳损，软组织损伤
天麻丸	祛风除湿、通络止痛、补益肝肾	风湿瘀阻、肝肾不足所致的痹病
尪痹颗粒	补肝肾、强筋骨、祛风湿、通经络	肝肾不足、风湿阻络所致的尪痹
壮腰健肾丸	壮腰健肾、祛风活络	肾亏腰痛、风湿骨痛

第二十三章　外科常用中成药

第一节　治疮疡剂

凡以清热解毒、消肿生肌、清热消痤，治疗热毒疮疡或疮疡溃烂不敛、粉刺等为主要作用的中药制剂，称为治疮疡剂。

本类中成药主要具有清热解毒、活血消肿、化腐解毒、拔毒生肌、清热消痤等作用，适用于热毒所致的疮疡丹毒、红肿热痛，或溃烂流脓，脓腐将尽，以及湿热瘀血所致的粉刺、酒皶等。

类型	功能	主治
解毒消肿剂	清热解毒、活血祛瘀、消肿止痛	①热毒蕴结肌肤 ②痰瘀互结所致的疮疡 ③丹毒流注、瘰疬发背
生肌敛疮剂	祛腐生肌、拔毒止痛	疮疡溃烂，脓腐将尽，或腐肉未脱，脓液稠厚，久不生肌
活血通脉剂	活血化瘀、清热养阴	阴虚内热、血脉瘀阻所致的脱疽，患肢红肿热痛、破溃
清热消痤剂	活血、清热、燥湿	湿热瘀阻所致的颜面、胸背的粉刺疙瘩，皮肤红赤发热

本类中成药大多苦寒清泄，阴性疮疡脓水清稀、疮面凹陷者不宜应用；脾胃虚寒者慎用。

一、解毒消肿剂

考点1 连翘败毒丸（片、膏）★★★

【功能】清热解毒，消肿止痛。

【主治】热毒蕴结肌肤所致的疮疡，症见局部红肿热痛、未溃破者。

【注意事项】孕妇禁用。疮疡阴证者慎用。肝功能不良者须在医生指导下使用。用药期间，忌食辛辣、海鲜、油腻及刺激性食物。

考点2 牛黄醒消丸★★★

【药物组成】牛黄、麝香、乳香（制）、没药（制）、雄黄。

【功能】清热解毒，活血祛瘀，消肿止痛。

【主治】热毒郁滞、痰瘀互结所致的痈疽发背、瘰疬流注、乳痈乳岩、无名肿毒。

【方义简释】

类型	药物	方解	配伍意义
君药	牛黄	清解热毒以消肿，化痰以散结，治热毒疮痈、瘰疬	–
臣药	麝香	活血散瘀、消肿止痛，治瘰疬疮肿	活血散瘀、消肿止痛，治疮痈、瘰疬
	制乳香	活血止痛、消肿生肌	
	制没药	活血散瘀、消肿止痛	
佐药	雄黄	温燥有毒，性峻烈，以毒攻毒而解毒杀虫疗疮作用甚强	–

全方配伍，清泄与散瘀并用，共奏清热解毒、活血祛瘀、消肿止痛之功。

【用法用量】用黄酒或温开水送服。患在上部，临睡前服；患在下部，空腹时服。

【注意事项】孕妇禁用。运动员慎用。疮疡阴证者、脾胃虚弱者、身体虚弱者慎用。用药期间，忌食辛辣、海鲜、油腻及刺激性食物。不宜长期使用。若用药后出现皮肤过敏反应，应及时停用。

考点 3 如意金黄散 ★★★

【功效】清热解毒，消肿止痛。

【主治】热毒瘀滞肌肤所致的疮疡肿痛、丹毒流注，症见肌肤红、肿、热、痛，亦可用于跌打损伤。

【用法用量】外用。红肿、烦热、疼痛，用清茶调敷；漫肿无头，用醋或葱酒调敷，亦可用植物油或蜂蜜调敷。一日数次。

【注意事项】孕妇禁用。婴幼儿禁用。儿童、哺乳期妇女、年老体弱者应在医师指导下使用。皮肤破溃、皮损或感染处禁用。对本品及所含成分（包括辅料）过敏者禁用。切勿接触眼睛、口腔等黏膜处，使用后立即洗手。糖尿病严重者慎用，以防止使用不当引起皮肤损伤。疮疖较重或局部变软化脓或已破溃者应去医院就诊。全身高热者应去医院就诊。本品含生天南星，不宜长期或大面积使用。用药后，局部皮肤如出现瘙痒、刺痛、皮疹时，应停止使用，症状严重者应及时就医。如出现皮肤以外的全身不适，应立即停用，严重者应及时就医。用药期间，忌食辛辣、刺激性食物。外用药，不可内服。

知识拓展

中成药	共同点		不同点
连翘败毒丸	①治热毒瘀滞所致的疮痈，以肿痛、未溃为主 ②不宜用于孕妇及阴证疮疡者	内服制剂	①药味众多，功能清热解毒、消肿止痛 ②主治热毒蕴结肌肤所致的疮疡，症见局部红肿热痛、未溃破者 ③肝功能不良者慎用
牛黄醒消丸			①清泄散瘀并用，功能清热解毒、活血祛瘀、消肿止痛 ②主治热毒郁滞、痰瘀互结所致的痈疽发背、瘰疬流注、乳痈乳岩、无名肿毒 ③不宜长期使用
如意金黄散		外用制剂	①苦泄辛散，功能清热解毒、消肿止痛 ②主治热毒瘀滞肌肤所致的疮疡肿痛、丹毒流注，症见肌肤红、肿、热、痛 ③可用于跌打损伤 ④皮肤过敏者慎用

二、生肌敛疮剂

考点 4 生肌玉红膏 ★★★

【功能】解毒，祛腐，生肌。

【主治】热毒壅盛所致的疮疡，症见疮面色鲜、脓腐将尽或久不收口；亦用于乳痈。

【用法用量】外用。疮面清洗后外涂本膏，一日1次。

【注意事项】孕妇禁用。溃疡脓腐未清者慎用。不可久用。不可内服。若用药后出现皮肤过敏反应需及时停用。用药期间，忌食辛辣、海鲜、油腻及刺激性食物。

考点5 紫草软膏★★★

【功能】化腐生肌，解毒止痛。

【主治】热毒蕴结所致的溃疡，症见疮面疼痛、疮色鲜活、脓腐将尽。

【用法用量】外用，摊于纱布上贴患处，每隔1~2日换药一次。

【注意事项】孕妇禁用。肿疡未溃、溃疡腐肉未尽者慎用。用药期间，忌食辛辣、海鲜、油腻及刺激性食物。若用药后出现皮肤过敏反应，需及时停用。不可内服。

考点6 拔毒生肌散★★★

【功能】拔毒生肌。

【主治】热毒内蕴所致的溃疡，症见疮面脓液稠厚、腐肉未脱、久不生肌。

【用法用量】外用：适量。撒布疮面，或以膏药护之。每日换药一次。

【注意事项】孕妇禁用。溃疡无脓者慎用。溃疡过大、过深者不可久用。皮肤过敏者慎用。不可久用。不可内服。用药期间，忌食辛辣、海鲜、油腻及刺激性食物。

知识拓展

中成药	共同点	不同点
生肌玉红膏	①外用制剂 ②孕妇禁用	①清解与收敛同用，既解热毒，又祛腐、生肌 ②主治热毒壅盛所致的疮疡，症见疮面色鲜、脓腐将尽，或久不收口 ③亦用于乳痈 ④溃疡脓腐未清者慎用；不可久用；不可内服
紫草软膏		①清解与行散并施，功能化腐生肌、解毒止痛 ②主治热毒蕴结所致的溃疡，症见疮面疼痛、疮色鲜活、脓腐将尽 ③肿疡未溃、溃疡腐肉未尽者慎用
拔毒生肌散		①辛涩相兼，功能拔毒生肌 ②主治热毒内蕴所致的溃疡，症见疮面脓液稠厚、腐肉未脱、久不生肌 ③溃疡无脓者禁用；溃疡过大、过深者不可久用；皮肤过敏者慎用 ④不可久用；不可内服

三、活血通脉剂

考点7 脉络宁口服液（颗粒）★★★

【功能】养阴清热，活血祛瘀。

【主治】阴虚内热、血脉瘀阻所致的脱疽，症见患肢红肿热痛、破溃、持续性静止痛，夜间为甚，兼见腰膝酸软、口干欲饮；血栓闭塞性脉管炎、动脉硬化性闭塞症见上述证候者。亦用于阴虚风动、瘀毒阻络之脑梗死，症见半身不遂、口舌歪斜、偏身麻木、语言不利。

【注意事项】孕妇禁用。属阴寒证者慎用。脑出血患者慎用。出血性疾病或有出血倾向的患者慎用。下肢深静脉血栓形成性期7天内慎用。服药期间，忌食辛辣、海鲜、油腻及刺激性食物。

四、清热消痤剂

考点8 当归苦参丸★★★

【功能】活血化瘀，燥湿清热。

【主治】湿热瘀阻所致的粉刺、酒齄，症见颜面、胸背粉刺疙瘩、皮肤红赤发热，或伴脓头、硬结，酒齄鼻、鼻赤。

【注意事项】孕妇禁用。脾胃虚寒者慎用。服药期间，忌食辛辣、油腻及海鲜食物。切忌用手挤压患处，特别是鼻唇周围。

第二节 治烧伤剂

凡以清热解毒、化瘀生肌，治疗水、火、电灼烫伤为主要作用的中药制剂，称为治烧伤剂。

类型	功能	主治	兼治
清解收敛剂	清热解毒、凉血化瘀、消肿止痛、收湿生肌	水火烫伤或电灼伤	疮疡肿痛、皮肤损伤、创面溃烂

本类中成药为外用制剂，不可内服。

清解收敛剂

考点 京万红软膏★★★

【功能】活血解毒，消肿止痛，去腐生肌。

【主治】轻度水、火烫伤，疮疡肿痛，创面溃烂。

【用法用量】外用。用生理盐水清理创面，涂敷本品，或将本品涂于消毒纱布上，敷盖创面，用消毒纱布包扎，一日1次。

【注意事项】孕妇慎用。运动员慎用。烧伤、烫伤感染者禁用。若用药后出现皮肤过敏反应，需及时停用。不可内服。不可久用。用药期间，忌食辛辣、海鲜食物。

第三节 治瘰核乳癖剂

凡以治疗瘰疬或乳癖为主要作用的中药制剂，称为治瘰核乳癖剂。

类型	功能	主治
散结消核剂	①化痰软坚 ②温阳散结 ③软坚清热活血	①痰湿或痰气凝滞所致的瘰疬 ②脾肾阳虚、痰瘀互结所致的阴疽、瘰疬未溃 ③痰热互结所致的乳癖、乳痈，症见结节大小不一、质地柔软 ④产后乳房结块、红肿疼痛 ⑤（兼治）瘿瘤、乳岩

本类中成药均含有活血祛瘀药，故孕妇慎用或禁用。部分治瘰疬的中成药含有辛香或温通之品，故热毒炽盛者当忌用。治乳癖的中成药大多寒凉，故脾胃虚寒者当慎用。

散结消核剂

考点1 内消瘰疬丸(片)★★★

【功能】化痰，软坚，散结。

【主治】痰湿凝滞所致的瘰疬，症见皮下结块、不热不痛。

【注意事项】孕妇禁用。疮疡阳证者慎用。服药期间，忌食辛辣、海鲜、油腻及刺激性食物。

考点2 小金丸★★★

【功能】散结消肿，化瘀止痛。

【主治】痰气凝滞所致的瘰疬、瘿瘤、乳岩、乳癖，症见肌肤或肌肤下肿块一处或数处、推之能动，或骨及骨关节肿大、皮色不变、肿硬作痛。

【用法用量】打碎后口服。一次1.2~3g，一日2次，小儿酌减。

【注意事项】孕妇禁用。脾胃虚弱者、过敏体质者慎用。运动员慎用。肝、肾功能不全者慎用。

考点3 阳和解凝膏★★★

【功能】温阳化湿，消肿散结。

【主治】脾肾阳虚、痰瘀互结所致的阴疽、瘰疬未溃、寒湿痹痛。

【用法用量】外用。加温软化，贴于患处。

【注意事项】孕妇禁用。运动员慎用。疮疡阳证者慎用。不可久用。不可内服。用药后出现皮肤过敏反应者，需及时停用。用药期间，忌食辛辣、海鲜、油腻及刺激性食物。

考点4 乳癖消胶囊(颗粒、片、丸)★★★

【功能】软坚散结，活血消痛，清热解毒。

【主治】痰热互结所致的乳癖、乳痛，症见乳房结节、数目不等、大小形态不一、质地柔软，或产后乳房结块、红热疼痛；乳腺增生、乳腺炎早期见上述证候者。

【注意事项】孕妇慎服。若因服该药引起全身不适者，需及时停药。

知识拓展

中成药	共同点		不同点
内消瘰疬丸	①治瘰疬制剂 ②孕妇禁用	内服制剂	①咸软苦泄，化痰、软坚、散结 ②主治痰湿凝滞所致的瘰疬，症见皮下结块、不热不痛 ③疮疡阳证者慎用
小金丸			①散结消肿、化瘀止痛 ②主治痰气凝滞所致的瘰疬、瘿瘤、乳岩、乳癖，症见肌肤或肌肤下肿块一处或数处、推之能动 ③主治骨及骨关节肿大、皮色不变、肿硬作痛 ④运动员、脾胃虚弱者，以及肝、肾功能不全者慎用 ⑤不宜长期使用
阳和解凝膏		外用制剂	①组成药物众多，温阳通利并用，功能温阳化湿、消肿散结 ②主治脾肾阳虚、痰瘀互结所致的阴疽、瘰疬未溃、寒湿痹痛 ③疮疡阳证者慎用 ④不可久用；不可内服 ⑤用药后出现皮肤过敏反应者，需及时停用

第四节　治痔肿剂

凡以治疗痔疮肿痛、出血为主要作用的中药制剂，称为治痔肿剂。

类型	功能	主治
清肠消痔剂	①疏风凉血止血、泻热润燥 ②清热燥湿、活血消肿、燥湿敛疮	①脏腑实热、大肠火盛所致的肠风下血、痔疮肛瘘 ②湿热瘀滞所致的各类痔疮、肛裂

本类中成药大多性寒，易伤阳损脾，故脾胃虚寒者慎用。

清肠消痔剂

考点1　地榆槐角丸★★★

【药物组成】地榆炭、蜜槐角、炒槐花、黄芩、大黄、当归、地黄、赤芍、红花、防风、荆芥穗、麸炒枳壳。

【功能】疏风凉血，泻热润燥。

【主治】脏腑实热、大肠火盛所致的肠风便血、痔疮肛瘘、湿热便秘、肛门肿痛。

【方义简释】

类型	药物	方解	配伍意义
君药	地榆炭	收敛止血、泄热凉血，作用偏于下焦	既善清脏腑与大肠之火而凉血止血，又润肠通便，善治便血、痔血
	蜜槐角	善清大肠之火而凉血止血，并质润滑肠	
	炒槐花	清火凉血止血	
臣药	黄芩	清肺与大肠之火而凉血、解毒、止血	既泻热润燥通便、凉血止血，以助君药之力，又疏风散瘀消肿
	大黄	既泻热通便，又凉血解毒、散瘀消肿	
	地黄	既清热凉血，又滋阴润肠燥而通便	
	赤芍	凉血活血、消肿止痛	
	荆芥穗	散风发表，治肠风下血	
佐药	当归	既善活血补血，又能润燥通便	既温散活血消肿，又可缓解清热与收涩之力
	红花	辛散温通，活血祛瘀	
	防风	善祛风，治肠风下血，以助荆芥穗之力	—
	炒枳壳	善行滞气、除胀消痞，以助诸药药力	

全方配伍，苦寒清泄，涩敛辛散，共奏疏风凉血、泻热润燥之功。

【注意事项】孕妇忌服。脾胃虚寒者慎用。服药期间，忌食辛辣、海鲜、油腻及刺激性食物。

考点2　马应龙麝香痔疮膏★★★

【功能】清热燥湿，活血消肿，去腐生肌。

【主治】湿热瘀阻所致的各类痔疮、肛裂，症见大便出血，或疼痛、有下坠感；亦用于肛周湿疹。

【用法用量】外用。涂擦患处。

【注意事项】孕妇禁用。不可内服。用药后如出现皮肤过敏反应或月经不调者，需及时停用。用药期间，忌食辛辣、海鲜、油腻及刺激性食物。

考点3 肛泰软膏★★★

【功能】凉血止血，清热解毒，燥湿敛疮，消肿止痛。

【主治】湿热瘀阻所引起的内痔、外痔、混合痔所出现的便血、肿胀、疼痛。

【用法用量】肛门给药。一次1g，一日1~2次，或遵医嘱，睡前或便后外用。使用时先将患部用温水洗净，擦干，然后将药管上的盖拧下，揭掉封口膜，用药前取出给药管，套在药管上拧紧，插入肛门内适量给药或外涂于患部。

【注意事项】孕妇禁用。用药期间，忌食辛辣、油腻食物。本品为外用药，不可内服。

知识拓展

中成药	共同点		不同点
地榆槐角丸	主治痔疮出血、肿痛	内服制剂	①以涩敛止血、苦泄清热为主，兼以辛散祛风 ②功能疏风凉血，泻热润燥 ③主治脏腑实热、大肠火盛所致的肠风便血、痔疮肛瘘、湿热便秘、肛门肿痛 ④孕妇忌服；脾胃虚寒者慎用
马应龙麝香痔疮膏		外用制剂	①清泄、行散并施 ②清热燥湿、活血消肿、去腐生肌 ③主治湿热瘀阻所致的各类痔疮、肛裂，症见大便出血，或疼痛、有下坠感 ④亦用于肛周湿疹 ⑤孕妇禁用 ⑥不可内服
肛泰软膏			①清泄涩敛并举 ②功能凉血止血、清热解毒、燥湿敛疮、消肿止痛 ③主治湿热瘀阻所致的各类痔疮，症见便血、肿胀、疼痛、局部不适 ④孕妇禁用。不可内服

第五节　治疹痒剂

凡以治疗皮肤疹痒为主要作用的中药制剂，称为治疹痒剂。

类型	功能	主治
祛风止痒剂	①清热除湿、消风止痒 ②凉血养血、祛风止痒	①风湿热邪蕴阻肌肤所致的风疹瘙痒，皮肤丘疹、水疱或风团 ②血热或血虚风燥之白疕瘙痒，皮疹表面覆有银白色鳞屑，瘙痒较甚

本类中成药大多辛散苦燥，有伤阴耗血或损伤脾胃之弊，故阴虚血少者或脾胃虚弱者慎用。

祛风止痒剂

考点1 消风止痒颗粒 ★★★

【功能】清热除湿，消风止痒。

【主治】风湿热邪蕴阻肌肤所致的湿疮、风疹瘙痒、小儿瘾疹，症见皮肤丘疹、水疱、抓痕、血痂，或见梭形或纺锤形水肿性风团，中央出现小水疱、瘙痒剧烈；湿疹、皮肤瘙痒症、丘疹性荨麻疹见上述证候者。

【用法用量】口服。1岁以内一日15g；1～4岁一日30g；5～9岁一日45g；10～14岁一日60g；15岁以上一日90g。分2～3次服用；或遵医嘱。

【注意事项】孕妇禁用。阴虚血亏者不宜服用。服药期间，饮食宜清淡、易消化，忌辛辣、海鲜食物。若出现胃脘疼痛或腹泻时，应及时停用。

考点2 金蝉止痒胶囊 ★★★

【功能】清热解毒，燥湿止痒。

【主治】湿热内蕴所引起的丘疹性荨麻疹，夏季皮炎皮肤瘙痒症状。

【注意事项】孕妇禁用。婴幼儿、脾胃虚寒者慎用。服药期间，宜食清淡食物，忌食辛辣、油腻、鱼腥食物。

考点3 消银颗粒（片、胶囊）★★★

【功能】清热凉血，养血润肤，祛风止痒。

【主治】血热风燥型白疕和血虚风燥型白疕，症见皮疹为点滴状、基底鲜红色、表面覆有银白色鳞屑，或皮疹表面覆有较厚的银白色鳞屑，较干燥、基底淡红色、瘙痒较甚。

【用法用量】1个月为一个疗程。

【注意事项】孕妇禁用。脾胃虚寒及肝功能异常者慎用。服药期间，忌食辛辣、油腻及海鲜食物。

知识拓展

中成药	功能	主治
消风止痒颗粒	清热除湿、消风止痒	①风湿热邪蕴阻肌肤所致的湿疮、风疹瘙痒、小儿瘾疹 ②湿疹、皮肤瘙痒症、丘疹性荨麻疹
金蝉止痒胶囊	清热解毒、燥湿止痒	①湿热内蕴所引起的丘疹性荨麻疹 ②夏季皮炎皮肤瘙痒
消银颗粒	清热凉血、养血润肤、祛风止痒	血热风燥型白疕和血虚风燥型白疕

第二十四章　妇科常用中成药

第一节　调经剂

凡以调理月经，治疗月经不调为主要作用的中药制剂，称为调经剂。

本类中成药主要有活血破瘀、疏肝理气、滋阴益气、固崩止血、温经散寒等作用。适用于瘀血内停、肝郁气滞、阴虚内热、气血两虚，以及寒凝血瘀所致的月经不调、崩漏、绝经前后诸证，亦兼治产后恶露不尽等证。

类型	功能	主治
活血行气调经剂	活血化瘀、通经消癥、疏肝解郁、调经止痛	①瘀滞所致的癥瘕、闭经、月经不调 ②产后瘀滞腹痛，症见月经量少色黑，或行经腹痛，有瘀块 ③肝郁气滞兼血虚或血瘀所致的月经不调、痛经等证，症见经前乳房胀痛、行经腹痛或月经量少
补虚扶正调经剂	滋阴清热、益气养血、补虚调经	①阴虚血热所致的月经先期等证，症见经期提前、月经量多、五心烦热 ②气血两虚兼有气滞或血瘀所致的月经不调，症见月经延期、月经量少且淋漓不止、神疲乏力
温经活血调经剂	温经散寒、暖宫祛瘀	寒凝血滞所致的月经不调、痛经等，症见行经时少腹冷痛、喜温畏寒，或少腹疼痛
固崩止血剂	滋阴清热、凉血止血	阴虚血热所致的月经先期、量多，以及血热崩漏等，症见月经量多，或血色鲜红
安坤除烦剂	滋阴清热、除烦安神	绝经前后诸证，症见烘热汗出、烦躁易怒、夜眠不安

本类部分中成药含活血甚则破血之品，不宜过量服用、久服，孕妇及气虚体弱者当慎用。

一、活血行气调经剂

考点1 大黄䗪虫丸★★★

【药物组成】熟大黄、土鳖虫（炒）、水蛭（制）、虻虫（去翅足，炒）、蛴螬（炒）、干漆（煅）、桃仁、地黄、白芍、黄芩、炒苦杏仁、甘草。

【功能】活血破瘀，通经消癥。

【主治】瘀血内停所致的癥瘕、闭经，症见腹部肿块、肌肤甲错、面色黯黑、潮热羸瘦、经闭不行。

类型	药物	方解	配伍意义
君药	熟大黄	苦寒沉降，清泄通利，走而不守，既善攻积导滞，又善逐瘀通经、破癥消积，推陈致新	相须为用，破血逐瘀、通经消癥力强
	炒土鳖虫	有小毒，力较强，善破血逐瘀、消癥散结	

续表

类型	药物	方解	配伍意义	
臣药	制水蛭	虫类走窜，有小毒，力较强，善破瘀血、消癥结	助君药破血逐瘀、通经消癥	
	炒虻虫			
	制蛴螬			
	煅干漆	有毒而力强，破血攻坚		
	桃仁	破血祛瘀生新		
佐药	地黄	凉血清热、养阴益血	养阴、补血，以防破血太过，损伤正气	既养血滋阴以扶正，又清热苦泄以祛邪
	白芍	味酸入肝，偏益肝之阴血		
	黄芩	清热燥湿、泻火解毒	助大黄清瘀热	
	炒苦杏仁	微温小毒，药力较强	助桃仁破血壅、润燥结	
使药	甘草	补中解毒，既缓和虫类药之峻猛药性，又调和诸药	－	

全方配伍，主通散清泄，兼滋补润燥，如《金匮心典》所言："润以濡其干，虫以动其瘀，通以祛其闭"，共奏活血破瘀、通经消癥之功。

【注意事项】孕妇禁用。气虚血瘀及体弱年迈者慎用。体质壮实者当中病即止，不可过量、久用。服药期间出现皮肤过敏者停服。服药期间，忌食生冷食物。

考点2　益母草颗粒（膏、胶囊、片、口服液）★★

【功能】活血调经。

【主治】血瘀所致的月经不调、产后恶露不绝，症见经水量少、淋漓不净，产后出血时间过长；产后子宫复旧不全见上述证候者。

【注意事项】孕妇禁用。月经量多者慎用。气血不足、肝肾亏虚所致月经失调者不宜单用。不宜过量服用。

知识拓展

中成药	功能	主治
大黄䗪虫丸	活血破瘀、通经消癥	瘀血内停所致的癥瘕、闭经
益母草颗粒	活血调经	血瘀所致的月经不调、产后恶露不绝

考点3　妇科十味片★★

【功能】养血舒肝，调经止痛。

【主治】血虚肝郁所致的月经不调、痛经、月经前后诸证，症见行经后错，经水量少、有血块，行经小腹疼痛，血块排出痛减，经前双乳胀痛、烦躁，食欲不振。

【注意事项】孕妇禁用。气血两虚之月经不调者慎用。服药期间，宜少食辛辣、刺激食物。

考点4 七制香附丸★

【功能】舒肝理气，养血调经。

【主治】气滞血虚所致的痛经、月经量少、闭经，症见胸胁胀痛、经行量少、行经小腹胀痛、经前双乳胀痛、经水数月不行。

【注意事项】孕妇禁用。湿热患者慎用。服药期间，饮食宜清淡易消化，忌食生冷食物。

知识拓展

中成药	功能	主治
妇科十味片	养血舒肝、调经止痛	血虚肝郁之月经不调、痛经、月经前后诸证
七制香附丸	舒肝理气，养血调经	气滞血虚所致的痛经、月经量少、闭经

二、补虚扶正调经剂

考点5 安坤颗粒（片、胶囊）★★★

【药物组成】墨旱莲、牡丹皮、益母草、栀子、当归、白芍、女贞子、白术、茯苓。

【功能】滋阴清热，养血调经。

【主治】阴虚血热所致的月经先期、月经量多、经期延长，症见月经期提前、经水量较多、行经天数延长、经色红质稀、腰膝酸软、五心烦热；放节育环后出血见上述证候者。

【方义简释】

类型	药物	方解	配伍意义
君药	墨旱莲	既善滋补肝肾之阴，又凉血止血	既滋阴清热，又凉血止血
	牡丹皮	清热凉血、活血祛瘀	
臣药	益母草	活血祛瘀调经	寒温相兼，清补同用，既清热祛瘀，又滋补阴血、调经止痛
	栀子	泻火清热、凉血止血	
	当归	养血活血、调经止痛	
	白芍	养血柔肝、调经止痛	
	女贞子	补肝肾之阴而退热	
佐药	白术	健脾补气燥湿	健脾补气，气旺则能生血摄血
	茯苓	健脾利湿	

全方配伍，清散与补虚相兼，共奏滋阴清热、养血调经之功。

【注意事项】孕妇禁用。脾胃虚寒者慎用。服药期间，饮食宜清淡易消化，忌食辛辣、刺激食物。

考点6 八珍益母丸（片、胶囊、颗粒）★★

【功能】益气养血，活血调经。

【主治】气血两虚兼有血瘀所致的月经不调，症见月经周期错后、行经量少、淋漓不净、精神不振、肢体乏力。

【注意事项】孕妇及月经过多者禁用。湿热蕴结所致的月经不调者慎用。

考点7 乌鸡白凤丸（片、胶囊、颗粒）★★

【功能】补气养血，调经止带。

【主治】气血两虚，身体瘦弱，腰膝酸软，月经不调，崩漏带下。

【注意事项】月经不调或崩漏属血热实证者不宜使用。服药后出血不减，或带下量仍多者，应请医生诊治。服药期间，少食辛辣、刺激食物。

考点8 女金丸（片、胶囊）★

【功能】益气养血，理气活血，止痛。

【主治】气血两虚、气滞血瘀所致的月经不调，症见月经提前、月经错后、月经量多、神疲乏力、经水淋漓不净、行经腹痛。

【用法用量】口服。30天为一个疗程。治疗痛经，宜在经前3~5天开始服药，连服1周。

【注意事项】孕妇慎用。对本品过敏者禁用。过敏体质者慎用。湿热蕴结者不宜使用。感冒时不宜服用。平素月经正常突然出现月经过少或经期错后，或阴道不规则出血者应去医院就诊。服药后痛经不减轻或重度痛经者，应去医院就诊。服药期间，忌食辛辣、生冷食物。

知识拓展

中成药	功能	主治
安坤颗粒	滋阴清热、养血调经	①阴虚血热所致的月经先期、月经量多、经期延长 ②放节育环后出血
八珍益母丸	益气养血、活血调经	气血两虚兼有血瘀所致的月经不调
乌鸡白凤丸	补气养血、调经止带	气血两虚，身体瘦弱、腰膝酸软、月经不调、崩漏带下
女金丸	益气养血、理气活血、止痛	气血两虚、气滞血瘀所致的月经不调

三、温经活血调经剂

考点9 少腹逐瘀丸（颗粒、胶囊）★★★

【功能】温经活血，散寒止痛。

【主治】寒凝血瘀所致的月经后期、痛经、产后腹痛，症见行经后错、经行小腹冷痛、经血紫黯、有血块、产后小腹疼痛喜热拒按。

【用法用量】口服。丸剂：温黄酒或温开水送服，一次1丸，一日2~3次。颗粒剂：温黄酒或温开水送服，一次5g，一日3次。胶囊剂：温开水送服，一次3粒，一日3次。

【注意事项】孕妇忌服。湿热或阴虚有热者慎用。治疗产后腹痛，应排除胚胎或胎盘组织残留。服药后若腹痛不减轻，应请医生诊治。服药期间，忌食生冷食物。

考点10 艾附暖宫丸★★★

【药物组成】当归、地黄、白芍（酒炒）、川芎、炙黄芪、艾叶（炭）、制吴茱萸、肉桂、续断、醋香附。

【功能】理气养血，暖宫调经。

【主治】血虚气滞、下焦虚寒所致的月经不调、痛经，症见行经后错、经量少、有血块、小腹疼痛、经行小腹冷痛喜热、腰膝痠痛。

【方义简释】

类型	药物	方解	配伍意义
君药	当归	补血活血、调经止痛	补血活血、理气止痛，兼散寒邪，恰中血虚气滞有寒之病机
	醋香附	疏肝理气、调经止痛	
臣药	地黄	滋养阴血	养血活血、理气止痛，以助君药之力
	酒炒白芍	味酸入肝，敛补阴血，苦微寒兼清泄，酒炒后既养血敛阴，又兼行经止痛	
	川芎	活血行气止痛	
	炙黄芪	补中益气，促进有形之血化生	
佐药	艾叶炭	温经散寒止血	既助君臣药养血理气，又散寒暖宫止血
	制吴茱萸	散寒止痛、疏肝下气	
	肉桂	散寒止痛、温暖胞宫	
	续断	补肝肾、行血脉	

全方配伍，温补通散，共奏理气养血、暖宫调经之功。

【注意事项】孕妇禁用。热证、实证者不宜使用。服药期间，忌食生冷食物。

知识拓展

中成药	功能	主治
少腹逐瘀丸	温经活血、散寒止痛	寒凝血瘀所致的月经后期、痛经、产后腹痛
艾附暖宫丸	理气养血、暖宫调经	血虚气滞、下焦虚寒所致的月经不调、痛经

四、固崩止血剂

考点 11 固经丸 ★★★

【药物组成】醋龟甲、炒白芍、盐关黄柏、酒黄芩、麸炒椿皮、醋香附。

【功能】滋阴清热，固经止带。

【主治】阴虚血热，月经先期，经血量多、色紫黑、赤白带下。

【方义简释】

类型	药物	方解	配伍意义
君药	醋龟甲	滋阴退热、凉血止血而固经止崩	滋阴养血、凉血止血
	炒白芍	养血敛阴、柔肝止痛	
	酒黄芩	清热泻火、凉血止血	
臣药	盐关黄柏	泻火坚阴、燥湿止带	助君药清泻降火止血

续表

类型	药物	方解	配伍意义
佐药	炒椿皮	燥湿止带、收敛止血	①助君臣药固经止带
	醋香附	疏肝理气、调经止痛	②兼行散以防凉涩太过而留瘀

全方配伍，主滋阴，兼清涩，共奏滋阴清热、固经止带之功。

【注意事项】脾胃虚寒者慎用。有瘀者不宜使用。服药期间，忌食辛辣、油腻食物。

考点12 宫血宁胶囊★★

【功能】凉血止血，清热除湿，化瘀止痛。

【主治】崩漏下血、月经过多，产后或流产后宫缩不良出血及子宫功能性出血属血热妄行者，以及慢性盆腔炎之湿热瘀结所致的少腹痛、腰骶痛、带下增多。

【用法用量】口服。月经过多或子宫出血期：一次1~2粒，一日3次，血止停服。慢性盆腔炎：一次2粒，一日3次，4周为一个疗程。

【注意事项】孕妇忌服。脾虚、肾虚、血瘀出血，以及妊娠期出血者不宜使用。暴崩者慎用。胃肠道疾病、脾胃虚寒者慎用。服药期间，忌肥甘厚味、辛辣食物。

考点13 坤宁口服液（颗粒）★★

【功能】活血行气，止血调经。

【主治】气滞血瘀所致的妇女月经过多，经期延长。

【用法用量】经期或阴道出血期间服用。

【注意事项】急性大出血者慎用。

知识拓展

中成药	功能	主治
固经丸	滋阴清热、固经止带	阴虚血热
宫血宁胶囊	凉血止血、清热除湿、化瘀止痛	血热妄行、湿热瘀结
坤宁口服液	活血行气、止血调经	气滞血瘀

五、安坤除烦剂

考点14 更年安片（胶囊、丸）★★

【功能】滋阴清热，除烦安神。

【主治】肾阴虚所致的绝经前后诸证，症见烦热出汗、眩晕耳鸣、手足心热、烦躁不安；更年期综合征见上述证候者。

【注意事项】孕妇禁用。脾肾阳虚者及糖尿病患者慎用。服药期间，忌食辛辣食物。

考点15 坤宝丸★★

【功能】滋补肝肾，养血安神。

【主治】肝肾阴虚所致的绝经前后诸证，症见烘热汗出、心烦易怒、少寐健忘、头晕耳鸣、口渴咽干、四肢酸楚；更年期综合征见上述证候者。

【用法用量】口服。一次50丸，一日2次；连续服用2个月。

【注意事项】孕妇禁用。脾肾阳虚者慎用。服药期间，忌食辛辣食物。

知识拓展

中成药	功能	主治
更年安片	滋阴清热、除烦安神	肾阴虚所致的绝经前后诸证；更年期综合征
坤宝丸	滋补肝肾、养血安神	肝肾阴虚所致的绝经前后诸证；更年期综合征

第二节　止带剂

凡以减少或制止带下，治疗带下病为主要作用的中药制剂，称为止带剂。

本类中成药主要有健脾补肾、清热利湿、燥湿解毒等作用，适用于脾肾两虚、湿热下注，或湿热夹瘀所致的带下病，亦兼治月经不调。

类型	功能	主治	临床表现
健脾祛湿止带剂	健脾补肾、祛湿止带	脾肾两虚所致的带下病	带下量多、色白清稀、腰酸乏力
清热祛湿止带剂	清热利湿、燥湿解毒、杀虫止痒	湿热下注或湿热瘀滞所致的带下病	带下色黄腥臭、外阴瘙痒

本类中成药的外用制剂须清洁阴部，避开经期使用；内服制剂中部分清热祛湿剂所含苦寒清热药较多，应注意苦燥伤阴。

一、健脾祛湿止带剂

考点1 千金止带丸★★★

【功能】健脾补肾，调经止带。

【主治】脾肾两虚所致的月经不调、带下病，症见月经先后不定期、量多或淋漓不净、色淡无块，或带下量多、色白清稀、神疲乏力、腰膝酸软。

【注意事项】发热、感冒患者不宜服用本药。服药期间，忌食生冷、油腻食物。对本药过敏者禁用。过敏体质者慎用。

二、清热祛湿止带剂

考点2 白带丸★★★

【药物组成】黄柏（酒炒）、椿皮、当归、白芍、醋香附。

【功能】清热，除湿，止带。

【主治】湿热下注所致的带下病，症见带下量多、色黄、有味。

【方义简释】

类型	药物	方解	配伍意义
君药	椿皮	清热燥湿，收涩止带	—

续表

类型	药物	方解	配伍意义
臣药	酒黄柏	善除下焦湿热而燥湿止带	助君药清热燥湿、止带
佐药	当归	补血活血	①疏肝理气，以利于运脾除湿止带 ②养血敛阴，以防苦燥太过而伤阴血
	白芍	养血柔肝、调经止痛	
	醋香附	疏肝理气、调经止痛	

全方配伍，苦寒清燥，甘辛养疏，主清热、除湿、止带，兼养血、疏肝。

【注意事项】肝肾阴虚证者慎用。服药期间，饮食宜清淡，忌食辛辣、生冷、油腻食物。

考点3 妇科千金片（胶囊）★★

【功能】清热除湿，益气化瘀。

【主治】湿热瘀阻所致的带下病、腹痛，症见带下量多、色黄质稠、臭秽、小腹疼痛、腰骶酸痛、神疲乏力；慢性盆腔炎、子宫内膜炎、慢性宫颈炎见有上述证候者。

【用法用量】口服。胶囊剂：一次2粒，一日3次，14日为一个疗程。

【注意事项】孕妇禁用。服药期间，忌食辛辣、生冷、油腻食物。对本品过敏者禁用。过敏体质者慎用。

知识拓展

中成药	功能	主治
千金止带丸	健脾补肾、调经止带	脾肾两虚所致的月经不调、带下病
白带丸	清热，除湿，止带	湿热下注所致的带下病
妇科千金片	清热除湿，益气化瘀	湿热瘀阻所致的带下病、腹痛

考点4 妇炎平胶囊★★

【功能】清热解毒，燥湿止带，杀虫止痒。

【主治】湿热下注所致的带下病、阴痒，症见带下量多、色黄味臭、阴部瘙痒；滴虫、霉菌、细菌引起的阴道炎、外阴炎见上述证候者。

【用法用量】外用。睡前洗净阴部，置胶囊于阴道内，一次2粒，一日1次。

【注意事项】孕妇慎用。月经期至经净3天内停用。切忌内服。

考点5 花红颗粒（片、胶囊）★★

【功能】清热解毒，燥湿止带，祛瘀止痛。

【主治】湿热瘀滞所致的带下病、月经不调，症见带下量多、色黄质稠、小腹隐痛、腰骶酸痛、经行腹痛；慢性盆腔炎、附件炎、子宫内膜炎见上述证候者。

【用法用量】口服。7日为一个疗程，必要时可连服2~3个疗程，每个疗程之间停服3天。

【注意事项】孕妇禁用。妇女月经期、哺乳期慎用。气血虚弱所致的腹痛、带下者慎用。服药期间，忌食生冷、厚味、辛辣食物。

知识拓展

中成药	共同点	不同点
白带丸	①清热燥湿 ②治湿热带下	①苦寒清利为主 ②功能清热、除湿、止带 ③治湿热下注所致的带下病，症见带下量多、色黄、腥臭
妇科千金片		①清热与祛瘀并用，补虚与祛邪同存 ②功能清热除湿、益气化瘀 ③治湿热瘀阻所致的带下病、腹痛，症见带下量多、色黄质稠、臭秽、小腹疼痛、腰骶酸痛、神疲乏力 ④治慢性盆腔炎、子宫内膜炎、慢性宫颈炎属湿热瘀阻者
妇炎平胶囊		①外用制剂，主以清燥、杀虫 ②功能清热解毒、燥湿止带、杀虫止痒 ③治湿热下注所致的带下病、阴痒，症见带下色黄量多、外阴瘙痒 ④治滴虫、霉菌、细菌所引起的阴道炎、外阴炎属湿热下注者
花红颗粒		①清利为主，兼以活血 ②功能清热解毒、燥湿止带、祛瘀止痛 ③治湿热瘀滞所致的带下病、月经不调，症见带下量多、色黄质稠、小腹隐痛、腰骶酸痛、经行腹痛 ④治慢性盆腔炎、附件炎、子宫内膜炎等属湿热瘀滞证者

考点6 消糜栓 ★

【功能】清热解毒，燥湿杀虫，祛腐生肌。

【主治】湿热下注所致的带下病，症见带下量多、色黄、质稠、腥臭、阴部瘙痒；滴虫性阴道炎、霉菌性阴道炎、非特异性阴道炎、宫颈糜烂见上述证候者。

【用法用量】外用，阴道给药。一次1粒，一日1次。

【注意事项】妊娠期忌用。未婚妇女、已婚妇女月经期，以及阴道局部有破损者、外阴白色病变者、糖尿病所致的瘙痒者不宜使用。用药部位如有烧灼感等不适时应停药。用药期间，忌食辛辣、生冷、油腻食物。治疗期间，忌房事，配偶如有感染应同时治疗。对本品过敏者禁用。过敏体质者慎用。

考点7 保妇康栓（泡沫剂）★

【功能】行气破瘀，生肌止痛。

【主治】湿热瘀滞所致的带下病，症见带下量多、色黄，时有阴部瘙痒；霉菌性阴道炎、老年性阴道炎、宫颈糜烂见有上述证候者。

【用法用量】栓剂：洗净外阴部，将栓剂塞入阴道深部，或在医生的指导下用药。每晚1粒。泡沫剂：为阴道用药。一日1次，睡前使用。使用前先装上导管，振摇均匀，倒置容器，将导管轻轻插入阴道约7cm，掀压阀门，以泡沫刚好溢出阴道口为准。

【注意事项】孕妇禁用。带下属脾肾阳虚者慎用。月经前至经净3天内停用。用药期间，饮食宜清淡，忌食辛辣食物。对本品过敏者禁用。过敏体质者慎用。用药局部出现灼热、疼痛应立即停药。

知识拓展

中成药	共同点	特点
消糜栓	①外用制剂 ②治带下病	①清燥、涩敛并用 ②功能清热解毒、燥湿杀虫、祛腐生肌 ③治湿热下注所致的带下病，症见带下量多、色黄、质稠、腥臭、阴部瘙痒 ④治滴虫性阴道炎、霉菌性阴道炎、非特异性阴道炎、宫颈糜烂属湿热下注者
保妇康栓		①功能行气破瘀、生肌止痛 ②治湿热瘀滞所致的带下病，症见带下量多、色黄，时有阴部瘙痒 ③治霉菌性阴道炎、老年性阴道炎、宫颈糜烂属湿热瘀滞者

第三节 产后康复剂

凡以产后调理或通下乳汁，治疗产后恶露不尽或乳汁不下等为主要作用的中药制剂，称为产后康复剂。

本类中成药主要有补虚活血、通络下乳等作用，适用于产后恶露不尽、淋漓腹痛，或乳少、乳汁不通等。

类型	功能	主治
化瘀生新剂	养血活血、祛瘀通经	寒凝瘀滞或气虚血瘀所致的产后恶露不绝，或行而不畅，或淋漓不断
调理通乳剂	下乳	①产后肝郁乳汁不通 ②气血亏虚所致的少乳、无乳或乳汁不通

本类中的化瘀生新剂大多为辛香活血之品，故血热所致的恶露不尽，或产后出血量多且不止者不宜使用。服用调理通乳剂时，应注意饮食清淡，忌食辛辣之品。

一、化瘀生新剂

考点1 生化丸★★★

【药物组成】当归、川芎、桃仁、干姜（炒炭）、甘草。

【功能】养血祛瘀。

【主治】产后受寒、寒凝血瘀所致的产后病，症见恶露不行或行而不畅、夹有血块、小腹冷痛。

【方义简释】

类型	药物	方解	配伍意义
君药	当归	补血活血、祛瘀生新、调经止痛	–
臣药	川芎	活血祛瘀、行气止痛	活血祛瘀止痛，以助君药
	桃仁	活血通经、祛瘀生新	

续表

类型	药物	方解	配伍意义
佐药	干姜炒炭（炮姜）	温经散寒止痛	—
使药	甘草	补中缓急、调和诸药	—

全方配伍，甘补温通，共奏养血祛瘀、温经止痛之功。

【注意事项】孕妇慎用。产后出血量多者慎用。血热证者不宜使用。方中含有甘草，不宜与京大戟、芫花、甘遂及其制剂同用。

考点2 产复康颗粒★★

【功能】补气养血，祛瘀生新。

【主治】气虚血瘀所致的产后恶露不绝，症见产后出血过多、淋漓不断、神疲乏力、腰腿酸软。

【用法用量】5~7日为一个疗程，产褥期可长期服用。

【注意事项】产后实热、湿热诸证不宜使用本品。服药期间，忌食辛辣、生冷、油腻食物。

知识拓展

中成药	共同点	特点
生化丸	①养血、祛瘀 ②治产后病	①养血祛瘀为主，兼能温经止痛 ②治产后受寒、寒凝血瘀所致的产后病，症见恶露不行或行而不畅，夹有血块、小腹冷痛 ③血热者不宜使用 ④产后出血量多者慎用
产复康颗粒		①功善补气养血，兼祛瘀生新 ②治气虚血瘀所致的产后恶露不绝，症见产后出血过多、淋漓不断、神疲乏力、腰腿酸软

二、调理通乳剂

考点3 下乳涌泉散★★★

【功能】疏肝养血，通乳。

【主治】肝郁气滞所致的产后乳汁过少，症见产后乳汁不行、乳房胀硬作痛、胸闷胁胀。

【用法用量】水煎服。一次1袋，水煎2次，煎液混合后分两次服用。

【注意事项】恶露过多者不宜服用。感冒时不宜服用。服药期间，忌食辛辣，勿过食咸味、酸味食物。对本品过敏者禁用。过敏体质者慎用。

考点4 通乳颗粒★★

【功能】益气养血，通络下乳。

【主治】产后气血亏损，乳少，无乳，乳汁不通。

【注意事项】孕妇禁用。产后缺乳属肝郁气滞证者慎用。服药期间，忌食生冷及辛辣食物。恶露过多者不宜服用。对本品过敏者禁用。过敏体质者慎用。

知识拓展

中成药	共同点	特点
下乳涌泉散	通乳	①以疏肝养血、通乳为功 ②治肝郁气滞所致的产后乳汁过少，症见产后乳汁不行、乳房胀硬作痛、胸闷胁胀
通乳颗粒		①以补益气血、通乳为功 ②治产后气血亏损所致的乳少，无乳、乳汁不通

第四节　疗杂病剂

凡具化瘀消癥等功效，以治疗妇科癥积等杂病为主要作用的中药制剂，称为妇科疗杂病剂。

类型	功能	主治
活血消癥剂	活血散瘀、通经消癥	瘀滞胞宫所致的癥块，以及闭经、产后恶露不尽

本类中成药大多为活血之品，易致堕胎，孕妇及月经量过多者禁用。

活血消癥剂

考点1 桂枝茯苓胶囊（片）★★★

【药物组成】桂枝、茯苓、桃仁、牡丹皮、白芍。

【功能】活血，化瘀，消癥。

【主治】妇人瘀血阻络所致的癥块、经闭、痛经、产后恶露不尽；子宫肌瘤、慢性盆腔炎包块、痛经、子宫内膜异位症、卵巢囊肿见上述证候者。女性乳腺囊性增生病属瘀血阻络证，症见乳房疼痛、乳房肿块、胸胁胀闷。前列腺增生属瘀阻膀胱证，症见小便不爽、尿细如线或点滴而下、小腹胀痛者。

【方义简释】

类型	药物	方解	配伍意义
君药	桂枝	温经通脉、行散瘀滞	–
臣药	桃仁	祛瘀破血，以消癥瘕	助君药之力
佐药	牡丹皮	活血行瘀、凉血清热	①活血化瘀、养血柔肝以消癥，以助君臣药之力
	白芍	养血调经、敛阴止汗、柔肝止痛、平抑肝阳	②凉血，与君臣药相合，活血消癥而不动血，凉血而不留瘀
	茯苓	健脾益气利湿，以利行消瘀肿	–

全方配伍，寒温并用，消散兼清，共奏活血、化瘀、消癥之功。

【用法用量】口服，饭后服。

【注意事项】孕妇忌用。月经期停服。

考点 2 宫瘤清胶囊（片、颗粒）★★

【功能】活血逐瘀，消癥破积。

【主治】瘀血内停所致的妇女癥瘕，症见小腹胀痛、经色紫暗有块、经行不爽；子宫肌瘤见上述证候者。

【注意事项】孕妇禁用。月经期停服。体弱、阴道出血量过多者慎用。月经期及经后3天禁用。服药期间，忌食生冷、油腻、辛辣食物。

知识拓展

中成药	功能	主治
桂枝茯苓胶囊	活血、化瘀、消癥	①妇人瘀血阻络所致的癥块、经闭、痛经、产后恶露不尽 ②子宫肌瘤、慢性盆腔炎包块、痛经、子宫内膜异位症，卵巢囊肿
宫瘤清胶囊	活血逐瘀、消癥破积	①瘀血内停所致的妇女癥瘕 ②子宫肌瘤

第二十五章　儿科常用中成药

第一节　解表剂

凡以发散表邪，治疗小儿外感表证为主要作用的中药制剂，称为儿科解表剂。

本类中成药主要有疏散风热、发散风寒之功，兼有泻火利咽、宣肺化痰等作用，用于外感表证。

类型	功能	主治	临床表现
疏散风热剂	疏风清热、宣肺利咽	小儿外感风热	发热头痛、咽痛咳嗽
发散风寒剂	发散风寒、祛痰止咳	小儿外感风寒	恶寒发热、鼻塞流涕、咳嗽痰多

本类中成药大多辛散，有伤阳耗津之弊，应中病即止。

一、疏散风热剂

考点1 **小儿热速清口服液（颗粒、糖浆）★★★**

【功能】清热解毒，泻火利咽。

【主治】小儿外感风热所致的感冒，症见高热、头痛、咽喉肿痛、鼻塞流涕、咳嗽、大便干结。

【用法用量】口服。

【注意事项】风寒感冒者忌用。大便次数多者忌用。对本品过敏者禁用。过敏体质者慎用。服药期间，忌食生冷、油腻、辛辣食物。不宜在服药期间同时服用滋补性中药。

考点2 **小儿宝泰康颗粒★★**

【功能】解表清热，止咳化痰。

【主治】小儿风热外感，症见发热、流涕、咳嗽、脉浮。

【用法用量】口服。温开水冲服。1岁以内一次2.6g，1~3岁一次4g，3~12岁一次8g，一日3次。

【注意事项】含蔗糖，糖尿病患儿禁服。风寒感冒者不适用。脾虚易腹泻者慎服。对本品过敏者禁用。过敏体质者慎用。

知识拓展

中成药	功能	主治
小儿热速清口服液	清热解毒，泻火利咽	小儿外感风热所致的感冒
小儿宝泰康颗粒	解表清热，止咳化痰	小儿风热外感

二、发散风寒剂

考点3 儿感清口服液 ★★★

【功能】解表清热，宣肺化痰。

【主治】小儿外感风寒、肺胃蕴热证，症见发热恶寒、鼻塞流涕、咳嗽有痰、咽喉肿痛、口渴。

【注意事项】服药期间，忌食辛辣、生冷、油腻食物。对本品过敏者禁用。过敏体质者慎用。

考点4 解肌宁嗽丸 ★★

【功能】解表宣肺，止咳化痰。

【主治】外感风寒、痰浊阻肺所致的小儿感冒发热、咳嗽痰多。

【用法用量】口服。小儿1岁一次半丸，2~3岁一次1丸，一日2次。

【注意事项】痰热咳嗽者慎用。服药期间，忌食生冷、辛辣、油腻食物。对本品过敏者禁用。过敏体质者慎用。

知识拓展

中成药	共同点	不同点
儿感清口服液	①发散风寒剂 ②治小儿外感风寒	①疏风解表，方中较多地选用了清宣肺气、化痰止咳之品 ②多用于小儿外感风寒、肺胃蕴热者，症见发热恶寒、鼻塞流涕、咳嗽有痰、咽喉肿痛、口渴
解肌宁嗽丸		①发散风寒，方中较多地选用了宣肺、祛痰、止咳之品 ②多用于小儿风寒感冒、痰浊阻肺者，症见发热、恶寒、咳嗽痰多

第二节 清热剂

凡以清解里热，治疗小儿热毒炽盛病证为主要作用的中药制剂，称为儿科清热剂。

本类中成药主要具有清热解毒、消肿止痛之功，兼有利咽、凉血、活血等作用，适用于热毒炽盛所致的小儿咽痛、口疮、疮疡等证。

类型	功能	主治
清热解毒消肿剂	清热解毒、消肿止痛	①热毒所致的小儿咽喉肿痛 ②热毒内蕴所致的口疮肿痛、疮疡溃烂

本类中成药大多为苦寒之品，易伤脾胃，故脾胃虚弱之食少便溏者慎用。不宜久服，应中病即止。

清热解毒消肿剂

考点1 小儿咽扁颗粒 ★★★

【功能】清热利咽，解毒止痛。

【主治】小儿肺卫热盛所致的喉痹、乳蛾，症见咽喉肿痛、咳嗽痰盛、口舌糜烂；急性咽炎、急性扁桃体炎见上述证候者。

【注意事项】含蔗糖者，糖尿病患者禁服。急性喉炎、风寒袭肺咳嗽者不适用。脾虚易腹泻者慎用。虚火乳蛾、喉痹者慎用。服药期间，忌食辛辣、生冷、油腻食物。对本品过敏者禁用。过敏体质者慎用。

考点2 小儿化毒散（胶囊）★★

【功能】清热解毒，活血消肿。

【主治】热毒内蕴、毒邪未尽所致的口疮肿痛、疮疡溃烂、烦躁口渴、大便秘结。

【用法用量】散剂：口服，一次0.6g，一日1~2次，3岁以内小儿酌减；外用，敷于患处。胶囊剂：口服，一次2粒，一日1~2次，3岁以内小儿酌减；外用，去囊壳敷于患处。

【注意事项】肺胃阴虚所致的喉痹，以及阴虚火旺、虚火上炎所致的口疮慎用。脾胃虚弱、体弱者慎用。因其含有雄黄，故不宜过量服用或久用。服药期间，饮食宜清淡，忌食辛辣、油腻食物。腹泻患儿忌服。绞窄性肠梗阻患者忌服。

知识拓展

中成药	配伍特点	功能	主治
小儿咽扁颗粒	清热解毒、活血消肿同用	清热利咽，解毒止痛	①小儿肺卫热盛所致的喉痹、乳蛾②急性咽炎、急性扁桃体炎
小儿化毒散	以清解热毒药与活血消肿、生肌止痛之品同用	清热解毒，活血消肿	热毒内蕴、毒邪未尽所致的口疮肿痛、疮疡溃烂、烦躁口渴、大便秘结

第三节　止泻剂

凡以制止泄泻，治疗小儿泄泻为主要作用的中药制剂，称为儿科止泻剂。

本类中成药主要具有清利湿热或健脾益气止泻之功，适用于湿热或脾虚所致的泄泻。

类型	功能	主治	临床表现
清利止泻剂	清热、利湿、止泻	湿热蕴结大肠所致的小儿泄泻	便稀如水、腹痛、纳呆
健脾止泻剂	健脾益气、养胃消食、渗湿止泻	脾虚所致的小儿泄泻	大便溏泄、食少腹胀、面黄肌瘦、倦怠乏力

本类中成药中的清利止泻剂大多为苦泄清利之品，故虚寒性腹泻者不宜使用。反之，健脾止泻剂中大多为补益健脾之品，故湿热、邪实之泄泻者当慎用。

一、清利止泻剂

考点1 小儿泻速停颗粒★★★

【功能】清热利湿，健脾止泻，缓急止痛。

【主治】小儿湿热蕴结大肠所致的泄泻，症见大便稀薄如水样、腹痛、纳差；小儿秋季腹泻及迁延性、慢性腹泻见上述证候者。

【注意事项】虚寒泄泻者不宜使用。服药期间，忌食生冷、辛辣、油腻食物。腹泻严重，有较明显脱水表现者，应及时就医。对本品过敏者禁用。过敏体质者慎用。

二、健脾止泻剂

考点2 止泻灵颗粒★★★

【功能】健脾益气，渗湿止泻。

【主治】脾胃虚弱所致的泄泻、大便溏泄、饮食减少、腹胀、倦怠懒言；慢性肠炎、小儿腹泻病见上述证候者。

【用法用量】口服。一次12g，6岁以下儿童减半或遵医嘱，一日3次。

【注意事项】感受外邪、内伤饮食或湿热腹泻者慎用。服药期间，忌食辛辣、油腻食物。若久泻不止，伤津失水较重者，应及时送医院就诊。糖尿病患者慎用。服药期间，忌食生冷、辛辣、油腻之物。对本品过敏者禁用。过敏体质者慎用。

考点3 健脾康儿片★★

【功能】健脾养胃，消食止泻。

【主治】脾胃气虚所致的泄泻，症见腹胀便溏、面黄肌瘦、食少倦怠、小便短少。

【注意事项】湿热泄泻者慎用。服药期间，饮食宜清淡，选择易消化食物，注意补充体液，防止脱水。服药期间，忌食生冷、油腻、辛辣食物。对本品过敏者禁用。过敏体质者慎用。

知识拓展

中成药	配伍特点	功能	主治
小儿泻速停颗粒	清利湿热为主，兼健脾、涩肠以止泻	清热利湿、健脾止泻、缓急止痛	①小儿湿热蕴结大肠所致的泄泻 ②小儿秋季腹泻 ③小儿迁延性、慢性腹泻
止泻灵颗粒	补脾为主，兼以涩利，标本同治，以止泄泻	健脾益气、渗湿止泻	①脾胃虚弱所致的小儿泄泻 ②慢性肠炎 ③小儿腹泻病
健脾康儿片	健脾补虚为主，兼能消食	健脾养胃、消食止泻	脾胃气虚所致的泄泻

第四节　消导剂

凡以消积导滞，治疗小儿食积停滞病症为主要作用的中药制剂，称为儿科消导剂。

本类中成药主要具有消食化滞之功，兼有通利大便、健脾和胃等作用，适用于小儿食滞肠胃或脾运不健所致的食积证。

类型	功能	主治	临床表现
消食导滞剂	消食化积、通便导滞	①小儿食积停滞证 ②小儿食积便秘	①食少、腹胀 ②厌食、腹胀、便秘
健脾消食剂	健脾和胃、消食除积、驱虫	①小儿脾胃气虚、食积不化所致的疳积 ②小儿消化不良、虫积腹痛	乳食停滞、食欲不振、面黄肌瘦

本类中成药大多为消积、行气之品，易耗气，故脾胃虚弱或无积滞者当慎用。

一、消食导滞剂

考点 1 小儿消食片 ★★★

【功能】消食化滞，健脾和胃。

【主治】食滞肠胃所致的积滞，症见食少、便秘、脘腹胀满、面黄肌瘦。

【注意事项】脾胃虚弱，内无积滞者不宜使用。服药期间，忌食辛辣、油腻之品。脾虚泄泻、大便溏薄、大便次数多者应慎用或不用。对本品过敏者禁用。过敏体质者慎用。

考点 2 小儿化食丸（口服液）★★

【功能】消食化滞，泻火通便。

【主治】食滞化热所致的积滞，症见厌食、烦躁、恶心呕吐、口渴、脘腹胀满、大便干燥。

【注意事项】脾虚食积者慎用。服药期间，不宜过食生冷、辛辣、油腻食物。中病即止，不宜长期服用。

考点 3 一捻金（胶囊）★★

【功能】消食导滞，祛痰通便。

【主治】脾胃不和、痰食阻滞所致的积滞，症见停食停乳、腹胀便秘、痰盛喘咳。

【注意事项】脾胃虚弱，内无痰食积滞者慎用。服药期间，不宜过食生冷、肥腻食物。含有朱砂，不宜久用。肝肾功能不全者慎用。

知识拓展

中成药	配伍特点	功能	主治
小儿消食片	主消食积，兼行气滞	消食化滞、健脾和胃	食滞肠胃所致的积滞
小儿化食丸	消食化积，兼泻火通便	消食化滞、泻火通便	食滞化热所致的积滞
一捻金	主消食积，兼祛痰通便	消食导滞、祛痰通便	脾胃不和、痰食阻滞所致的积滞

二、健脾消食剂

考点 4 健儿消食口服液 ★★★

【功能】健脾益胃，理气消食。

【主治】小儿饮食不节损伤脾胃引起的纳呆食少，脘胀腹满，手足心热，自汗乏力，大便不调，以至厌食、恶食。

【注意事项】胃阴不足者慎用。服药期间，应调节饮食，纠正不良饮食习惯。

考点 5 肥儿丸★★

【功能】健胃消积，驱虫。

【主治】小儿消化不良，虫积腹痛，面黄肌瘦，食少腹胀泄泻。

【用法用量】口服。一次1～2丸，一日1～2次，3岁以内小儿酌减。

【注意事项】脾虚气弱者慎用。一般服药不超过3日，注意饮食卫生。

知识拓展

中成药	配伍特点	功能	主治
健儿消食口服液	主健脾补气，兼理气消食	健脾益胃、理气消食	小儿饮食不节损伤脾胃引起的纳呆食少、脘胀腹满、手足心热、自汗乏力、大便不调，以至厌食恶食
肥儿丸	主消散，兼杀虫	健胃消积、驱虫	小儿消化不良、虫积腹痛、面黄肌瘦、食少腹胀泄泻

第五节　止咳喘剂

凡以制止咳嗽喘息，治疗小儿咳喘为主要作用的中药制剂，称为儿科止咳喘剂。

本类中成药主要具有止咳平喘的作用，适用于小儿咳嗽喘息病证。

类型	功能	主治	临床表现
清宣降气化痰剂	宣肺、清热、化痰、止咳	小儿外感、痰热或痰浊所致的咳嗽	①发热恶寒、咳嗽气喘②咳嗽气促、痰多黏稠

本类中成药大多以泻肺实、止痰嗽为主，故体虚咳喘者慎用。

清宣降气化痰剂

考点 1 小儿咳喘灵颗粒（口服液）★★★

【功能】宣肺清热，止咳，祛痰，平喘。

【主治】小儿外感风热所致的感冒、咳喘，症见发热、恶风、微有汗出、咳嗽咯痰、喘息气促；上呼吸道感染、支气管炎、肺炎见上述证候者。

【注意事项】风寒感冒者慎用。服药期间，忌食生冷、辛辣、油腻食物。若见高热喘憋、鼻煽加剧者，应及时到医院诊治。高血压、心脏病患儿慎用。若见高热痰多、气促鼻煽，或咳嗽久治不愈，或频咳伴吐，或发热体温超过38.5℃的患者，应去医院就诊。不宜在服药期间同时服用滋补性中药。对本品过敏者禁用。过敏体质者慎用。运动员慎用。

考点 2 清宣止咳颗粒★★★

【功能】疏风清热，宣肺止咳。

【主治】小儿外感风热所致的咳嗽，症见咳嗽、咯痰、发热或鼻塞、流涕、微恶风寒、咽红或痛、苔薄黄等。

【注意事项】含糖者，糖尿病患儿禁服。脾虚易腹泻者慎服。风寒袭肺咳嗽不适用。服药期间，忌食辛辣、生冷、油腻食物。过敏体质者慎用。

考点3　鹭鸶咯丸★★

【功能】宣肺，化痰，止咳。

【主治】痰浊阻肺所致的顿咳、咳嗽，症见咳嗽阵作、痰鸣气促、咽干声哑；百日咳见上述证候者。

【用法用量】口服。梨汤或温开水送服。一次1丸，一日2次。

【注意事项】体虚久咳者慎用。服药期间，饮食宜清淡，忌食辛辣等刺激性食物。服药后病情未见好转，出现惊厥、窒息者，应及时采取相应的急救措施。本品含有细辛，不宜过量服用、长期服用。百日咳患儿应及时隔离治疗。运动员慎用。

考点4　儿童清肺丸（口服液）★★

【功能】清肺，解表，化痰，止嗽。

【主治】小儿风寒外束、肺经痰热所致的面赤身热、咳嗽气促、痰多黏稠、咽痛声哑。

【注意事项】服药期间，饮食宜清淡，忌食辛辣、生冷、油腻食物。急性支气管炎、支气管肺炎服药后发热、咳喘、痰涎壅盛不见好转，喘憋、面青唇紫者，应及时就医。高血压、心脏病患儿慎用。内蕴痰热咳嗽、阴虚燥咳、体弱久嗽者不适用。不宜在服药期间同时服用滋补性中药。对本品过敏者禁用。过敏体质者慎用。

考点5　小儿消积止咳口服液（颗粒）★★

【功能】清热肃肺，消积止咳。

【主治】小儿饮食积滞、痰热蕴肺所致的咳嗽、夜间加重、喉间痰鸣、腹胀、口臭。

【用法用量】5日为一个疗程。

【注意事项】体质虚弱、肺气不足、肺虚久咳、大便溏薄者慎用。3个月以下婴儿不宜服用。服药期间，饮食宜清淡，忌食生冷、辛辣、油腻食物。

知识拓展

中成药	配伍特点	功能	主治
小儿咳喘灵颗粒	宣清相兼	宣肺清热、止咳祛痰、平喘	①小儿外感风热所致的感冒、咳喘②上呼吸道感染、支气管炎、肺炎
清宣止咳颗粒	寒温相制，散中有敛	疏风清热、宣肺止咳	小儿外感风热所致的咳嗽、咯痰
鹭鸶咯丸	宣泄并用	宣肺、化痰、止咳	①痰浊阻肺所致的顿咳、咳嗽②百日咳
儿童清肺丸	清疏相合	清肺、解表、化痰、止嗽	小儿风寒外束、肺经痰热所致的面赤身热、咳嗽气促、痰多黏稠、咽痛声哑
小儿消积止咳口服液	苦降清泄，兼以消积	清热肃肺、消积止咳	小儿饮食积滞、痰热蕴肺所致的咳嗽、夜间加重、喉间痰鸣、腹胀、口臭

第六节　补虚剂

凡以扶助正气，治疗小儿虚证为主要作用的中药制剂，称为儿科补虚剂。

本类中成药主要具有补气、益阴等作用，适用于脾胃气虚所致的小儿发育迟缓。

类型	功能	主治
益气养阴剂	益气养阴、和胃健脾、强筋健骨	①小儿佝偻病、软骨病 ②小儿多汗、夜惊、食欲不振
补气健脾剂	益肺、健脾、补气、增强脾胃、改善消化	小儿因脾胃虚弱引起的食欲不振、消化不良、形体消瘦

本类中成药大多为甘补之品，有滞邪之弊，故邪实或湿热证者慎用。

一、益气养阴剂

考点1 龙牡壮骨颗粒★★★

【功能】强筋壮骨，和胃健脾。

【主治】治疗和预防小儿佝偻病、软骨病；对小儿多汗、夜惊、食欲不振、消化不良、发育迟缓也有治疗作用。

【注意事项】服药期间，忌食辛辣、生冷、油腻食物。本品含维生素D_2、乳酸钙、葡萄糖酸钙，请按推荐剂量服用，不可超量服用。服药期间应多晒太阳，多食含钙及易消化的食品。对本品过敏者禁用。过敏体质者慎用。

二、补气健脾剂

考点2 小儿扶脾颗粒★★★

【功能】健脾胃，助消化。

【主治】小儿脾胃气虚，消化不良，体质消瘦。

【注意事项】含蔗糖者，糖尿病患儿禁服。感冒时不宜服用。用药期间，忌食生冷、油腻、辛辣食物。

第七节　镇惊息风剂

凡以镇惊息风，治疗小儿惊风抽搐为主要作用的中药制剂，称为儿科镇惊息风剂。

本类中成药主要具有镇惊息风止痉等作用，适用于惊风抽搐病证。

类型	功能	主治	临床表现
治急惊剂	清热化痰、息风镇惊、祛风止痉	痰食或风痰所致的小儿急惊风	高热抽搐、痰喘气急、神志不清

本类中成药主要用于急惊风之实证。脾虚慢惊风不宜使用。

治急惊剂

考点 1 琥珀抱龙丸 ★★★

【功能】清热化痰，镇静安神。

【主治】饮食内伤所致的痰食型急惊风，症见发热抽搐、烦躁不安、痰喘气急、惊痫不安。

【注意事项】慢惊风，以及久病、气虚者忌服。寒痰停饮咳嗽、脾胃虚弱、阴虚火旺者慎用。外伤瘀血痫疾不宜单用本品。因其含朱砂，故不宜过量服用或久用。服药期间，饮食宜清淡，忌食辛辣、刺激、油腻食物。

考点 2 牛黄抱龙丸 ★★★

【药物组成】牛黄、胆南星、天竺黄、全蝎、炒僵蚕、朱砂、琥珀、人工麝香、雄黄、茯苓。

【功能】清热镇惊，祛风化痰。

【主治】小儿风痰壅盛所致的惊风，症见高热神昏、惊风抽搐。

【方义简释】

类型	药物	方解	配伍意义
君药	牛黄	清热解毒、清心豁痰、息风止痉定惊	清热定惊、祛痰止痉
	胆南星	清热化痰定惊	
臣药	天竺黄	清热化痰、清心定惊	助君药定惊、开窍、化痰
	琥珀	重镇安神定惊	
	朱砂	质重镇怯，有毒而力强，善镇心安神、清心	
	茯苓	健脾运、除痰湿、安心神，以扶正气	
	人工麝香	效同麝香，辛散温通，芳香走窜，善开窍通闭	
佐使药	全蝎	走窜搜剔，专入肝经，善息风止痉	息风化痰定惊
	炒僵蚕	息风止痉、祛风止痛、化痰散结	
	雄黄	辛散苦燥，温毒峻烈，祛痰、定惊	

全方配伍，主清泄，兼祛风，共奏清热镇惊、祛风化痰之功。

【用法用量】口服。一次1丸，一日1~2次，周岁以内小儿酌减。

【注意事项】慢惊风，以及阴虚火旺所致的虚风内动者慎用。寒痰停饮咳嗽慎用。因其含朱砂、雄黄，故不宜过量服用或久用。服药期间，饮食宜清淡，忌食辛辣、油腻食物。

知识拓展

中成药	共同点	不同点
琥珀抱龙丸	①治小儿急惊风所致的惊痫抽搐 ②含有毒药物，不宜过量服用或久服 ③不宜用于慢惊风	①药物组成以清镇安神、化痰行滞为主 ②治饮食内伤所致的痰食型急惊风，症见发热抽搐、烦躁不安、痰喘气急、惊痫不安
牛黄抱龙丸		①药物组成以清化热痰、祛风止痉为主 ②治风痰壅盛所致的惊风，症见高热神昏、惊风抽搐

第二十六章　眼科常用中成药

第一节　清热剂

凡以清热散风或清热泻火，治疗风热或火热上攻所致的各种目疾为主要作用的中药制剂，称为眼科清热剂。

本类中成药主要具有清热散风明目或清热泻火明目之功，兼有退翳、消肿、止痛、利尿或通便等作用，适用于风热上攻、外感风热内郁化火、火热上攻等引发的眼科疾病。

类型	功能	主治	临床表现
清热散风明目剂	清热散风、明目退翳、止痒止泪	风热上攻	①胞睑红肿、白睛红赤、灼痛痒涩、羞明多泪 ②眵多胶结、口干、尿黄，舌红、苔黄、脉浮数
清热泻火明目剂	清热泻火、明目退翳、止痒	火热上攻	①胞睑红肿、白睛赤肿或溢血、沙涩灼痛、黑睛生星翳、畏光流泪 ②热泪成汤 ③眵多清稀、口渴引饮、尿赤、便干，舌红、苔黄、脉数

本类中成药大多辛散苦凉清泄或苦寒清泄，有伤阳、伤津之弊，故脾胃虚寒或阴虚津亏者慎用。

一、清热散风明目剂

考点1 明目蒺藜丸 ★★★

【功能】清热散风，明目退翳。

【主治】上焦火盛引起的暴发火眼、云蒙障翳、羞明多眵、眼边赤烂、红肿痛痒、迎风流泪。

【注意事项】阴虚火旺者慎用。年老体弱者慎用。服药期间，忌食辛辣、肥甘厚味之品，禁吸烟、饮酒。

考点2 明目上清片 ★★

【功能】清热散风，明目止痛。

【主治】外感风热所致的暴发火眼、红肿作痛、头晕目眩、眼边刺痒、大便燥结、小便赤黄。

【注意事项】孕妇慎用。脾胃虚寒者忌用。服药期间，忌食辛辣燥热、油腻黏滞之物。

知识拓展

中成药	共同点	不同点
明目蒺藜丸	①清热散风、明目 ②治肝经风热上犯所致的暴发火眼、红肿痒痛、羞明多眵 ③治风热夹湿所致的眼边赤烂	①散风力较强，长于退翳 ②治云蒙翳障（黑睛障翳）、迎风流泪
明目上清片		①清热力强，长于止痛，且兼通利二便 ②暴发火眼与眼边赤烂兼大便燥结、小便赤黄者用之为宜

二、清热泻火明目剂

考点3 黄连羊肝丸 ★★★

【功能】泻肝明目。

【主治】肝火旺盛所致的目赤肿痛、视物昏暗、羞明流泪、胬肉攀睛。

【注意事项】本品苦寒，故阴虚火旺者、脾胃虚寒者，以及体弱年迈者慎用，不可过量服用或久服。服药期间，忌食辛辣、肥甘之物。

考点4 马应龙八宝眼膏 ★★★

【功能】清热退赤，止痒去翳。

【主治】风火上扰所致的眼睛红肿痛痒、流泪、眼睑红烂；沙眼见上述证候者。

【用法用量】点入眼睑内。一日2~3次。

【注意事项】孕妇慎用。服药期间，忌食辛辣、油腻食物。

知识拓展

中成药	配伍特点	功能	主治
黄连羊肝丸	唯做内服	泻肝明目	肝火旺盛
马应龙八宝眼膏	只做外用	消热退赤、止痒去翳	风火上扰

第二节 扶正剂

凡以补虚扶正，治疗正气虚弱等所致的各种目疾为主要作用的中药制剂，称为眼科扶正剂。

本类中成药主要具有补虚扶正明目之功，兼有退翳、降火、活血、消肿等作用，适用于肝肾亏虚、气阴两虚(或兼血瘀)等引发的眼科疾病。

类型	功能	主治	临床表现
滋阴养肝明目剂	滋肾养肝(或滋阴降火)、明目退翳	肝肾亏虚或阴虚火旺	内障目暗、视物昏花、目干目涩、腰膝酸软、口干，舌红少苔，脉沉或细数
益气养阴化瘀明目剂	补气养阴、活血化瘀、明目	气阴两虚与瘀血阻脉	视力下降或视觉异常、眼底瘀血征象、神疲乏力、咽干、口干等，舌红少苔、脉沉细

本类中成药大多甘润滋补，有腻膈碍胃敛邪之弊，故脾胃虚弱者慎用，痰湿、食积、气滞者忌用。

一、滋阴养肝明目剂

考点1 明目地黄丸(浓缩丸) ★★★

【功能】滋肾，养肝，明目。

【主治】肝肾阴虚所致的目涩畏光、视物模糊、迎风流泪。

【注意事项】肝经风热、肝胆湿热、肝火上扰，以及脾胃虚弱、运化失调者慎用。服药期间，不宜食用油腻肥甘、辛辣燥热之物。

考点2 石斛夜光丸★★

【功能】滋阴补肾，清肝明目。

【主治】肝肾两亏，阴虚火旺，内障目暗，视物昏花。

【注意事项】孕妇慎用。肝经风热、肝火上攻实证，以及脾胃虚弱、运化失调者慎用。

考点3 障眼明片（胶囊）★★

【功能】补益肝肾，退翳明目。

【主治】肝肾不足所致的干涩不舒、单眼复视、腰膝酸软，或轻度视力下降；早、中期老年性白内障见上述证候者。

【注意事项】脾胃虚寒者慎用。治疗过程中，不宜食用辛辣烧烤、黏腻肥甘等食物。

知识拓展

中成药	共同点	不同点
明目地黄丸	①补肝益肾而明目 ②治肝肾亏虚所致的视物昏花	①滋补肝肾之阴，略散肝经风热 ②治肝肾阴虚或兼风热所致的视物模糊、目涩畏光、迎风流泪
石斛夜光丸		①清肝明目 ②治肝肾两亏、阴虚火旺所致的内障目暗、视物昏花
障眼明片		①退翳明目 ②治肝肾不足所致的目珠干涩不舒、单眼复视、腰膝酸软、或轻度视力下降 ③治早、中期老年性白内障

二、益气养阴化瘀明目剂

考点4 复方血栓通胶囊★★★

【功能】活血化瘀，益气养阴。

【主治】血瘀兼气阴两虚所致的视网膜静脉阻塞，症见视力下降或视觉异常、眼底瘀血征象、神疲乏力、咽干、口干等；以及血瘀兼气阴两虚的稳定性劳累型心绞痛，症见胸闷、胸痛、心悸、心慌、气短、乏力、心烦、口干。

【注意事项】孕妇慎用。痰瘀阻络、气滞血瘀者慎用。用药期间，不宜食用辛辣厚味、肥甘滋腻等食物。

考点5 芪明颗粒★★

【功能】益气生津，滋养肝肾，通络明目。

【主治】2型糖尿病视网膜病变单纯型，中医辨证属气阴亏虚、肝肾不足、目络瘀滞证，症见视物昏花、目睛干涩、神疲乏力、五心烦热、自汗盗汗、口渴喜饮、便秘、腰膝酸软、头晕、耳鸣。

【用法用量】开水冲服，一次1袋，一日3次。疗程为3~6个月。

【注意事项】脾胃虚寒者、痰多者，以及湿阻胸闷、胃肠胀满、食少便溏者不宜使用。服药期间，忌食辛辣、油腻食物。

知识拓展

中成药	配伍特点	功能	主治
复方血栓通胶囊	药简效宏	活血化瘀、益气养阴	血瘀兼气阴两虚
芪明颗粒	集补益与活血为一体，攻补兼施	益气生津、滋养肝肾、通络明目	气阴亏虚、肝肾不足、目络瘀滞

第二十七章　耳鼻喉、口腔科常用中成药

第一节　治耳聋耳鸣剂

凡以清肝利耳或滋肾聪耳，治疗肝胆实火湿热或肝肾亏虚所致的耳聋耳鸣等为主要作用的中药制剂，称为治耳聋耳鸣剂。

本类中成药主要具有清泻肝胆实火、清利肝胆湿热、开窍或滋阴平肝等作用，适用于肝火上扰、肝胆湿热或肝肾亏虚等引发的耳聋、耳鸣等。

类型	功能	主治	临床表现
清肝利耳剂	清泻肝胆实火、清利肝胆湿热、开窍	肝火上扰、肝胆湿热	突发耳聋、耳鸣如闻潮声或如风雷声、面红目赤、急躁易怒、口苦口干、便秘尿黄，舌红、苔黄、脉弦数
益肾聪耳剂	滋肾平肝	肾精亏虚	听力逐渐下降、耳鸣如闻蝉鸣之声、昼夜不息、夜间较重、头晕目暗、腰膝酸软，舌红、少苔、脉细弱或细数

本类中成药中，清肝利耳剂大多苦寒清泄清利，有伤阳败胃之弊，故脾胃虚寒者或阴虚津亏者慎用。益肾聪耳剂大多滋腻碍胃，故脾胃虚弱者慎服，湿滞痰壅者不宜服用。

一、清肝利耳剂

考点1 耳聋丸（胶囊）★★★

【功能】清肝泻火，利湿通窍。

【主治】肝胆湿热所致的头晕头痛、耳聋耳鸣、耳内流脓。

【注意事项】孕妇慎用。脾胃虚寒者慎用。服药期间，忌食辛辣、油腻之物。

考点2 通窍耳聋丸★★

【功能】清肝泻火，通窍润便。

【主治】肝经热盛，头目眩晕，耳聋蝉鸣，耳底肿痛，目赤口苦，胸膈满闷，大便燥结。

【注意事项】孕妇忌服。服药期间，忌食辛辣之品。

知识拓展

中成药	共同点	特点
耳聋丸	①清肝泻火通窍	除湿开窍，可用于耳内流脓
通窍耳聋丸	②治肝胆热所致的头晕头痛、耳聋耳鸣	通窍润便，用于肝经热盛、耳底肿痛、大便燥结

二、益肾聪耳剂

考点 3 耳聋左慈丸 ★★★

【功能】滋肾平肝。

【主治】肝肾阴虚所致的耳鸣耳聋、头晕目眩。

【注意事项】痰瘀阻滞者慎用。服药期间，注意饮食调理，忌食或少食辛辣、刺激及油腻之物。

第二节　治鼻鼽鼻渊剂

凡以散风寒或风热、清热解毒、宣肺、化湿、通鼻窍，治疗风寒或风热犯及鼻窍或胆腑郁热上蒸鼻窍、脾胃湿热上结鼻窍所致的鼻鼽鼻渊为主要作用的中药制剂，称为治鼻鼽鼻渊剂。

本类中成药主要具有疏散风热、芳香通窍，或清泄肝胆、利湿通窍，或温补肺气、疏风散寒，或健脾益气、清利湿浊等作用，适用于风热邪毒、袭肺犯鼻，或胆腑郁热、上犯脑窍、结于鼻窦，或脾胃湿热、蕴结鼻窦，或肺气虚弱、邪滞鼻窦，或脾虚湿盛、困结鼻窦，或兼而有之等引发的鼻鼽鼻渊等。

类型	功能	主治	临床表现
清宣通窍剂	清热散风、宣肺通窍	风热邪毒袭肺犯鼻所致的鼻鼽鼻渊	鼻痒、喷嚏、鼻塞，流清涕或流浊涕、量多色黄或白、质黏、舌红、苔微黄、脉浮数
清化通窍剂	芳香化浊、清热通窍	湿浊内蕴、胆经郁火	鼻塞、流清涕或浊涕、前额头痛、舌红、苔微黄、脉滑数
散风通窍剂	①疏散风热或风寒、祛湿通窍 ②益气固表、祛风通窍	肺经风热、胆腑郁热	鼻塞、流黄涕而量多、头痛、舌红、苔微黄、脉数，或肺气不足、风邪外袭所致的鼻痒、喷嚏、流清涕、易感冒、乏力，舌淡红、苔白、脉弱寸浮

本类中成药中，清宣通窍剂大多苦辛性寒，有伤阳耗气之弊，故脾胃虚弱者慎用；清化通窍剂大多芳香清泄，能耗气伤胃，故气虚胃弱者慎用；散风通窍剂则应根据各自的性能特点及使用注意谨慎选用。

一、清宣通窍剂

考点 1 鼻炎康片 ★★★

【功能】清热解毒，宣肺通窍，消肿止痛。

【主治】风邪蕴肺所致的急、慢性鼻炎，过敏性鼻炎。

【注意事项】孕妇及哺乳期妇女慎用。对本品及所含成分过敏者禁用。过敏性鼻炎属虚寒者慎用。肺脾气虚或气滞血瘀者慎用。运动员慎用。服药期间，戒烟、酒，忌辛辣食物。

所含苍耳子有毒，故不宜过量服用或持久服用。含马来酸氯苯那敏，易引起嗜睡，服药期间不得驾驶车、船，不得从事高空作业、机械作业，以及操作精密仪器等；又因其对H_1受体有阻断作用，故膀胱颈梗阻、甲状腺功能亢进、青光眼、高血压和前列腺肥大者慎用。

考点2 千柏鼻炎片（胶囊）★★

【功能】清热解毒，活血祛风，宣肺通窍。

【主治】风热犯肺、内郁化火、凝滞气血所致的鼻塞、鼻痒气热、流涕黄稠，或持续鼻塞、嗅觉迟钝；急慢性鼻炎、急慢性鼻窦炎见上述证候者。

【用法用量】口服。片剂：一次3～4片，一日3次。胶囊剂：一次2粒，一日3次。15天为一个疗程。症状减轻后，减量维持或遵医嘱。

【注意事项】外感风寒、肺脾气虚者慎用。高血压、青光眼患者慎用。服药期间，忌食辛辣厚味、油腻、鱼腥发物，戒烟酒。因含千里光，故不宜过量或持久服用。

有文献报道，服用本品可引起肝脏损害，偶有胸痛、口干等。

知识拓展

中成药	功能		主治
鼻炎康片		消肿止痛	风邪蕴肺所致的急、慢性鼻炎，过敏性鼻炎
千柏鼻炎片	清热解毒、宣肺通窍	活血祛风	①风热犯肺、内郁化火、凝滞气血所致的鼻塞、鼻痒气热、流涕黄稠，或持续鼻塞、嗅觉迟钝 ②急慢性鼻炎、急慢性鼻窦炎

中成药	共同点	特点
鼻炎康片	①清热解毒、宣肺通窍 ②治急、慢性鼻炎而见鼻塞、鼻痒气热、流涕黄稠	①中西合璧，标本兼顾，又能消肿止痛 ②含有化学药品马来酸氯苯那敏，其能抗组胺，消除鼻黏膜过敏症状
千柏鼻炎片		苦泄辛散寒清，又能活血祛风

二、清化通窍剂

考点3 藿胆丸★★★

【功能】芳香化浊，清热通窍。

【主治】湿浊内蕴、胆经郁火所致的鼻塞、流清涕或浊涕、前额头痛。

【用法用量】口服。一次3～6g，一日2次。儿童酌减或饭后服，遵医嘱。

【注意事项】孕妇慎用。对本品过敏者禁用。过敏体质者慎用。不宜在服药期间同时服用滋补性中药。有高血压、心脏病、肝病、糖尿病、肾病等慢性病严重者应在医师指导下服用。儿童、哺乳期妇女、年老体弱者应在医师指导下服用。脾虚便溏者慎用。服药3天症状无缓解者，应去医院就诊。

考点4 鼻咽清毒颗粒★★★

【功能】清热解毒，化痰散结。

【主治】痰热毒瘀蕴结所致的鼻咽部慢性炎症，鼻咽癌放射治疗后分泌物增多。

【用法用量】口服。一次20g，一日2次。30天为一个疗程。

【注意事项】外感风寒、肺脾气虚或气滞血瘀者慎用。服药期间，戒烟酒，忌辛辣食物。所含苍耳子有毒，故不宜过量服用或持久服用。

知识拓展

中成药	配伍特点	功能	主治
藿胆丸	芳化辛散清泄	芳香化浊、清热通窍	湿浊内蕴、胆经郁火所致的鼻塞、流清涕或浊涕、前额头痛
鼻咽清毒颗粒	–	清热解毒，化痰散结	①痰热毒瘀蕴结所致的鼻咽部慢性炎症 ②鼻咽癌放射治疗后分泌物增多

三、散风通窍剂

考点5 辛芩颗粒 ★★★

【功能】益气固表，祛风通窍。

【主治】肺气不足、风邪外袭所致的鼻痒、喷嚏、流清涕，易感冒；过敏性鼻炎见上述证候者。

【用法用量】口服。一次1袋，开水冲服，一日3次。20天为一个疗程。

【注意事项】外感风热或风寒化热者慎用。服药期间，戒烟、酒，忌食辛辣之物。儿童及老年人慎用。孕妇、婴幼儿及肾功能不全者禁用。所含苍耳子有毒，故不宜过量服用或持久服用。

考点6 香菊片（胶囊、颗粒）★★

【功能】辛散祛风，清热通窍。

【主治】急、慢性鼻窦炎，鼻炎。

【注意事项】孕妇慎用。外感风寒之鼻塞、流清涕者慎用。服药期间，忌食辛辣、鱼腥食物。

考点7 辛夷鼻炎丸 ★★

【功能】祛风宣窍，清热解毒。

【主治】风热上攻、热毒蕴肺所致的鼻塞、鼻流清涕或浊涕、发热、头痛；慢性鼻炎、过敏性鼻炎、神经性头痛见上述证候者。

【注意事项】外感风寒、肺脾气虚、气滞血瘀者慎用。服药期间，忌食辛辣、鱼腥食物。所含苍耳子有毒，故不宜过量服用或持久服用。

知识拓展

中成药	功能	主治
辛芩颗粒	益气固表、祛风通窍	①肺气不足、风邪外袭所致的鼻痒、喷嚏、流清涕，易感冒 ②过敏性鼻炎
香菊片	辛散祛风、清热通窍	急、慢性鼻窦炎，鼻炎
辛夷鼻炎丸	祛风宣窍、清热解毒	①风热上攻、热毒蕴肺所致的鼻塞、鼻流清涕或浊涕、发热、头痛 ②慢性鼻炎、过敏性鼻炎、神经性头痛

第三节　治咽肿声哑剂

凡以清热解毒、疏散风热、化腐消肿、化痰散结、利咽开音，治疗风热或火毒上攻，或阴虚火旺、虚火上炎，或火毒蕴结、腐脓烂肉，或风热外束、痰热结喉所致的咽喉肿痛、声音嘶哑等为主要作用的中药制剂，称为治咽肿声哑剂。

本类中成药主要具有清热解毒、疏散风热、化腐消肿、化痰散结、利咽开音等作用，适用于风热或火毒上攻，或阴虚火旺、虚火上炎，或火毒蕴结、腐脓烂喉，或风热外束、痰热结喉所致的咽喉肿痛、声音嘶哑等。

类型	功能	主治	临床表现
清解利咽剂	清热散风、清热解毒、消肿利咽	风热或火毒上攻	咽喉肿痛、口干、尿黄，舌红、苔黄、脉数
滋润利咽剂	滋阴降火、润喉利咽	阴虚火旺、虚火上炎	咽喉肿痛、口鼻干燥，舌红、少苔、脉细数
化腐利咽剂	解毒利咽、化腐敛疮	火毒蕴结、腐脓烂喉	咽痛、咽部红肿、糜烂，舌红、苔黄、脉滑数
开音利咽剂	清热疏风、化痰散结、利咽开音	风热外束、痰热壅结	咽喉肿痛、声音嘶哑、咽干灼热、咽中有痰，或寒热头痛，或便秘尿赤，舌红、苔黄、脉数

本类中成药中，清解利咽剂与化腐利咽剂大多苦寒清泄，有伤阳败胃之弊，故脾胃虚寒者慎用；滋润利咽剂大多甘寒滋腻，伤阳碍胃，故脾胃虚弱者慎服，湿滞痰壅者不宜服用；开音利咽剂辛散苦泄，故阴虚火旺者及脾胃虚弱者慎用。个别含有毒药物，不宜过量服用或持久服用。

一、清解利咽剂

考点1 冰硼散★★★

【药物组成】冰片、硼砂（煅）、朱砂、玄明粉。

【功能】清热解毒，消肿止痛。

【主治】热毒蕴结所致的咽喉疼痛、牙龈肿痛、口舌生疮。

【方义简释】

类型	药物	方解	配伍意义
君药	冰片	芳香走窜，微寒清凉，外用善清热止痛、消肿生肌	
臣药	煅硼砂	甘能解毒，咸能软坚，凉可清热，外用善清热解毒、防腐消肿	增君药清热解毒、消肿之功
佐药	朱砂	甘寒清解有毒，外用善清热解毒消肿	清热利咽、散结消肿，以增君臣药之功
	玄明粉	苦泄咸软寒清，外用善清火散结消肿	

全方配伍，清解兼消散，共奏清热解毒、消肿止痛之功。

【用法用量】吹敷患处，每次少量，一日数次。

【注意事项】孕妇及哺乳期妇女禁用。虚火上炎者慎用。用药期间，忌食油腻食物，戒烟、忌饮酒。因含朱砂（硫化汞），故不宜长期大剂量使用，以免引起汞的蓄积而中毒。

考点2 桂林西瓜霜（含片）★★★

【功能】清热解毒，消肿止痛。

【主治】风热上攻、肺胃热盛所致的乳蛾、喉痹、口糜，症见咽喉肿痛、喉核肿大、口舌生疮、牙龈肿痛或出血；急性咽炎、慢性咽炎、扁桃体炎、口腔炎、口腔溃疡、牙龈炎见上述证候者及轻度烫伤（表皮未破）者。

【用法用量】散剂：外用，喷、吹或敷于患处，一次适量，一日数次；重症者兼服，一次1～2g，一日3次。含片：一次2片，一日5次，5～7天为一个疗程。

【注意事项】孕妇禁用。对本品过敏者禁用。过敏体质者慎用。服药期间，忌食辛辣、油腻、鱼腥食物，戒烟酒。老人、儿童及素体脾胃虚弱者慎用。不宜与滋补性中药同时服用。内含有山豆根与煅硼砂，故不宜过量服用或长期服用。高血压、心脏病、肝病、糖尿病、肾病等慢性病严重者，应在医师指导下服用。外用时，应首先清洁患处，取适量药粉敷于患处。如口腔用药，应先漱口清除口腔食物残渣，用药后禁食30～60分钟。

考点3 复方鱼腥草片（合剂）★★

【功能】清热解毒。

【主治】外感风热所致的急喉痹、急乳蛾，症见咽部红肿、咽痛；急性咽炎、急性扁桃体炎见上述证候者。

【注意事项】虚火所致的喉痹、乳蛾者慎用。服药期间，忌食辛辣、油腻、鱼腥食物，戒烟、酒。

考点4 六神丸★

【功能】清热解毒，消炎止痛。

【主治】烂喉丹痧，咽喉肿痛，喉风喉痛，单双乳蛾，小儿热疖，痈疡疔疮，乳痈发背，无名肿毒。

【用法用量】口服。一日3次，温开水吞服。1岁一次服1粒，2岁一次服2粒，3岁一次服3～4粒，4～8岁一次服5～6粒，9～10岁一次服8～9粒，成人一次服10粒。另可外敷在皮肤红肿处，以丸十数粒，用冷开水或米醋少许，盛食匙中化散，敷搽四周，每日数次，常保潮湿，直至肿退为止。如红肿已将出脓或已穿烂，切勿再敷。

【注意事项】孕妇禁用。对本品过敏者禁用。过敏体质及阴虚火旺者慎用。服药期间，应进食流质或半流质饮食，忌食辛辣、油腻、鱼腥食物，戒烟、酒。老年人、儿童及素体脾胃虚弱者慎用。因含有麝香，故运动员慎用。因含有毒的蟾酥、雄黄等，故不能过量服用或持久服用。外用不可入眼。

有文献报道，六神丸可引起喉头水肿及药物性肝炎等。

中成药	共同点	特点
冰硼散	①清热解毒、消肿止痛 ②治热毒蕴结所致的咽喉疼痛、牙龈肿痛、口舌生疮	清解兼消散，药简效宏，唯做外用
桂林西瓜霜		①由冰硼散去朱砂，并配伍黄连解毒汤、射干、山豆根、薄荷脑等清解利咽之品而成 ②清解消散兼收敛，外用、内服皆宜 ③长于清热泻火、解毒利咽，又兼散风、敛疮、止血 ④可用于牙龈肿痛兼出血

二、滋润利咽剂

考点 5 玄麦甘桔含片（颗粒、胶囊）★★★

【功能】清热滋阴，祛痰利咽。

【主治】阴虚火旺，虚火上浮，口鼻干燥，咽喉肿痛。

【注意事项】喉痹、乳蛾属风热者慎用。脾虚便溏者慎用。服药期间，忌食辛辣、油腻、鱼腥之物，戒烟、酒。儿童用药应遵医嘱。

考点 6 清音丸★★

【功能】清热利咽，生津润燥。

【主治】肺热津亏，咽喉不利，口舌干燥，声哑失音。

【用法用量】口服。温开水送服或嚼化。水蜜丸一次2g，大蜜丸一次1丸，一日2次。

【注意事项】孕妇禁用。急喉痹证属实热者慎用。服药期间，忌食辛辣、油腻食物，忌烟、酒。

中成药	配伍特点	功能	主治
玄麦甘桔含片	清滋兼宣散	清热滋阴、祛痰利咽	阴虚火旺、虚火上浮所致的口鼻干燥、咽喉肿痛
清音丸	清润而不腻滞	清热利咽、生津润燥	肺热津亏所致的咽喉不利、口舌干燥、声哑失音

三、化腐利咽剂

考点 7 锡类散★★★

【功能】解毒化腐。

【主治】心胃火盛所致的咽喉糜烂肿痛。

【用法用量】每用少许，吹敷患处，一日1～2次。

【注意事项】孕妇、老年人、儿童慎用。虚火上炎者及素体脾胃虚弱者慎用。服药期间，忌食辛辣、油腻食物。

考点 8 珠黄散★★

【功能】清热解毒，祛腐生肌。

【主治】热毒内蕴所致的咽痛、咽部红肿、糜烂、口腔溃疡久不收敛。

【用法用量】取药少许吹患处，一日2～3次。

【注意事项】孕妇慎用。虚火所致的喉痹、口疮慎用。素体脾胃虚弱者慎用。服药期间，忌食辛辣、油腻食物。

知识拓展

中成药	配伍特点	功能	主治
锡类散	唯做外用，清解又收敛	解毒化腐	心胃火盛所致的咽喉糜烂肿痛
珠黄散	药简效宏，多做外用	清热解毒、祛腐生肌	热毒内蕴所致的咽痛、咽部红肿、糜烂、口腔溃疡久不收敛

四、开音利咽剂

考点9 黄氏响声丸★★★

【功能】疏风清热，化痰散结，利咽开音。

【主治】风热外束、痰热内盛所致的急、慢性喉痹，症见声音嘶哑、咽喉肿痛、咽干灼热、咽中有痰，或寒热头痛，或便秘尿赤；急、慢性喉炎及声带小结、声带息肉初起见上述证候者。

【用法用量】口服。炭衣丸：一次8丸（每丸重0.1g）或6丸（每丸重0.133g），一日3次。糖衣丸：一次20丸，一日3次。饭后服用；儿童减半。

【注意事项】阴虚火旺、胃寒便溏者，以及素体脾胃虚弱者慎用。老年人、儿童慎用。服药期间，忌食辛辣、油腻、鱼腥食物，戒烟、酒。儿童服用该药应遵医嘱。

考点10 清咽滴丸★★

【功能】疏风清热，解毒利咽。

【主治】外感风热所致的急喉痹，症见咽痛、咽干、口渴，或微恶风、发热、咽部红肿，舌边尖红、苔薄白或薄黄、脉浮数或滑数；急性咽炎见上述证候者。

【用法用量】含服。一次4~6丸，一日3次。

【注意事项】孕妇慎用。虚火所致的喉痹者慎用。素体脾胃虚弱者慎用。老年人、儿童慎用。服药期间，忌食辛辣、油腻之物。

知识拓展

中成药	配伍特点	功能	主治
黄氏响声丸	辛散苦泄寒清	疏风清热、化痰散结、利咽开音	①风热外束、痰热内盛所致的急、慢性喉痹 ②急、慢性喉炎及声带小结、声带息肉初起
清咽滴丸	清解疏散	疏风清热、解毒利咽	①外感风热所致的急喉痹 ②急性咽炎

第四节 治口疮剂

凡以清解消肿，治疗火热内蕴或虚火上炎所致的口舌生疮等为主要作用的中药制剂，称为治口疮剂。

本类中成药主要具有清解消肿或滋阴清解之功，兼有凉血、止痛、通便等作用，适用于火热上炎或阴虚火旺等引发的口内疮疡等。

类型	功能	主治	临床表现
清解消肿剂	清热泻火、凉血解毒	火热上炎	口疮溃破红肿、口渴、口臭、尿黄、便秘，舌红、苔黄，脉数
滋阴清解剂	滋阴清热、解毒消肿	阴虚火热上炎	口疮溃烂微红、日久不愈、口干、手足心热，或便干，舌红、少苔，脉细数

本类中成药大多苦寒清泄或甘苦性寒清滋，有伤阳败胃之弊，故脾胃虚寒或阴虚津亏者慎用。

一、清解消肿剂

考点1 栀子金花丸 ★★★

【功能】清热泻火，凉血解毒。

【主治】肺胃热盛所致的口舌生疮、牙龈肿痛、目赤眩晕、咽喉肿痛、吐血衄血、大便秘结。

【注意事项】孕妇慎用。阴虚火旺者忌服。哺乳期妇女慎用。年老体弱者，以及脾虚便溏者慎用。服药期间，忌烟、酒与辛辣食物。

考点2 口腔溃疡散 ★★

【功能】清热，消肿，止痛。

【主治】火热内蕴所致的口舌生疮、黏膜破溃、红肿灼痛；复发性口疮、急性口炎见上述证候者。

【用法用量】用消毒棉球蘸药擦患处。一日2~3次。

【注意事项】阴虚火旺者慎用。老人、儿童，以及脾胃虚弱者慎用。

二、滋阴清解剂

考点3 口炎清颗粒 ★★★

【功能】滋阴清热，解毒消肿。

【主治】阴虚火旺所致的口腔炎症。

【注意事项】脾虚便溏者慎服。湿热内蕴、食积内停者忌服。服药期间，忌食辛辣、酸甜、油腻之物。

知识拓展

中成药	功能	主治
栀子金花丸	清热泻火、凉血解毒	肺胃热盛所致的口舌生疮、牙龈肿痛、目赤眩晕、咽喉肿痛、吐血衄血、大便秘结
口腔溃疡散	清热、消肿、止痛	①火热内蕴所致的口舌生疮、黏膜破溃、红肿灼痛②复发性口疮、急性口炎
口炎清颗粒	滋阴清热、解毒消肿	阴虚火旺所致的口腔炎症

第五节　治牙病剂

　　凡以清解消肿止痛，治疗火热内蕴或虚火上炎所致的牙龈肿痛等为主要作用的中药制剂，称为治牙病剂。

清热止痛剂

考点 牙痛一粒丸★★★

　　【功能】解毒消肿，杀虫止痛。

　　【主治】火毒内盛所致的牙龈肿痛、龋齿疼痛。

　　【用法用量】每次取1～2丸，填入龋齿洞内或肿痛的齿缝处，外塞一块消毒棉花，防止药丸滑脱。

　　【注意事项】将含药后的唾液吐出，不可咽下。本品含蟾酥、朱砂、雄黄，不宜过量使用或久用。

第二十八章　骨伤科常用中成药

第一节　接骨疗伤剂

凡以接骨疗伤，治疗皮肉、筋骨、气血、脏腑经络损伤疾患为主要作用的中药制剂，称为接骨疗伤剂。

本类中成药主要具有活血化瘀、接骨续筋、消肿止痛之功，兼有通络、益气血、补肝肾等作用，适用于外伤或内伤等引发的跌打瘀肿、闪腰岔气、骨折筋伤等病证。

类型	功能	主治	临床表现
接骨续伤剂	活血消肿、接骨续筋	外伤所致的骨折筋伤	骨断裂、筋扭伤、脱臼
化瘀止痛剂	活血化瘀、消肿止痛	外伤所致的跌打损伤、闪腰岔气	局部瘀血、肿胀疼痛

本类中成药大多辛苦泄散、活血通脉，有伤津、堕胎之弊，故孕妇及月经过多者禁用，阴虚津亏者慎用。个别含有毒药物，不宜过量服用或久服。

一、接骨续伤剂

考点1 接骨七厘片（丸、胶囊）★★★

【功能】活血化瘀，接骨止痛。

【主治】跌打损伤，闪腰岔气，骨折筋伤，瘀血肿痛。

【用法用量】口服。温开水或黄酒送服。

【注意事项】孕妇禁用。骨折、脱臼者应先复位后再用本品治疗。脾胃虚弱者慎用。

考点2 骨折挫伤胶囊★★

【功能】舒筋活络，消肿散瘀，接骨止痛。

【主治】跌打损伤，扭腰岔气，筋伤骨折属于瘀血阻络者。

【用法用量】口服。用温黄酒或温开水送服，一次4～6粒，一日3次；小儿酌减。

【注意事项】孕妇禁用。骨折、脱臼先行复位固定后，再用药物治疗。脾胃虚弱者慎服。宜饭后服用。

考点3 恒古骨伤愈合剂★★

【功能】活血益气，补肝肾，接骨续筋，消肿止痛，促进骨折愈合。

【主治】新鲜骨折及陈旧骨折、股骨头坏死、骨关节病、腰椎间盘突出症。

【用法用量】口服。成人一次25ml，6～12岁一次12.5ml，每两日服用1次，饭后1小时服用。12天为一个疗程。

【注意事项】骨折患者需固定复位后再用药。有精神病史者、青光眼患者、孕妇忌用。

心、肺、肾功能不全者慎用。本品所含洋金花有毒，不可过量服用、久服。

知识拓展

中成药	功能	主治
接骨七厘片	活血化瘀，接骨止痛	跌打损伤、闪腰岔气、筋骨折伤、瘀血肿痛
骨折挫伤胶囊	舒筋活络、消肿散瘀、接骨止痛	跌打损伤、扭腰岔气、筋伤骨折属于瘀血阻络者
恒古骨伤愈合剂	活血益气、补肝肾、接骨续筋、消肿止痛，促进骨折愈合	新鲜骨折及陈旧骨折、股骨头坏死、骨关节病、腰椎间盘突出

二、化瘀止痛剂

考点 4 七厘散（胶囊）★★★

【药物组成】血竭、乳香（制）、没药（制）、红花、儿茶、冰片、人工麝香、朱砂。

【功能】化瘀消肿，止痛止血。

【主治】跌扑损伤，血瘀疼痛，外伤出血。

【方义简释】

类型	药物	方解	配伍意义
君药	血竭	行中有止，活血化瘀止痛，止血生肌敛疮	–
臣药	制乳香	活血止痛、消肿生肌	助君药化瘀消肿、止痛止血之功
	制没药	破血止痛、消肿生肌	
	红花	活血祛瘀消肿	
	儿茶	解毒敛疮、生肌止血	
佐药	冰片	消肿生肌、清热止痛	既助君臣药之功，又清热镇心安神，消除伤损瘀热所致的气血紊乱、心神不宁
	人工麝香	性效同麝香，活血通经、消肿止痛	
	朱砂	有毒力强，镇心安神、清热解毒，并能防腐	

全方配伍，行散与涩敛并施，共奏化瘀消肿止痛、止血生肌敛疮之功。

【用法用量】散剂：口服，一次1～1.5g，一日1～3次；外用，调敷患处。胶囊剂：口服，一次2～3粒，一日1～3次；外用，以内容物调敷患处。

【注意事项】孕妇禁用。本品应在医师指导下使用。骨折、脱臼者宜手法先复位后再用本品治疗。不宜过量服用或长期服用。饭后服用可减轻肠胃反应。皮肤过敏者禁用。

考点 5 云南白药（胶囊、片）★★★

【功能】化瘀止血，活血止痛，解毒消肿。

【主治】跌打损伤，瘀血肿痛，吐血、咳血、便血、痔血、崩漏下血，手术出血，疮疡肿毒及软组织挫伤，闭合性骨折，支气管扩张及肺结核咳血，溃疡病出血，以及皮肤感染性疾病。

【用法用量】散剂（胶囊剂、片剂）：刀、枪伤、跌打诸伤，无论轻重，出血者用温开水送服；瘀血肿痛及未流血者用酒送服；妇科各病证，用酒送服，但月经过多、崩漏，用温水送服。毒疮初起，服0.25g（1粒、1片），另取药粉，用酒调匀，敷患处，如已化脓只需内服。其他内出血各病证均可内服。口服，一次0.25～0.5g（1～2粒、1～2片），一日4次（2～5岁按1/4剂量服用，6～12岁按1/2剂量服用）。凡遇较重的跌打损伤可先服保险子1粒，轻伤及其他病证不必服（注：片剂无此条）。

【注意事项】孕妇忌用。妇女月经期及哺乳期慎用。运动员慎用。过敏体质及有用本品过敏史者慎用。服药1日内，忌食蚕豆、鱼类及酸冷食物。外用前必须清洁创面。用药后如出现过敏反应，应立即停用，并视症状轻重给予抗过敏治疗，若外用可先清除药物。

知识拓展

中成药	共同点	特点
七厘散	①活血化瘀、消肿止痛（善化瘀止血）②治跌打损伤、瘀血肿痛③内服、外用均可收效	治外伤出血
云南白药		①治内外伤引起的吐血、咳血、便血、痔血、崩漏下血 ②解毒，治疮疡肿毒

考点6 跌打丸 ★★

【功能】活血散瘀，消肿止痛。

【主治】跌打损伤，筋断骨折，瘀血肿痛，闪腰岔气。

【注意事项】孕妇禁用。骨折、脱臼者宜手法先复位后再用本品治疗。饭后服用可减轻肠胃反应。脾胃虚弱者慎用。

考点7 舒筋活血片（胶囊）★★

【功能】舒筋活络，活血散瘀。

【主治】筋骨疼痛，肢体拘挛，腰背酸痛，跌打损伤。

【注意事项】孕妇禁用。对本品及所含成分过敏者禁用。过敏体质者慎用。妇女月经期慎用。因所用的香加皮含强心苷而有毒，故不宜过量服用或持久服用，禁与含强心苷类的西药同用。

考点8 活血止痛散（胶囊、软胶囊）★★

【功能】活血散瘀，消肿止痛。

【主治】跌打损伤，瘀血肿痛。

【用法用量】口服。温黄酒或温开水送服。

【注意事项】孕妇禁用。宜在饭后半小时服用。脾胃虚弱者慎用。不宜大剂量使用。妇女月经期及哺乳期慎用。服药期间，忌生冷、油腻食物。

知识拓展

中成药	共同点	特点
跌打丸	①活血散瘀、消肿止痛②治跌打损伤、瘀血肿痛③多做内服，少做外用	兼能续筋接骨，治筋伤骨折、闪腰岔气
活血止痛散		专于行散，长于散瘀止痛，伤损肿痛较重者用之为宜

第二节 补肾壮骨剂

凡以补肾壮骨，治疗筋骨、皮肉、气血损伤疾患为主要作用的中药制剂，称为补肾壮骨剂。

本类中成药主要具有补肝肾、强筋骨，舒筋活络之功，兼有活血、止痛等作用，适用于肝肾亏虚或气虚不足等引发的腰膝酸软疼痛、筋骨无力、骨脆易折、骨质疏松等骨痿、骨痹病证。

本类中成药中部分辛散、温燥，有堕胎之弊，故孕妇禁用。

强筋健骨剂

考点 1 仙灵骨葆胶囊（片）★★★

【药物组成】淫羊藿、续断、丹参、知母、补骨脂、地黄。

【功能】滋补肝肾，接骨续筋，强身健骨。

【主治】骨质疏松和骨质疏松症，骨折，骨关节炎，骨无菌性坏死等。

【方义简释】

类型	药物	方解	配伍意义
君药	淫羊藿	补肾壮阳、强筋健骨、祛风寒湿	–
臣药	续断	补肝肾、强筋骨、行血脉、续折伤	①助君药滋补肝肾、强筋健骨 ②行血脉
	补骨脂	补涩相兼，温补脾肾	
佐药	丹参	活血祛瘀止痛	①滋阴，增强君臣药补肝肾、强筋壮骨之功 ②助臣药行血脉而达活血通络之效 ③佐制淫羊藿、补骨脂等温补之品的温燥之性，使补而不燥
	知母	清热滋阴润燥	
	地黄	清热养阴生津，"逐血痹，填骨髓"	

全方配伍，阴阳并补，补中有行，共奏滋补肝肾、活血通络、强筋壮骨之功。

【用法用量】口服。4～6周为一个疗程，或遵医嘱。

【注意事项】孕妇禁用。有肝病史或肝生化指标异常者禁用。

考点 2 骨疏康胶囊（颗粒）★★

【功能】补肾益气，活血壮骨。

【主治】肾虚气血不足所致的中老年骨质疏松症，症见腰脊酸痛、胫膝痿软、神疲乏力。

【用法用量】口服。饭后服用。

【注意事项】服药期间，忌食辛辣、生冷、油腻食物。偶有轻度胃肠反应，一般不影响继续服药。

考点3 强骨胶囊★★

【功能】补肾、强骨、止痛。

【主治】肾阳虚所致的骨痿，症见骨脆易折、腰背或四肢关节疼痛、畏寒肢冷或抽筋、下肢无力、夜尿频多；原发性骨质疏松症、骨量减少见上述证候者。

【用法用量】口服。饭后用温开水送服，一次1粒，一日3次，3个月为一个疗程。

【注意事项】服药期间，忌食辛辣、生冷、油腻食物。

知识拓展

中成药	配伍特点	功能	主治
仙灵骨葆胶囊	—	滋补肝肾、接骨续筋、强身健骨	骨质疏松和骨质疏松症、骨折、骨关节炎、骨无菌性坏死
骨疏康胶囊	补益中兼有行散	补肾益气、活血壮骨	肾虚气血不足所致的中老年骨质疏松症
强骨胶囊	功专补肾	补肾、强骨、止痛	①肾阳虚所致的骨痿 ②原发性骨质疏松症、骨量减少